U0521985

和调平衡：
中医肿瘤辨治心法与案例赏析

主编 霍介格 魏国利

中国纺织出版社有限公司

内 容 提 要

《和调平衡：中医肿瘤辨治心法与案例赏析》是一部系统梳理国医名师徐荷芬中医肿瘤诊疗学术思想及临床经验的精华之作。本书以"传承精华、守正创新"为宗旨，聚焦中医肿瘤防治领域，通过理论解析与真实案例相结合的形式，深入展现徐荷芬教授 60 余载临证实践中形成的独特学术体系。全书以和调平衡法辨治肿瘤理论体系为主线，系统阐释徐荷芬教授提出的"虚实、寒热、气血、脏腑、阴阳"辨证十纲，"补消兼施、温清合用、脏腑并治、苦辛分消、调气行血、心身同治"和调六法。本书详细总结了徐荷芬教授的学术思想与辨治思路、临床遣方用药特色、10 种常见肿瘤的辨治经验，并列举了其在临床诊治的 17 种肿瘤相关案例，包括肺癌、胃癌、乳腺癌等高发肿瘤，每个案例附有"按语"，深度剖析诊疗思路、用药规律及疗效机制，真实还原徐荷芬教授的临证思维过程。最后一章总结了与徐荷芬教授相关的大事记，并配有徐荷芬与学生、患者、家人的代表性活动照片，为读者提供一个生动形象的名医成长轨迹。

图书在版编目（CIP）数据

和调平衡：中医肿瘤辨治心法与案例赏析 / 霍介格，魏国利主编． -- 北京 ： 中国纺织出版社有限公司，2025.5． -- ISBN 978-7-5229-2652-0

Ⅰ．R273

中国国家版本馆 CIP 数据核字第 2025V13W36 号

责任编辑：傅保娣　　责任校对：寇晨晨　　责任印制：王艳丽

中国纺织出版社有限公司出版发行
地址：北京市朝阳区百子湾东里 A407 号楼　邮政编码：100124
销售电话：010—67004422　传真：010—87155801
http://www.c-textilep.com
中国纺织出版社天猫旗舰店
官方微博 http://weibo.com/2119887771
北京华联印刷有限公司印刷　各地新华书店经销
2025 年 5 月第 1 版第 1 次印刷
开本：710×1000　1/16　印张：11.75
字数：180 千字　定价：98.00 元

凡购本书，如有缺页、倒页、脱页，由本社图书营销中心调换

编委会

主　审　徐荷芬

主　编　霍介格　魏国利

副主编　季　漪　邢海燕　李灵常　胡灿红
　　　　方志军　邵向群

编　委　曹　雯（江苏省肿瘤医院）
　　　　陈　晨（盐城市中医院）
　　　　陈　曦（江苏省中医药研究院）
　　　　崔　颖（海安市第三人民医院）
　　　　刁婉婧（南京中医药大学）
　　　　方志军（江苏省中医药研究院）
　　　　冯妍琪（宝应县人民医院）
　　　　顾佳麟（浙江大学医学院附属第一医院）
　　　　郭乃婷（广安门医院济南医院）
　　　　胡灿红（江苏省中医药研究院）
　　　　霍介格（江苏省中医药研究院）
　　　　季　漪（江苏省中医药研究院）
　　　　姜瑞阳（南京中医药大学）
　　　　江雨静（南京中医药大学）
　　　　李辰辰（南京中医药大学）
　　　　李　丹（江苏省中医药研究院）

李灵常（江苏省中医药研究院）

李荣荣（江苏省中医药研究院）

李文宇（江苏省肿瘤医院）

吕　霞（东台市中医院）

吕欣妮（西安大兴医院）

马　骏（淮安市中医院）

潘陈晨（江苏省第二中医院）

钱诗雨（南京中医药大学）

钱一雯（南京中医药大学）

秦凤霞（江苏省中医药研究院）

邵向群（江苏省中医药研究院）

魏国利（江苏省中医药研究院）

吴海兰（东部战区总医院）

吴晓倩（南京中医药大学）

夏雪萍（江苏省中医药研究院）

邢海燕（江苏省中医药研究院）

徐荷芬（江苏省中医药研究院）

徐佳林（镇江市中西医结合医院）

薛珺瑜（南京中医药大学）

杨自力（南京中医药大学）

尹佳钰（南京中医药大学）

尤　夏（溧水区中医院）

张启阳（西安医学院第二附属医院）

周苏皖（南京中医药大学）

周　舟（南京中医药大学）

徐荷芬小传

徐荷芬，女，汉族，1932年12月出生，中共党员，原江苏省中西医结合医院肿瘤科主任。全国老中医药专家学术经验继承工作指导老师，全国及江苏省中医优秀临床研修项目指导老师。她耕耘中医肿瘤研究60余年，是国内中西医结合肿瘤学的开拓者之一。她主持的"原发性肝癌的研究""亮菌和亮菌甲素的研究"获全国科学大会奖，"宁猴片的研究"获全国科技成果二等奖，"槐耳冲剂治疗肝癌"获国家中医药管理局科学技术进步奖二等奖等。1992年获国务院政府特殊津贴，1995年获江苏省名中西医专家称号，2015年获江苏省国医名师称号。

1956年大学毕业后，徐荷芬成了一名内科医生，长期奋战在临床一线。1958年9月，她响应国家号召，参加了南京中医药大学西学中研究生班，从此便与中医结下了不解之缘。对徐荷芬来说，中医肿瘤这个领域，一切都是从零开始。她从最基础的中医典籍开始研读，最终根据多年的临床观察，提出了恶性肿瘤的病机为正气亏虚为本、癌毒内结为标的理论。徐荷芬根据益气养阴、扶正固本，辅以解毒抗癌的治疗理论研发了系列院内制剂，疗效卓著。1969年，徐荷芬受命筹建肿瘤科，在她的带领下，目前江苏省中西医结合医院肿瘤科是省重点中医临床专科，国家中医优势专科，南京中医药大学临床博士点、硕士点，GCP国家药物临床试验机构，承担了第二批国家中医临床研究基地（肠癌病），江苏省中医消化肿瘤临床医学创新中心等省部级平台建设任务。

徐荷芬教授在长期的临床实践中创立了"和调平衡法"辨治肿瘤理论体系，构建了"虚实、寒热、气血、脏腑、阴阳"十纲，"补消兼施、温清合用、脏腑并治、苦辛分消、调气行血、心身同治"和调六法，总结凝练了和调平衡六方。通过临床和基础研究，徐荷芬教授带领团队研制的消瘤胶囊和参芪益肠颗粒已获批院内制剂并在临床上广泛使用。在临床诊疗中，徐荷芬教授及其学术继承人通过"和调平衡法"综合治疗，使肿瘤患者机体归于"阴平阳秘"的平衡状态，使患者生存质量提高，生存期延长，临床效果显著。

1972～1973年，徐荷芬参与了由汤钊猷等专家组成的启东肝癌防治医疗队，深入启东市各乡村进行肝癌的普查筛选，收治原发性肝癌，取得了很好疗效，为当地百姓带来佳音。启东肝癌防治研究还获得了1978年全国科学大会奖。1982～1986年，徐荷芬牵头开展的槐耳颗粒治疗原发性肝癌多中心临床研究显示，槐耳冲剂对肝癌有一定抑制作用，且安全。作为主要完成人和南京中医药大学合作研发并在临床中推广应用槐耳颗粒，目前槐耳颗粒已写入中国临床肿瘤学会（CSCO）肝癌诊疗指南，本研究成果获1998年国家科技进步奖三等奖和国家中医药管理局科技进步二等奖。

"诚恳做人，踏实做事，心无旁骛，一心做好自己的本职工作"是徐荷芬教授做人做事的准绳。年逾九旬，在普通人眼里已到耄耋之年，而徐荷芬认为，这是一个医生发挥余热最好的年纪。作为全国及江苏省名老中医经验学术传承工作的指导老师，她为青年医师培养倾注了大量的心血，在多年的临床和学术工作中培养了大量的中医人才，不少人已经成为行业骨干，其中博士生导师2名，硕士研究生导师5名，江苏省名中医1名，江苏省中医药领军人才1名，江苏省333高层次人才、江苏省六大高峰人才等6名，博士、硕士研究生40余名。先后举办7次国家及省级继续教育学习班，积极培养人才，推广中西医结合治疗肿瘤的经验。

目 录

第一章　徐荷芬辨治肿瘤学术思想 ……………………………………… 1

　一、学术思想与辨治思路 …………………………………………… 1

　　（一）创新肿瘤中医理论，提出肿瘤的中医核心病机 …………… 1

　　（二）丰富肿瘤中医治法，提出"和法论治，平衡阴阳，

　　　　　心身同调"新理念 ………………………………………… 2

　二、用药特色 ………………………………………………………… 8

　　（一）用药平和，少用攻伐 ………………………………………… 8

　　（二）顾护后天，适宜久服 ………………………………………… 9

　　（三）紧扣病机，益气养阴 ……………………………………… 10

　　（四）不拘一法，灵活有度 ……………………………………… 10

　　（五）中西并举，衷中参西 ……………………………………… 12

　　（六）对药角药，如桴应鼓 ……………………………………… 12

　　（七）理气安神，调畅情志 ……………………………………… 14

　　（八）善用经方，创制效方 ……………………………………… 15

　三、常见肿瘤辨治经验 …………………………………………… 16

　　（一）肺癌 ………………………………………………………… 16

　　（二）大肠癌 ……………………………………………………… 23

　　（三）胃癌 ………………………………………………………… 31

　　（四）食管癌 ……………………………………………………… 37

　　（五）胰腺癌 ……………………………………………………… 45

　　（六）肝癌 ………………………………………………………… 51

　　（七）乳腺癌 ……………………………………………………… 58

　　（八）卵巢癌 ……………………………………………………… 69

（九）宫颈癌 ··· 74
　　（十）恶性淋巴瘤 ·· 80
第二章　肿瘤诊治医案赏析 ······································ 84
　一、肺癌 ·· 84
　二、大肠癌 ·· 88
　三、胃癌 ·· 94
　四、食管癌 ··· 101
　五、胰腺癌 ··· 104
　六、肝癌 ··· 110
　七、胆囊癌 ··· 116
　八、乳腺癌 ··· 118
　九、卵巢癌 ··· 125
　十、宫颈癌 ··· 128
　十一、前列腺癌 ··· 132
　十二、血液系统肿瘤 ··· 136
　十三、鼻咽癌 ··· 143
　十四、喉癌 ··· 146
　十五、口腔癌 ··· 149
　十六、颅内恶性肿瘤 ··· 151
　十七、泌尿系统肿瘤 ··· 155
第三章　徐老医事活动图集 ···································· 160
　一、徐老相关的大事记 ··· 160
　二、徐老与同道、学生、患者、家人活动 ························ 168

第一章

徐荷芬辨治肿瘤学术思想

一、学术思想与辨治思路

徐荷芬教授精研《黄帝内经》《伤寒杂病论》《丹溪心法》等中医经典，结合中医基础理论和现代医学的认识，提出了"心身同病，阴阳失衡"为肿瘤发病之本，"癌毒郁结，气阴两伤"是肿瘤复发、转移之根，完善了中医肿瘤的病机体系。基于这一理论，她提出中医"和调平衡法"治疗肿瘤理论体系，经过长期的反复临床实践，结合中医经典辨证论治体系，针对肿瘤患者的临床特点，构建了以"益气养阴"为主的恶性肿瘤综合辨证治疗方案。

（一）创新肿瘤中医理论，提出肿瘤的中医核心病机

1. "心身同病，阴阳失衡"是肿瘤发病之本

中医认为，维持人体健康的根本是阴阳动态平衡。现代医学研究发现，肿瘤的发生、发展、转移与机体的免疫系统密切相关，免疫平衡被打破后，肿瘤细胞可以逃避宿主免疫系统监视和攻击，出现增殖、侵袭、转移等，这也被称为肿瘤免疫逃逸。徐老认为，中医中"阴阳平衡"类似现代医学中的免疫平衡，机体免疫平衡被打破后会出现肿瘤免疫逃逸，在外感六淫、饮食劳倦、情志内伤等致病因子的侵袭下，机体的阴阳平衡被打破，导致肿瘤的发生、发展。肿瘤患者除了存在身体上的器质性病变，常伴有心理状态变化，即心身同病。情志因素对肿瘤患者有着重要的影响，"身病"与"心病"相互影响，情志异常可以影响脏腑功能、阴阳平衡，导致肿瘤的发生，在肿瘤治疗过程中药物因素、病情变化也会导致情志异常，出现

焦虑、抑郁等。徐老在多年临床实践的基础上，提出了"心身同病，阴阳失衡"是肿瘤发病之本，在治疗上强调心身同治，平衡阴阳。

2."癌毒郁结，气阴两伤"是肿瘤复发转移之根

徐老认为，癌毒是在外界因素影响下阴阳失衡、气血阻滞等导致津液输布失常，酿生痰瘀，积久恶变发展而来。癌毒与痰、瘀、湿、热等胶结凝滞郁结则导致肿瘤的局部生长、侵犯；癌毒夺机体精微气血以自养则导致病情进展，患者出现消瘦甚至恶病质状态；癌毒之性属阳，耗散损伤机体元气及阴津，引起气阴两虚，正气虚则不能固本，癌毒流窜导致肿瘤的复发转移。"癌毒郁结，气阴两伤"导致癌毒流窜与现代医学中"肿瘤微环境"变化导致肿瘤的复发转移相吻合。癌毒郁结、气阴两伤后肿瘤微环境可能发生了改变，徐老根据中医经典理论结合自己临床实践提出了"癌毒郁结，气阴两伤"是肿瘤复发转移之根，临床中也观察到气阴两虚是恶性肿瘤患者常见的证型，并贯穿肿瘤发病的各个阶段。

（二）丰富肿瘤中医治法，提出"和法论治，平衡阴阳，心身同调"新理念

针对"心身同病，阴阳失衡"是肿瘤发病之本，"癌毒郁结，气阴两伤"是肿瘤复发转移之根这一病机，徐老通过数十年的临床实践，总结出"和法论治、平衡阴阳，心身同调"这一肿瘤治疗新观点。"和法论治，平衡阴阳"指的是应用调和之法，以人为本，平衡体内的阴阳的失衡，针对肿瘤的复杂病理特点，通过"和法"，将多种矛盾、对立、相持突出的症情，运用药性的四气五味、性味归经等，损盈补虚，把握疾病的动态失衡节点，合理调度，兼顾全面，使患者再次达到"阴平阳秘"的自然状态，促进肿瘤患者的恢复，抑制肿瘤的复发转移。"心身同调"指的是在临床诊疗中我们既要看到"人的病"，也要关注"病的人"，通过药物来治疗"人的病"，通过心理疏导来调整"病的人"。临证常用益气养阴、健脾和胃、解毒散结、疏肝解郁等治法，尤其重视益气养阴，遣方用药，质平性缓，少用克伐及毒性猛烈之品。

1. 益气养阴

益气养阴法为徐老治疗肿瘤第一大法，也是基本治法，徐老宗朱丹溪"阳常

有余，阴常不足"之说，认为"阴气难成易亏"，阴不足是影响肿瘤患者阴阳平衡最常见原因，即"因虚致癌"。肿瘤形成后，癌毒之性又属阳邪，易伤阴耗气，且肿瘤的手术、放化疗、靶向治疗等也损伤机体气阴，最终进一步导致气阴不足，即"因癌致虚"。临床中患者常见的表现有乏力，口咽干燥，消瘦，自汗、盗汗，便干，舌质红、红绛或裂纹舌，舌苔少苔、剥苔、无苔，脉细等。徐老认为，气阴两虚贯穿肿瘤发生、发展的全过程，是肿瘤患者基本证型，益气养阴治法也需要贯穿肿瘤的治疗全程中，是肿瘤治疗的基本法则之一。在益气养阴之法中，徐老尤其重视"养阴"，通过多年临床实践，提出"三阶养阴"法和"三脏辨证"养阴法。

（1）"三阶养阴"法。徐老认为，肿瘤患者常有不同程度的阴伤。"三阶养阴"法第一个含义是：在临床中根据肿瘤患者阴伤程度的分为3个阶梯，即轻度阴伤、中度阴伤和重度阴伤。在诊疗患者时首先当辨肿瘤患者阴伤的程度，在长期实践中总结出了患者3个方面的资料，12个典型症状体征来辨别，包括舌诊（舌质包括舌质红、绛红、裂纹舌，舌苔包括少苔、剥苔、无苔）、脉诊（脉象为细脉）、临床症状（口干、盗汗、大便干结、消瘦或体重进行性下降、3个月内接受过放疗）。舌质、舌苔和脉象三者中只要出现一个典型征象，外加一个临床症状者辨为轻度阴伤，如舌红伴口干、脉细伴盗汗、少苔伴消瘦等。舌质、舌苔和脉象三者均为典型征象为重度阴伤，如舌红少苔脉细、舌绛红无苔脉细等。患者情况在二者之间的为中度阴伤。轻度阴伤多见于肿瘤初期，中度阴伤多见于肿瘤中晚期，重度阴伤多见于肿瘤晚期，尤其是合并胸腔积液、腹腔积液的患者。"三阶养阴"法第二个含义是：根据性味、功效将养阴中药分为3个阶梯。第一阶梯为性味甘平为主的养阴生津润燥药物，如南沙参、北沙参、枸杞子、桑椹、黄精、山药，其中南沙参和北沙参、枸杞子和桑椹是常用的两个药对。第二阶梯为性味甘凉或甘寒的养阴清热降火药物，如石斛、女贞子、墨旱莲、玄参、天冬、麦冬、生地黄、葛根，其中女贞子和墨旱莲、天冬和麦冬是常用的两个药对。第三阶梯为甘温、酸温及咸寒的药物以滋阴、敛阴、固阴，如熟地黄、山茱萸、五味子、炒白芍、鳖甲。临床诊疗中首先根据患者的症状和体征辨别阴伤程度，然后根据阴伤的等级选择不同阶梯的养阴药物、层层递进。对于轻度阴伤者选择第一阶梯养阴生津润燥药物，对于中度阴伤者可在第一阶梯药物基础上加用第二阶梯养阴清热降火的药物，对于重度阴伤者可在第一、第二阶梯药物基础上加入第三阶梯甘温、酸温及咸寒的药物。

（2）"三脏辨证"养阴法。徐老认为，恶性肿瘤发生过程及治疗过程（如化疗、放疗等）导致的阴伤主要累及的脏腑为肺、胃、肾三脏腑。在临床诊疗中应该辨明累及的具体脏腑，徐老通过多年的临床实践总结认为，病程、瘤种、治疗方案是三脏辨证养阴的关键影响因素。病程初期，胸部、食管、头颈部肿瘤及接受放疗、靶向治疗的患者容易表现为肺阴不足症状。病程初、中期，上腹部肿瘤及接受化疗或肝、胆、胰等上腹部肿瘤放疗，或合并癌痛口服阿片类药物者，合并恶病质者更多地出现胃阴不足症状。病程中、晚期尤其是晚期合并胸腔积液、腹水、低蛋白血症患者，盆腔、泌尿生殖系统肿瘤，接受化疗或腰椎转移、盆腔脏器放疗，一些激素敏感型肿瘤如乳腺癌、前列腺癌内分泌治疗患者常表现为肾阴不足。

除了舌苔、脉象这两个相同的阴伤表现外，不同脏腑的阴伤会出现不同的症状。如肺阴虚可出现干咳少痰或无痰，或痰中带血、咯血，低热，口干，咽喉、鼻干燥显著及声音嘶哑等症状。胃阴虚可出现口干欲饮、恶心、呕吐、口苦反酸、食少或消谷善饥，伴或不伴有形体消瘦、大便干燥等症状。肾阴虚可见尿频、水肿、腰膝酸软、口干、皮肤干枯、头晕耳鸣、潮热、盗汗、手足心热、遗精等症状。辨明累及的脏腑后，可以根据养阴药物的功效、归经选择相应的治疗药物。肺阴虚者，可以选择南沙参、北沙参、石斛、玄参、百合、知母、地骨皮等归肺经、养肺阴的药物，其中南沙参、北沙参、石斛是常用的角药。胃阴虚者，可以选择南沙参、北沙参、石斛、麦冬、黄精、山药、玉竹等归胃经、益胃阴的药物，其中黄精和玉竹是常用药对。肾阴不足者，可以选择熟地黄、山茱萸、五味子、枸杞子、桑椹、女贞子、旱莲草、石斛、黄精、鳖甲等归肾经、滋肾阴的药物，其中枸杞子和桑椹、女贞子和旱莲草是两个常用药对。所以，在临床中应注意阴伤"三脏辨证"，熟悉养阴药物的归经，根据脏腑特点及药物归经选择不同的养阴药物。

临床研究发现，养阴法对肿瘤及肿瘤并发症如化疗不良反应、肿瘤相关性贫血、放射性器官损伤、肿瘤恶病质、癌因性发热等均有一定疗效。基础研究显示，养阴药物可以提高机体免疫功能，促进肿瘤细胞凋亡，抑制肿瘤端粒酶活性，抑制肿瘤血管新生，抗侵袭转移。徐老在临床中善用养阴药物治疗肿瘤，"三阶养阴"法结合"三脏辨证"养阴法是一种简单有效的辨证养阴方法,临床使用常取得良好效果。但肿瘤的病因复杂多变,肿瘤患者在阴虚的同时常合并其他病因,故在临证中应用养阴法治疗肿瘤时须注意以下事项。

1)根据患者阴伤的程度,选择不同类型的养阴药物,如甘平养阴生津药,甘寒/凉养阴清热药,甘温、酸温及咸寒药物,滋阴、敛阴、固阴药物,应用养阴药对及角药有时事倍功半。

2)临床中发现对于中度以上的阴虚患者及晚期肿瘤患者,可出现多脏腑阴虚,如出现肺胃阴虚、肺肾阴虚、肺胃肾阴虚等,此时可以选择多归经养阴药物,如南沙参、北沙参、石斛、山药、知母、五味子、黄精等。

3)阴伤贯穿肿瘤的治疗全程,但养阴药物易碍胃、敛邪,故在养阴同时,常加以配伍。如配伍行气和胃药物如陈皮、半夏、苏梗等,避免养阴碍胃。部分患者既有阴伤又兼有湿邪,这类患者需要辨清阴伤与湿邪的关系,做到滋阴不助湿,化湿不伤阴。徐老遇到阴伤并见舌苔腻的患者常根据舌苔的厚腻程度配伍佩兰、藿香、厚朴、苍术等芳香化湿及苦温燥湿药物。

4)注意阴阳的互根互用,阴阳互根所以阴虚久必累及阳,阴阳互用则提示补阳可以化阴。对于重度阴伤及肾阴虚患者,在滋阴补肾的同时可以配伍少量补阳之品以"阳中求阴",如龟胶、鹿胶、杜仲等。

5)肿瘤患者阴伤时常合并有气虚,对于主诉乏力的患者需注意在养阴的同时联合补气药物或应用气阴双补药物,如西洋参、党参、生晒参、黄芪、山药等,同时善于使用药对配合增加益气养阴功效,如常用药对有南沙参与北沙参、黄芪与党参、天冬与麦冬、玉竹与黄精、枸杞子与桑椹、女贞子与旱莲草等。临床中通过辨证论治常会快速改善患者口干、乏力等气阴两虚的症状。

6)肿瘤患者的治疗周期长,有时疗效很难在短时间内评判,尤其对于症状不突出的患者,故在治疗时不必急于求功,应守法守方,缓以图之。

2. 健脾和胃

脾为后天之本,气血生化之源,脾健则痰失气畅,邪无以生。《黄帝内经》言:"有胃气则生,无胃气则死。"徐老认为,脾胃不和是一个常见证型,可发生在肿瘤多个阶段,患者接受的手术、化疗、放疗以及苦寒攻伐的中药,均可造成不同程度的脾胃损伤，临床中患者常表现为食欲下降、恶心呕吐、腹胀、腹泻、呃逆、反酸、舌质淡胖，有时可伴有齿痕、苔白或腻，脉濡弱等。如果不及时纠正，则后天失养，气血生化乏源，正气虚则癌毒之邪久恋不去，表现为营养状况下降、消瘦，甚至出现恶病质。通过健脾和胃、培土固本可以改善肿瘤患者放化疗等引起的脾胃不和症状，提高患者对放化疗等的耐受性。因此，徐老在临床治疗中特别重视保护中焦脾胃的健运功能，守护后天之本，反对多用苦寒攻伐之品，强调补而不腻，补中有运。徐老还认为，益气养阴虽是第一治法，但养阴药物易滋腻碍胃、敛邪，在益气养阴的同时配伍健脾和胃药物，可以在养阴的同时不碍胃、敛邪。常用药对有苍术与白术、藿香与佩兰、半夏与陈皮、山药与薏苡仁、猪苓与茯苓、炒谷芽与炒麦芽等。

3. 解毒散结

徐老认为，正气虚损是恶性肿瘤形成的内在因素，但癌毒属邪实，一旦形成会郁结体内，进一步损伤正气。所以，在肿瘤的治疗中必须始终关注正与邪的关系，既要坚持扶正，又要注意解毒散结以祛癌毒，使邪去正养。现在的基础研究表明，具有清热解毒、破血消癥、软坚散结等功效的中药具有一定的抗肿瘤作用。但徐老认为，临床应用解毒祛邪、散结抗癌药物时应慎重，尤其是虫类、有毒药物。①这类药物多辛窜之品易破气败胃，影响后天之本，损伤脾胃功能。②临床中有很多有关虫类药物、解毒中药对患者肝肾功能影响的报道，肝肾功能一旦受损，会影响患者后续治疗。③肿瘤患者本身就存在正气亏虚，临床中接受中医药治疗的患者大多已经接受了手术、化放疗等治疗或者患者因病期太晚、体质太差而不能进行西医抗肿瘤治疗，这时如果再大量地叠加使用解毒散结抗肿瘤中药，则会进一步损伤患者的正气，反而起到相反的作用，甚至加速患者的死亡。对于正虚不甚、体质尚可的患者，尤其是晚期患者因不能耐受放化疗等而只接受中医药治疗时，徐老常根据病情需要在扶正固本的处方中加入2～3味清热解毒、散结抗癌中药，控制肿瘤的发展。常用药物有白花蛇舌草、蒲公英、山慈菇、僵蚕、土鳖虫、石打穿、猫爪草、蜂房、急性子等。

4. 疏肝解郁

徐老认为，七情是肿瘤的致病重要因素之一。现代医学也认为，情志因素对于肿瘤患者有着重要的影响，肿瘤的发生、发展、治疗效果及预后与患者的精神心理因素密切相关。因为晚期癌症的治疗至今尚无十分理想的方法，所以一旦患了癌症，患者经常会产生极度恐惧、悲观、绝望的心理，情绪极其低落，表现为失眠、焦虑甚至抑郁。精神不畅会导致肝气郁结，升降无序，当升不升，当降不降，当化不化，气机不畅反过来也会影响肝脏疏泄功能。临床中徐老主要从以下两个方面入手。①药物治疗：配伍疏肝解郁安神药物，恢复气机升降，如柴胡、香附、郁金、合欢花、酸枣仁、夜交藤、绿萼梅等。②精神、心理治疗：首先，对患者要做到耐心开导，正确面对肿瘤，增强他们战胜疾病的信心和勇气；其次，要与患者家属沟通，让他们给患者营造一个积极向上的家庭氛围，积极地配合医生治疗，对于早、中期术后患者，徐老常建议患者恢复相对轻松的工作，积极参与社会活动，对于部分严重患者甚至需要精神科医师参与诊疗。徐老认为，疏导心理、调畅情志是一种重要的非药物疗法，在治疗身体癌病的同时注重精神治疗会让患者有良好的心态，临床观察中也发现，凡精神乐观、战胜疾病信心强、家庭及社会给予温暖多的患者，其生存时间相对较长。徐老推崇"善医者先医其心，而后医其身"，"疏肝解郁，调畅情志"也是徐老治疗肿瘤的基本方法。

5. 强调肿瘤的综合治疗，中西并重

徐老认为，恶性肿瘤的病因复杂、病证多变，在临床实践中应该做到综合治疗，中西并重。中医治疗从整体辨证出发，在肿瘤的治疗中具有一定特色，通过和法论治，平调机体阴阳，扶正抗癌，心身同治，最终达到"正气存内，邪不可干"和"阴平阳秘"状态，在"扶正"方面更突出。但是我们也应该看到中医治疗在缩瘤、抑瘤中的不足，现代医学进展迅速，在经典的手术、放化疗基础上，肿瘤靶向治疗、免疫治疗日新月异，治疗有效率不断提高，部分肿瘤正在变为慢性病，在"祛邪"方面更突出。在临床实践中，不能排斥，应及时跟进。一方面为患者提供最佳的综合治疗方案；另一方面探索如何将中医药介入其中，充分利用中医药优势，通过中西医结合，综合治疗，做到"扶正祛邪"，以减少不良反应，提高临床疗效。

（整理者：魏国利　尤　夏）

二、用药特色

徐老通过长期的临床实践，结合恶性肿瘤独特的临床表现，总结出了"和法论治，燮理阴阳"这一肿瘤治疗新观点，"和法"指调和之法，将多种矛盾、对立、相持突出的症情，运用药性的四气五味、性味归经等，损盈补虚，把握疾病的动态失衡节点，合理调度，兼顾全面。因此，其在用药上也有其鲜明特点，总结为"以和为贵，以平为期"。

（一）用药平和，少用攻伐

徐老认为，肿瘤的转归与人体的正气强弱息息相关。邪气与人体正气的相互交争，偏盛偏衰，最终导致疾病的消长。《医学入门》载有"先补虚，使气血旺，则积消"的治疗原则。徐老承袭"因虚致癌，因癌致虚"的观点，在临床上一直倡导消补兼施，始终强调肿瘤患者的治疗周期长，有时疗效很难在短时间内评判，尤其对于症状不突出的患者，故在治疗时不必急于求功，应守法守方，缓以图之。徐老的遣方用药具有质平性缓的特点，少用克伐及毒性猛烈之品。徐老认为，肿瘤的中医治疗是一个较为漫长的过程，肿瘤患者大多都经历过手术、放化疗等创伤性大的治疗过程，尤其是中、晚期患者，多体质虚损，脏腑功能受损，不耐大寒大热药物的长期冲击，故主张以"慢病缓图"，循序渐进，使失衡的气血阴阳、脏腑虚实渐趋平衡，最终使天人和、形神和、气血和、脏腑和，达到"阴平阳秘"的自然平衡状态。

有些医者喜用大剂量清热解毒或虫类药物抗肿瘤，甚至长期给患者服用，使患者器官功能受损，出现惧怕服用中药，增加心理负担，难以长期坚持治疗。徐老在临床处方时，如果患者肿块质地较坚、伴疼痛、脾胃功能尚健，往往选择 2～4 味清热解毒药，药量也根据患者的体质情况调整变化。常用药物有仙鹤草、白花蛇舌草、蒲公英、山慈菇、僵蚕、土鳖虫、石打穿、猫爪草、蜂房、半枝莲、急性子等。但这类药物大多性味苦寒，部分虫类药有一定的毒性。即使病情需要选用攻伐猛烈之品，也习用自拟验方消瘤丸，以黄芪、白芍、斑蝥、全蝎、蜈蚣、露蜂房、白花蛇舌草等二十多味中药协同组成配制而成，具有破瘀攻毒、软坚消积、补虚扶正之功效，同时遵循叶氏的"欲其缓化，则用丸药，取丸以缓之之意"。既于攻逐之法中但求稳求缓，又以丸剂克制虫类药物的峻猛之性，由此相反相乘。在运用上遵《黄帝内经》"大毒治病，衰其大半而止"的原则，一般对正在接受手术、放化疗者不用，以免更伤其正；对失去手术、放化疗机会而正气尚盛、能耐受攻伐者则与扶正之剂一并使用，攻补兼施。临床使用多年，患者心理接受度高，疗效满意，且无明显不良反应。

我们分析徐老1850张处方，统计发现共涉及药物157味，分析用药频率最高的20味药物，分别为甘草99.7%、白花蛇舌草98.6%、仙鹤草98.5%、石斛97.4%、南沙参96.5%、北沙参96.2%、白术96.0%、半夏94.4%、茯苓94.1%、枸杞子93.5%、桑椹93.4%、山茱萸92.5%、红景天92.4%、黄精90.7%、白芍90.2%、陈皮89.7%、炒麦芽88.1%、女贞子87.5%、黄芪86.9%、麦冬82.4%。这些药物均有药性平和的特点。

（二）顾护后天，适宜久服

徐老用药总不忘建中助运，升清降浊。因脾胃为后天之本，气血生化之源，为五行之主，升降之枢。脾胃的功能有二：坤厚载物，万物资生。徐老指出，人思虑过度、所思不遂，可直接导致不思饮食、腹胀嗳气等症；加上肿瘤患者经过手术及化疗、放疗等治疗，均可影响脾胃的健运功能，出现面色少华、气短乏力、食欲下降、恶心呕吐、腹胀、腹泻、腹痛等症。徐老强调在治疗肿瘤的过程中，当时刻维护患者后天之本，使患者能进水谷，"有胃气则生"。在选方用药中，徐老尤其注重强调脾升胃降的特性，习用党参、黄芪、白术、山药、砂仁、茯苓等益气健脾之品，又有焦楂曲、鸡内金、谷芽、麦芽等消食导滞之品，同时配合半夏、厚朴、黄连等药降气和胃，消补兼施，升清降浊，恢复中焦脾土之功。徐老用药多为甘凉、平补之品，性味平和，适合久服，既不闭门留寇，又不滋腻碍胃。

《素问·刺法论》所载"脾为谏议之官，知周出焉"是谓脾具有协同心之君主之官治理天下之责。徐老指出，如果机体出现坏病、恶病，绝非一朝一夕之故，其所由来者渐，机体没能及时识别，及早发现，没能及时予以处理纠正，是否正是"谏议之官"失去作用的缘故呢？现代医学将恶性肿瘤发病的机制归结为免疫问题，其中的"免疫监视"环节和"谏议之官"作用极其相似。另外，人类肠道菌群与免疫应答之间的关系研究方兴未艾。徐老认为，恢复和保护脾胃的健运功能，有助于提高机体的免疫功能，以及解决肿瘤的发生、发展及复发的难题。相关的问题值得进一步思考和研究。

（三）紧扣病机，益气养阴

徐老认为，由于先天的生理自然过程和后天的情志劳欲之伤，人体在中年以后即步入一个阴精逐步衰竭的过程，元代补阴派大家朱丹溪倡"阳常有余，阴常不足"之说，实即本因于此。而恶性肿瘤患者大多数为中老年人，既病之后又经常接受包括手术、化疗、放疗在内的多种治疗措施，这些治疗措施或为损伤性，或为以毒攻毒之法，难免不损伤气血阴精，而气血损伤尚易于恢复，阴精受损则每每难以纠正，加之癌毒之性属阳，亦易于损伤人体阴液，故而从总体来看，癌肿患者的体质以气阴两伤者居多。这里特别需要指出的是，患者的阴亏表现常是一种潜在的状态，即不一定见有显著的阴亏症状，如舌红少苔、低热形瘦、脉细等症，而延长四诊则可能在机体内环境如免疫功能方面表现出某种紊乱，如细胞免疫功能低下，或抑癌基因消失等。正是基于这些认识，治疗上徐老重视益气养阴，涉及脏腑以脾、胃、肝、肾为主。常用中药为南沙参、北沙参、白术、白芍、枸杞子、黄芪、太子参、茯苓、女贞子、天冬、麦冬、黄精、玉竹、桑椹、怀山药等，使阴阳气血调和，补而不滞。

徐老强调，以养阴益气的方法作为扶正的基本方法，并不是抛弃传统的辨证论治，只有这样，才能抓住疾病的本质。这是由于癌肿患者的治疗非朝夕可以收功，故而不可因同时存在的次要矛盾而舍弃基本矛盾，尤其是对于那些处于潜症状态，自觉症状不明显者，更应如此。

（四）不拘一法，灵活有度

徐老以益气养阴为基本治法，临证时还会结合患者的体质、病情轻重、分期、手术及放化疗情况等灵活制订现阶段的主要治法，其于辨证论治基础上，提出"祛瘤抗癌，期型分治"的法则，总体以患者的正气与邪气的强弱程度为根据来调整用药。在癌瘤的发生过程中，正气虚弱是决定肿瘤发生的根本原因，而邪气侵凌是促使肿瘤发生的外部条件。肿瘤的疾病转归与人体的正气强弱亦息息相关。邪气与人体正气的相互交争，偏盛偏衰，将最终导致疾病的消长。《医学入门》载有"先补虚，使气血旺，则积消"的治疗原则。徐老抓住"因虚致瘤"这一根本病因，临床一直倡导消补兼施，扶正为先，提倡在不伤正气的前提下消灭癌肿。扶正与祛邪，相辅相承，辨证统一，不可偏废。临证时，根据疾病的不同阶段、机体不同的病理状态而动态地对扶正与祛邪的孰轻孰重作出调整，使邪正盛衰得以纠正，阴阳失衡得以恢复，最终达到"除瘤存人"或"带瘤生存"的目的。

癌肿初起，患者正气尚充，癌毒壅盛，治疗多以祛邪为主，稍佐扶正，或只以祛邪为要，唯攻不补，徐老常用中药有白英、山慈菇、金荞麦、急性子、肿节风、僵蚕、露蜂房、红豆杉、全蝎、蜈蚣、鱼腥草、白花蛇舌草等，此类中药兼具清热解毒、散结消肿、活血化瘀、化痰通络之效。

肿瘤术后患者气血大虚，此时宜扶正为先，稍佐祛邪，尽快帮助患者恢复体力、提高免疫力、增进饮食，徐老临证常用黄芪、人参、红景天、茯苓、丹参、冬凌草等，此类药性情平和，扶正之中兼有抗瘤之效。化疗后患者出现恶心呕吐、疲乏无力、腹胀纳呆、舌淡苔白腻等湿困中焦之证，则伍以藿香、佩兰、苍术、白术、党参、茯苓等化湿健脾之品。放疗后出现口干舌燥、潮热盗汗、虚烦不寐等阴虚津亏证，配伍石斛、麦冬、玉竹等。

对于不同类型肿瘤，徐老临证用药又有不同，在此亦列举一二：肺癌阴虚有热者，常伍用金荞麦、鱼腥草以清热解毒；肠癌湿毒郁滞者，配伍蒲公英、败酱草以消肿祛湿；乳腺癌气滞血瘀者，配伍夏枯草、土鳖虫、昆布以破血逐瘀、消肿散结；肝癌血瘀不化、积聚痞块者，伍用石见穿、郁金、丹参以活血化瘀、消肿止痛。

患者肿瘤手术、放化疗后出现机体乏力、多汗、脱发、齿松、骨髓抑制及周围神经损伤等表现时，考虑其肝肾亏虚；在肿瘤的后期，发生多脏器多部位转移，考虑久病及肾。肝肾同居于下焦，内寄相火，肝藏血，肾藏精，精血同源，相互滋生和转化，肝肾亏虚或相火过亢，常相互影响，故常肝肾同治。在治疗上，徐老十分重视从肝肾入手，以补肝益肾贯穿"补虚"治疗的始终，临证选用枸杞子、桑椹、墨旱莲、女贞子、制何首乌、黄精、杜仲、菟丝子、补骨脂、狗脊等中药，使血充气畅、疏泄条达。

（五）中西并举，衷中参西

目前在恶性肿瘤的治疗上，西医主要通过手术、放疗、化疗、生物、免疫以及靶向治疗、晚期姑息治疗等手段，旨在去除或减小肿瘤负荷，缓解全身症状，提高患者的生活质量。相较于中医治疗，西医在抑制、杀伤肿瘤细胞方面更加快速与直接，有着中医无法比拟的优势，但是无论是手术还是放疗、化疗，在治疗的同时也不可避免地存在很多缺点，如治疗费用昂贵，不良反应明显，而且，恶性肿瘤经过反复化疗出现的多药耐药已成为现阶段肿瘤治疗的难题。而传统中医药从整体出发，通过调整阴阳、扶正抑瘤等方法，充分调动机体自身的免疫调节机制，在控制病情进展、减轻放化疗不良反应、提高患者生活质量方面有重要意义。

徐老认为，肿瘤疾病成因复杂，变证多端，不能拘泥于单一治法，而应及时汲取现代医学的诊断及治疗方法，同时充分发挥中医药特色和优势，并结合患者病情及身体状况，合理采取治疗方法，中西医结合，优势互补，最大限度地减轻患者的痛苦。在恶性肿瘤的治疗中，辨证论治与辨病论治相结合，例如，肿瘤患者术后气血大伤，予以益气养血、补阴和阳之品；化疗期间呕吐伤津，予以化湿和胃、止呕生津之品；放疗期间灼伤阴液，予以清热解毒、养阴生津之品；后期恢复免疫力低下，予以补肺健脾、益气扶正之品。

徐老在辨证论治中充分考虑各药效用的优化配伍，辨证与辨病结合，结合现代药理研究成果，酌加具有抗肿瘤细胞增殖、侵袭、转移功效的中药。如晚期胃癌常用白花蛇舌草、石打穿、红景天、藤梨根等。现代药理研究认为，金荞麦可明显防止癌细胞发生转移，徐老常用于肺癌患者。白术具有抗炎、抗菌、抗癌、保护神经、调节免疫、改善糖代谢、改善胃肠道功能、调节肠道菌群、促进消化道溃疡和伤口愈合等药理作用，徐老常用以补益脾胃。

（六）对药角药，如桴应鼓

对药又称药对，系用相互依赖、相互制约，以增强疗效的两味药组方治病。对药使用是徐老治疗肿瘤的一大特色，其认为对药的相互配合，可以起到相辅相成之功。徐老临床擅用药对有仙鹤草、白花蛇舌草以清热解毒扶正抗癌，南沙参、北沙参以养阴清热，玉竹、黄精以养阴生津，天冬、麦冬以润燥生津，苍术、白术以健脾化湿，猪苓、茯苓以利湿健脾，青皮、陈皮以行气和胃，枸杞子、桑椹以补益肝肾，女贞子、旱莲草以养阴清热。

角药是将3种中药联合应用，互为犄角，其以中医基本理论为基础，以辨证论治为前提，以中药性味归经为配伍原则，是在对药基础上的扩展与延伸。仙鹤草、白花蛇舌草、蒲公英伍用，补虚清热、解毒散结，仙鹤草清中寓补；金荞麦、苦杏仁、浙贝母以清热化痰、排脓解毒；南沙参、北沙参、川石斛以养肺阴、益胃津、滋肾阴、退虚热；天冬、麦冬、白芍以上养心肺，中益脾胃，下滋肝肾，可使三焦得润，阴液得复；枸杞子、桑椹、女贞子以滋肝肾之阴；生黄芪、生白术、太子参以补益脾肺之气等。徐老认为，通过对药、角药的应用可以起到相得益彰的疗效。徐老用药，看似平和，实则一药多效，常效如桴鼓，值得细细琢磨，其药方中常含有多种对药、角药组合。现将徐老常用的对药、角药归纳如下。

山药和黄精：两药皆味甘，均入肺、脾、肾经，甘补和缓，两药不仅能补益肺肾之阴，还能补益脾气脾阴，有补土生金、补后天以养先天之效。临证中徐老常将该药对用于脾胃气阴两伤及脾肾不足的肿瘤患者。

枸杞子和女贞子：枸杞子味苦甘，性微寒，归肝、肾二经，具有滋补肝肾、益精明目之效；女贞子味甘苦，性微平，归肝、肾二经，具有滋补肝肾、明目乌发等功效。徐老临证中常将两药用于肝血虚或肝阴虚的患者。

生黄芪、白术、白芍：生黄芪味甘，性微温，归脾、肺二经，具有补气健脾、益卫固表之效；白术味苦甘，性温，专入脾、胃二经，燥湿、健脾、益气；白芍味酸苦，性平、微寒，归肝、脾经，具有养血调经、敛阴止汗、柔肝止痛、平抑肝阳等功效。生黄芪、白术、白芍合用，益脾土而化气血，扶正气以抑癌毒，白芍又可制约白术之温燥。临证时，但凡兼有乏力或气喘者，均可用之。

仙鹤草、白花蛇舌草、蒲公英：仙鹤草味苦涩，性平，归肺、肝、脾经，具有收敛止血、截疟止痢、解毒补虚之效；白花蛇舌草味苦、淡，性寒，可清热解毒、消痈散结、利尿除湿；蒲公英味苦甘寒，可清热解毒、消肿散结、利湿通淋。三者伍用，可补虚清热、解毒散结，且仙鹤草清中具补，实为治瘤佳药。

南沙参、北沙参、川石斛：南沙参、北沙参均味甘，性微寒，入肺、胃二经，可养阴清肺、益胃生津，而南沙参独有补气化痰之效；川石斛入胃、肾二经，可益胃生津、滋阴清热，《神农本草经》称其独具"强阴"之功。三者伍用，可养肺阴、益胃津、滋肾阴、退虚热。尤宜于放化疗后出现皮肤干燥脱屑、咽干口渴、舌质干红、脉细数等阴液亏损者，伍用上品，疗效颇佳。

补骨脂、炒杜仲、骨碎补：补骨脂温肾助阳、纳气、止泻，炒杜仲补肝肾、强筋骨，骨碎补补肾强骨、续伤止痛，徐老言其"转移至骨者用之效佳"。

炒谷芽、炒麦芽、鸡内金：肿瘤患者每因正气匮乏，毒瘤侵袭，加之放化疗不良反应而使中焦脾失健运，胃阴乏竭，出现食欲不振、呕吐吞酸之症，徐老遇此症时，常用炒谷芽、炒麦芽、鸡内金以醒脾开胃，消积化食，增进食欲。临证伍用上品，作用有二：脾胃乃一身正气之源，中焦土运得健，后天得养，正气即可来复，此其一也；补阴之药常多滋腻，守而不走，加入上述角药，以成动静结合之势，使补而不腻，此其二也。

徐老临证用药灵活多变，其他常用角药有怀山药、制黄精、炒杜仲伍用以补气养阴、补肾强骨，合欢皮、夜交藤、郁金伍用以养血清心、解郁安神，猪苓、茯苓、白术合用以淡渗利水、健脾和胃。诸如此类，不胜枚举。

（七）理气安神，调畅情志

徐老在肿瘤治疗中尤其重视情志因素，认为"心身同病"是肿瘤发生、发展、治疗效果及预后的重要因素，对于肿瘤患者有着重要的影响。徐老在治疗肿瘤中，强调形神兼养，以协调心身关系。养形，就是摄养调整人体的脏腑、肢体、五官九窍及精气血津液等；养神，是指调摄人的精神情志活动。

徐老善于养心调神。《灵枢·邪客》曰："心者，五脏六腑之大主也，精神之所舍也。"心在整个人体心身活动中为"君主之官"，心之功能主要体现在心主血脉、心主神志两方面。徐老认为，肿瘤患者在疾病过程中，或因为情志不畅本身原因，或因为肿瘤治疗中的耗损，且两者常互为因果，导致心气心血的虚损，出现胸闷、气短、心悸、失眠、多梦、心烦不安等症。故在临证时，徐老除了重视面对面直接心理疏导、放松和解除患者的紧张、焦虑等不良情绪外，在处方用药中，习惯选用太子参、黄芪、桂枝、薤白、阿胶、麦冬、丹参、川芎等补心气、通心阳、滋心阴、活心血，酸枣仁、远志、龙眼肉等养心安神，生龙骨、生牡蛎等重镇安神，使心气心阳充足，心血充盈，脉道通利，气血运行通畅，君明臣贤，五脏六腑气机和顺，情志调畅。

肝为"将军之官，罢极之本"，阴尽阳生之关键，体阴而用阳。《读医随笔》载："凡脏腑十二经之气化，皆必籍肝胆之气化以鼓舞之，始能调畅而不病。"肝主疏泄功能正常，则气血调畅、经络通利，脏腑组织的活动也得以正常协调。尤其在调节情志方面，心肝相互为用，共同维持正常的精神情志活动。徐老临证中强调柔肝降逆的重要性，习惯疏肝健脾，理气和胃兼顾，使脾胃健运，升降相宜。习用八月札、佛手、香橼配白芍、当归，芳香行气，柔肝健脾；枳实、厚朴、黄连、竹茹等降胃利胆之品，目的在于肝平脾健，开合正常，升降有序。同时，肝肾同居于下焦，内寄相火，肝藏血，肾藏精，精血同源，相互滋生和转化，肝肾亏虚或相火过亢，常相互影响，故在治疗上徐老十分重视从肝肾入手，以补肝益肾贯穿治疗的始终，选用白芍、枸杞子、何首乌、黄精、五味子、红枣、垂盆草、郁金等药，使血充气畅，疏泄条达。

（八）善用经方，创制效方

徐老认为，经方配伍精干，疗效确切，故其善用古典经方，在强调整体观念，辨证施治的基础上，赋予经方更为广阔的应用，在临床诊治中，徐老常用的经方有清养肺胃、降逆下气的麦冬汤，调和营卫的桂枝汤，清养肺胃的沙参麦冬汤，养阴益胃的益胃汤，益气健脾的四君子汤，益气健脾、燥湿化痰的六君子汤，滋补肝肾的二至丸，滋阴补肾对的六味地黄丸，燥湿运脾的平胃散等。同时徐老也指出，经方也有其局限性，故徐老在临床中常结合现代药理学研究，使用中药。

徐老认为，中医对证的认识透彻，但对病的认识不够，而现代医学对病认识透彻正好弥补了中医的这一缺点，在临床中发现有些药物对于某些瘤种有着良好的治疗效果。徐老在临床中在应用八纲辨证与脏腑辨证结合的同时，针对不同的病及症状，结合现代医学研究成果，在辨证论治的基础上结合辨病、辨症，参考现代医学对中药的研究，配伍应用，常取得更好的治疗效果，形成多个临床效方，如用于正虚邪恋的消瘤解毒方、健脾和胃祛瘀解毒方、滋肾清肝方等。消瘤胶囊是徐老在多年治疗肿瘤的临床基础上研制的医院制剂，在临床使用30余年来，使用超过30 000人，临床效果显著，深受患者及家属的信赖。

（整理者：李灵常　杨自力）

三、常见肿瘤辨治经验

（一）肺癌

1. 概述

肺癌是临床常见的恶性肿瘤之一。世界卫生组织下属的国际癌症研究机构（IARC）的数据显示，2022年全球预估新增癌症病例1997.4万例，死亡癌症病例974.4万例。其中，肺癌新发病例高达248.1万例，占全球癌症新增病例的12.4%。这也是肺癌在2020年被乳腺癌超越后，再次成为全球第一大癌症。肺癌根据组织病理学可以分为非小细胞肺癌（non small cell lung cancer，NSCLC）和小细胞肺癌（small cell lung cancer，SCLC）。其中占比约15%的SCLC恶性程度高，生长迅速，转移能力高，5年生存率不到7%。NSCLC是临床上肺癌最常见的分型，包括腺癌、鳞癌、大细胞肺癌等组织学亚型。多学科综合治疗是现代医学发展趋势，中医药联合放化疗、靶向治疗、免疫治疗等可以延长肺癌患者总生存期、提高患者依从性与生活质量。

肺癌在中医学中属于"咳嗽""咯血""肺积""肺壅""息贲"等范畴。《难经·五十六难》曰："肺之积，名曰息贲，在右胁下，覆大如杯。久不已，令人洒淅寒热，喘咳，发肺壅。"《济生方》卷四言："息贲之状，在右胁下，大如覆杯，喘息奔溢，是为肺积。诊其脉浮而毛，其色白，其病气逆，背痛少气，喜忘，目瞑，肤寒，皮中时痛，或如虱缘，或如针刺。"描述了息贲有胸部肿块、气喘、疼痛等症状，类似现代肺癌的症状与体征。

2. 病因病机

徐老认为，肺为娇脏，不耐寒热。本身肿瘤异常增生耗伤人体正气，加之外邪侵袭、七情内伤、饮食所伤等，消铄精血津液，早期表现出阴精亏损之证，以肺肾亏虚为本；既病之后又经手术、放化疗等治疗措施，加之癌毒互结为标，耗伤气阴；肺癌的演变历程中，患者的脾胃运化以及心理状况也是重要的影响因素，因此"后天失养，脾胃失司"和"情志拂郁，气血失畅"的病机也不容忽视。

（1）病因分析。

1）外邪侵袭。肺为华盖娇脏，主皮毛，主卫外、主气司呼吸，以口鼻与外界相通，最易受到外邪的侵袭。《灵枢·九针论》载"四时八风之客于经络之中，为瘤病也"，指出外邪入侵经络可发生瘤病，《诸病源候论》强调"积聚者，由阴阳不和，腑脏虚弱，受于风邪，携与腑脏之气所为也"。外感六淫中与肺癌形成密切相关的主要是风邪。风邪为百病之长，易袭阳位，与脏腑之气相搏可致积聚。风邪"善行而数变"也与肺癌变化多、转移快的特点相符合。与传统外感六淫相区分的烟草之害也是导致肺癌的主要原因。清代《医门补要》云："表邪遏伏于肺，失于宣散，并嗜烟酒，火毒上熏，久郁热积，灼腐肺叶，则出移气，如臭蛋逼人，虽迁延，终不治。"

2）七情内伤。七情内伤与肺癌的发生发展密不可分。《灵枢·五变》提出了"积聚"之名，并认为"内伤于忧怒……而积聚成矣"，忧思郁怒可导致积聚产生。后世许多医家均认识到情志失调是导致恶性肿瘤的重要原因。如《济生方》提到"忧思喜怒之气，人之所不能无者，过则伤乎五脏，逆于四时，传克不行，乃留结而为五积"，明确提出"五志过极"是"积病"的致病因素。七情内伤可导致脏腑气机失调，肺气壅遏，宣发肃降失司，气血津液运行失常，日久成积致癌。

3）饮食所伤。饮食所伤首伤脾胃。饮食所伤可导致积病的发生，其中饮食留滞也可能包含大肠传导失司，长期便秘，肺与大肠相表里，浊毒由腑犯脏导致肺积的发生。清代《青囊秘诀》论："也有膏粱子弟，多食浓厚气味，燔炙煎炒之物，时时吞嚼，或美酝香醪，乘兴酣饮，遂至咽干舌燥，吐痰吐血，喘息膈痛，不得安眠者，人以为肺经火热也，谁知是肺痿以成疮乎？"饮食所伤，脾胃运化水谷精微功能失调，痰湿内生，脾为生痰之源、肺为贮痰之器，宣降失常，痰凝气滞，最终导致气血瘀阻，癌毒酿生，人体气机逆乱，脏腑功能失调，续发肺癌。

（2）病机认识。

1）肺肾亏虚为本。徐老承《灵枢·百病始生》"壮人无积，虚者有之"之说，认为肿瘤是全身疾病的局部表现，主要是在正虚基础上，因外邪致痰、湿、气、瘀等内生之邪搏结日久，积滞而成。同时，徐老认为，肺癌具有其独特的病理过程。肺为华盖、水之上源，主宣发肃降、布散津液，如其宣降失司、治节不能，则津液变生痰饮之邪，进而使血行迟滞，留而为瘀，痰瘀互结，变生肺积之患。徐老还强调肾虚在本病发病中的重要地位，宗"五脏之伤，穷必及肾"之说，认为肾乃"先天之本"，主骨生髓、蒸腾水液、温煦五脏。又为肺之子脏，母子相生，如肾虚则子盗母气、肺金受累，故肺癌的发生与肾虚关系密切。同时，因肾主骨生髓，肿瘤放化疗后常见的脱发、齿松、骨髓抑制及腺体破坏表现，多与肾虚相关。肾虚则脑海不足，风痰挟毒易上犯清空，故肺癌患者又可见头晕、头痛甚则癫痫等。

2）癌毒互结为标。徐老指出，在正气亏虚的基础上，癌毒内积作为恶性肿瘤的重要诱因，其形成与饮食、外感、情志有关，同时其作为病理产物，又可进一步使病情加重。癌毒留结，阻碍经络气机运行，易与痰瘀搏结，形成肿块；毒邪壅盛，充斥三焦；又可流注他处，累及他脏；进而耗损气阴，终致毒盛正损、气阴难复之恶境。

3）后天失养，脾胃失司。脾胃为后天之本，气血生化之源。肺癌虽为肺脏疾病，但最终皆因脾胃功能虚衰，胃气败，谷气绝而不治。《脾胃论》曰："百病皆由脾胃衰而生也。"故肺癌治疗"不离乎肺，然不止于肺"。徐老认为，肺癌病位虽在肺，但与脾胃关系甚密，肺癌患者正气之虚常由脾胃气血生化之源不足导致或加重，其实亦常因脾病助湿生痰而加重。

4）情志拂郁，气血失畅。徐老认为，心理因素直接影响肺癌患者的疾病演变过程。"气行则水行，气顺则痰失。"情志拂郁、肝气不达、气机不畅，则痰饮更不易化；肝气不疏，横犯脾土，脾失健运，一则可内生水湿，进而变生痰饮之邪，二则影响水谷精微输布，气血生化乏源，正气不得复，不利于疾病的康复。

3. 辨证分析

（1）辨证要点。

1）辨证候虚实。徐老认为，肺癌早期，肺失宣降，气机阻滞，津液输布异常，易生痰湿，血运不畅，瘀邪内生。痰、湿、气、瘀等邪胶结日久，多见气滞血瘀、痰湿毒蕴之证，以邪实为主；肺癌晚期，癌毒内积，损伤气阴，多见阴虚毒热、气阴两虚之证，以正虚为主。临床上，多病情复杂，虚实互见。

2）辨邪正盛衰。徐老认为，肺部癌瘤及症状明显，但患者形体尚丰，生活、活动、饮食等尚未受阻，此时多为邪气盛而正气尚充，正邪交争之时；如病邪在肺部广泛侵犯或多处转移，全身情况较差，消瘦、乏力、衰弱、食少，生活行动困难，症状复杂多变者，多为邪毒内盛而正气明显不支的正虚邪实者。

（2）辨证分型。古今医家多将肺癌归因于正虚、痰浊、郁热、血瘀、癌毒、湿邪等因素。徐老将肺癌分为痰瘀互结、癌毒流注、气阴两虚、肺脾两虚、肺肾两虚5个证型。

1）痰瘀互结型。五脏六腑皆可生痰，肺失宣降、脾失运化、肝失条达、肾失开阖、三焦气化失常等均能致津液输布障碍，聚而生痰，而痰浊内蕴，气机阻滞，血行不畅则成瘀血，瘀血阻滞，阻碍气机，气输布功能失司，又可致津液凝结为痰。痰浊、瘀血互为因果，胶结难解，日久成积。症见痰质稠黏，痰中带血、胸痛明显有定处。

2）癌毒流注型。癌毒作为一类特异性致病因子，与痰、瘀等邪气杂合而为病。毒必附邪，邪盛生毒，毒因邪而异性，邪因毒而鸱张。正气亏虚，无以抗邪，癌毒遂以痰瘀为依附，结聚于至虚之处，夺精微自养，滋生并转移。癌毒致病特征与NSCLC临床特征亦相符合：一为隐匿，起病之初，症状不显，一旦显露则难遏制；二为凶顽，病势凶猛，症候多端；三为多变，转移、复发、流注弥散，传变无常；四为损正，日久毒恋正虚，损伤脏腑，耗伤气血；五为难消，痰瘀癌毒互结，日久根深蒂固，胶着难解。

3）气阴两虚型。肺为娇脏，不耐寒热，易为燥伤，陷入气阴两伤状态。烟毒作为NSCLC的首要病因，热毒伤津，日久可耗气伤阴。癌毒与痰瘀胶结，深伏于肺，郁久亦可化热化火，损伤气阴。手术、化疗过程中出血、呕吐等均可致津血亏乏加重而伤阴，而放疗更是大热峻剂，耗伤人体阴液。症见咳嗽，痰少、或痰稀而黏、或痰中带血，咳声低弱，气短喘促，神疲乏力，口干，自汗或盗汗。

4）肺脾气虚型。《医门法律·肺痈肺痿门》云："盖肺金之生水，精华四布者，全借胃土津液之富。"脾气健运则气血生化有源，肺气得充。脾失健运，一则气血生化乏源，致元气亏虚，诸病由生；二则气虚血运无力，血停而成瘀；三则运化乏力，水湿停滞，化生痰浊，即"脾为生痰之源"；四则正气亏虚，无力抗邪外出，日久生积。病理上看，肺气虚累及脾（子病犯母），脾气虚影响肺（母病及子），终致肺脾气虚之候，临床症见食少纳呆、神疲乏力、便溏、短气、舌淡苔白滑、脉弱等。

5）肺肾两虚型。肺为水之上源，而肾为水之下源，呼吸在肺，纳气在肾。金为水之母，肺阴能滋养肾阴，而肺所主之气皆根于肾，肾阳温煦肺阴，因此肺肾之间，金水相生，互根互用。《素问·水热穴论》云："其本在肾，其末在肺，皆积水也。"先天禀赋不足或后天失养，肾中精气亏虚，温煦滋养失司，肺宣发肃降失职，或久病咳喘，损伤肺阴，或久病及肾，聚湿生痰，久则成积。临床症见咳嗽痰少、腰膝酸软、口燥咽干、潮热盗汗、寐差、舌红少苔、脉细数等。

4. 临证治疗

（1）中西结合，型期分治。徐老临床辨治肺癌，常根据不同的组织学类型，酌情配用相应的中药。肺腺癌多伍以清热解毒抗癌中药，如白花蛇舌草、半枝莲、蜀羊泉、夏枯草等；肺鳞癌则多用化痰散结、活血行瘀之品，如法半夏、山慈菇、制南星、莪术、露蜂房、桃仁、杏仁等；骨转移则配以骨碎补、补骨脂、杜仲、桑寄生、金毛狗脊以强腰壮脊；脑转移则常用熄风祛痰搜剔之虫类药，如全蝎、蜈蚣、僵蚕等；伴有肝功能异常者，加用五味子、垂盆草；伴有胸腔积液者，加用猪苓、茯苓、桑白皮、葶苈子等泻肺利水；伴肺部感染者，常配以黄芩、夏枯草清热解毒，并加大鱼腥草及金荞麦用量；化疗期间出现血红细胞减少者，则加用鸡血藤、茜草、阿胶等。徐老临证注重中西医结合：一方面，合理利用现代医学的治疗手段，如放疗、化疗、分子靶向治疗及生物治疗等，强调综合治疗模式；另一方面，充分发挥中医优势，强调中医药在肺癌治疗各期的介入。化疗期患者予和胃化湿类中药，以畅中止吐；放疗期患者予养阴清热解毒类中药，可减轻放疗副作用；康复期患者予健脾益气养阴类中药，以提高免疫功能；晚期多处转移姑息治疗的患者，以健脾益气养胃为治法。

（2）养阴益气，肺肾同调。恶性肿瘤患者多为中老年人，常接受包括手术、化疗、放疗在内的多种治疗措施，这些治疗措施难免损伤正气，加之癌毒久羁，消烁津液，故多见气阴两虚证候。对此，徐老以养阴益气为基本治法，常用南沙参、北沙参、天冬、麦冬、黄精、玉竹、黄芪、太子参等药。同时，补肺不忘补肾，常用枸杞子、女贞子、桑椹、怀山药、石斛等药滋肾扶正。徐老认为，癌肿的治疗非朝夕可以收功，尤其是对处于自觉症状不明显状态的患者，更应徐图缓治。

（3）健脾益胃，顾护后天。徐老在肺癌的整体治疗过程中，尤其重视顾护脾胃，鲜用苦寒攻伐之品，强调补中有运、补而不滞、攻图以缓、攻不伤正。化疗、放疗以及长期服用苦寒攻伐中药，都可损伤患者的脾胃，常出现面色少华、气短乏力、食欲下降、恶心呕吐、腹胀腹泻等脾胃气虚之象。如不及时纠正则后天失养，正气不复，病程迁延，损及他脏，常规治疗亦可能被迫中断，导致病情恶化。因此，治疗中应始终顾护患者的后天之本，重视调理脾胃，脾胃健运、升降相宜则正气得以化生。另外，徐老认为，长期大剂使用苦寒清热攻伐抗癌的中药，未必可达抗癌的目的，反而徒伤胃气，弊远大于利。临床观察发现，若一味投以苦寒攻伐之品，患者常因药物苦涩难以下咽，食后呕吐，久之拒绝服药；更有患者因药物损伤脾胃，饮食不下，生化无源而致正不胜邪、病情恶化。因此，顾护胃气十分重要，徐老常用白术、山药、白扁豆、焦山楂、焦神曲、鸡内金、砂仁、炒谷芽、炒麦芽等，以消食化积、生发脾胃之气。

（4）调畅情志，心身同治。徐老在长期的临床工作中发现，肿瘤的发生、发展、治疗效果及预后与精神心理因素密切相关。徐老在治疗肿瘤中，强调形神兼养，以协调心身关系。养形，就是摄养调整人体的脏腑、肢体、五官九窍及精气血津液等；养神，就是调摄人的精神情志活动。总的原则是"形宜动，神宜静"。徐老主张通过"正向引导，调节心理；吐纳导引，动静相宜；群体康复，互相激励"达到怡情养神，通过"损盈补虚，和法论治；和陈五脏，燮理阴阳"达到调身养形。

5. 典型医案

马某，男，48岁。2015年6月8日初诊。主诉：确诊肺腺癌10日。患者因反复双膝关节、踝关节肿痛，全身皮疹伴瘙痒住院治疗，住院期间查胸部CT示：

右肺下叶肿块。肿瘤标志物：癌胚抗原（CEA）9.0ng/mL。2015年5月22日行肺穿刺，病理示：肺腺癌，ALK（-）。2015年5月30日开始予"培美曲塞＋卡铂"方案化疗1个疗程，化疗过程顺利。刻诊：神清，精神不振，易感疲倦，咳嗽少作，咳痰无力，痰少色黄，无胸闷头晕，全身皮疹已消退，双膝、踝关节肿痛减轻，食纳一般，夜寐尚可，小便调，大便未解，成形，舌黯红少苔、边有紫气，脉细数。诊断：中医诊断为肺癌（气阴两虚，瘀热互结），西医诊断为右肺下叶周围型腺癌。治法：益气补肺、养阴扶正，兼清瘀热。处方：南沙参10g，北沙参10g，川石斛12g，天冬10g，仙鹤草15g，金荞麦20g，苦杏仁12g，浙贝母10g，白花蛇舌草15g，桑椹15g，枸杞子15g，猫爪草20g，怀山药15g，桑白皮15g，制黄精15g，红景天12g，桑枝15g。10剂，水煎服，每日1剂，早、晚温服。

2015年10月20日二诊：患者诉服用上方后疲倦无力好转，双膝、踝关节无明显肿痛不适，目前咳少量黄痰，食纳一般，二便调，夜眠安，舌红少苔，脉滑数。2015年10月16日复查血常规、肝肾功能、肿瘤标志物未见明显异常，胸部CT示：右肺下叶肿块较前减小，右上肺少许片状低密度影。瘀邪已祛，虚热尚存，初诊方去桑枝、红景天，加炒谷芽、炒麦芽各12g以调理脾胃，增强食欲。14剂，水煎服，每日1剂，早、晚温服。后坚持服用初诊方加减调治2年，复查血常规、血生化、肿瘤标志物等未见异常，影像学检查未见疾病进展。

2018年5月7日三诊：患者家属前来取药，诉患者精神状态可，无明显乏力，予院内制剂消瘤胶囊，每次3粒，每日3次。嘱患者适当进行功法锻炼，增强机体免疫力。患者病情至今稳定。

【按语】 本案效如桴鼓之关键乃一诊辨证论治，患者精神不振，易感疲倦，咳嗽少作，咳痰无力，舌黯红少苔，脉细数，主证当属气阴两虚，而痰少色黄，舌边紫气，结合全身皮疹、膝踝肿痛等病史，次证可辨瘀热互结，故拟养阴补肺汤加减，益气养阴，兼清瘀热。二诊时患者已无明显疲倦乏力之不适主诉，然咳少量黄痰，结合舌苔、脉象、胸部CT辅助检查，考虑患者气阴恢复可，祛瘀效果佳，仅有虚热余邪未除、后天脾胃待调，故去桑枝、红景天活血化瘀，加炒谷芽、炒麦芽调理脾胃，促进食欲。三诊时由患者家属代为取药，予院内中成药制剂并嘱患者合理进行体质锻炼，故获良效。

【体会】 徐老在肺癌辨治整个过程中以益气养阴、补肺益肾、兼清瘀热为主要治法，并随证加减。徐老强调药物治疗的同时，注重心理疗法与功能锻炼，形神兼养，疗效益彰。

（整理者：胡灿红　潘陈晨）

（二）大肠癌

1. 概述

大肠癌（colorectal cancer，CRC）是我国常见的消化系统恶性肿瘤。大肠癌分为结肠癌和直肠癌，是世界上第三大常见癌症，病死率仅次于肺癌和乳腺癌。大肠癌的主要治疗方法是手术、化疗、放疗、靶向及免疫治疗等。

大肠癌归属中医学文献中的"脏毒""锁肛痔""积聚"等病。《灵枢·五变》谓："皮肤薄而不泽，肉不坚而淖泽。如此，则肠胃恶，恶则邪气留止，积聚乃伤脾胃之间，寒温不次，邪气稍至。蓄积留止，大聚乃起。"金代窦汉卿《疮疡经验全书》谓："脏毒者……皆喜怒不测，饮食不节，阴阳不调，脏腑不和，或房劳太过，或饮酽戾之酒，或食五辛炙博等味，蓄毒在内，流积为痈。"明代陈实功《外科正宗·脏毒论》认为本病乃"蕴毒结于脏腑，火热流注肛门，结而为肿，其患痛连小腹，肛门坠重，二便乖违，或泻或秘，肛门内蚀，串烂经络，污水流通大孔，无奈饮食不餐，作渴之甚，凡犯此未得见其有生"。其中指出大肠癌的发病与起居无常有一定关系，并且提示本病预后不佳。

2. 病因病机

大肠者，属手阳明经，与肺相表里。"传导之官，变化出焉"，大肠为六腑之一，"六腑者传化物而不藏"。大肠对水谷的传化，需要不断地受纳、消化、传导和排泄，是个虚实更迭、动而不居的过程，宜通而不宜滞。如各种致病因素影响大肠正常的传导功能，湿热瘀毒蕴积于肠内，瘀结不通，日久变生本病。大肠癌的病因，如金代窦汉卿《疮疡经验全书》提到："多由饮食不节，醉饱无时，恣食肥腻……任情醉饱，耽色，不避严寒酷暑，或久坐湿地，恣意耽着，久不大便，遂致阴阳不和，关格壅塞，风热下冲乃生五痔。"《景岳全书》指出："饮食失节，起居不时，以致脾胃受伤，则水反为湿，谷反为滞，精华之气不能输化，乃致合污下降而泻利作矣。"本病病位在大肠，与脾脏密切相关。脾主运化，胃主受纳，脾升胃降，共同调节机体对饮食的吸收、运化和排泄。如脾胃受伤，或脾气亏虚，健运失司，则易致水湿内停，聚于大肠，与体内痰瘀交结，日久变生瘀毒而成本病。

（1）病因分析。

1）饮食内伤。饮食不节，恣食肥甘、烟酒等燥热之品，日久则脾胃功能受损，脾失健运，滋生痰浊，气、血、痰互相搏结，大肠传导功能失常，而引起积聚；湿从内生，郁而化火，湿热蕴毒下注，下迫大肠，瘀积成块而为癌毒。明代陈实功《外科正宗·下部痈毒门》曰："又有生平性情暴急，纵食膏粱，或兼补术，蕴毒结于脏腑，火热流注肛门，结而为肿。"

2）情志失和。七情过激，情志失调，肝失疏泄，肝逆犯胃，肝胃失和，肝脾气滞，由气及血，凝结成块，滞于肠道，气滞血瘀，日久蕴结成瘤，而发为本病。如宋代严用和《济生方·积聚论治》所说："忧、思、喜、怒之气，人之所不能无者，过则伤乎五脏……留结而为五积。"

3）禀赋不足，病后体虚。宿有旧疾，久病正虚，邪毒内生；或年老体衰，阴阳失衡，脏腑失调，虚邪郁滞，终致痰瘀互结而成肿块。《医宗必读·积聚》曰："积之成也，正气不足，而后邪气踞之。"

（2）病机认识。

1）癌毒与湿邪互结。"大肠主津"，强调了大肠有燥化作用。大肠为传导之官，说明湿邪可经大肠而出。大肠病久无力吸收水分，水湿积聚，郁而化热，湿热互结下注，迫使肠道失司。众多学者认为肿瘤的致病与"癌毒"密不可分，癌毒是在脏腑功能失调、气血郁滞的基础上，受内外多种因素诱导而生成，与相关非特异性病理因素杂合而为病，毒必附邪，邪盛生毒。《丹溪心法》也提到"脏毒者，蕴积毒久而始见"。故徐老提出，肠癌是因湿邪日久，癌毒依附湿邪，两者相互搏结而致。湿邪与癌毒互结，肠道功能失调日久，积聚形成，临床多见脘腹胀满、腹痛、黑便、大便习惯改变等症状。

2）肺肠表里互相影响。中医基础理论提出"肺与大肠相表里"，强调了肺与大肠的密切关系。《医经精义便谈·上卷》曰："凡大肠病，皆从肺来。"强调了肠道疾病与肺脏的密切关联。《灵枢·经脉》云："肺手太阴之脉，起于中焦，下络大肠，还循胃口，上膈属肺。"提出肺经与大肠经相通，在疾病过程中两者可互相影响。肺气调达有利于大肠腑气通畅，故肠道积聚久则伤肺，肺之宣发肃降功能失调，临床也常见大肠癌患者咳嗽咳痰难愈。"肺主通调水道"，津液则可输布于大肠，使大便濡润而不干结，故肺输布津液功能失调，则可见大肠癌患者出现便秘、腹泻等症状。现代医学研究也指出，肠道菌群紊乱失调会助长条件致病菌的生长，从而导致肠源性毒素移位入血，毒素会通过循环系统进入肺脏而损伤肺脏。

3. 辨证分析

（1）辨证要点。辨寒热虚实。若腹痛拒按，面赤口干，溲赤便秘者，多属实；若腹痛隐隐，绵绵不休，喜温喜按者，多属虚；兼见腹胀痛、胁满者，以气滞为主；见腹部刺痛，痛有定处，舌青紫者，以血瘀为主；腹痛兼面色少华，畏寒气短者，以阳气虚为主。如大便黄褐恶臭，黏液脓血，里急后重，肛门灼热，腹痛拒按，多属实热证；病程迁延不愈，大便泻下赤白黏液，肛门下坠，腹痛隐隐，体瘦神衰，多属虚寒证。

（2）辨证分型。

1）大肠湿热型。饮食不节，恣食肥甘厚味、燥热辛辣之品，日久损伤脾胃功能，致脾失健运，湿热内蕴，下迫大肠，阻遏气机，则见腹部胀痛。热伤肠络，则见便血。湿阻肠道，气机不畅，则里急后重。热邪伤津，则见口干口苦。下注膀胱则见溺黄。

2）瘀毒蕴结型。情志内伤，损伤脾胃，脾失健运，湿毒内蕴，下注大肠，阻遏气机，则见下腹疼痛，痛处固定拒按。热伤肠络，则见黏液便血。湿阻肠道，气机不畅，大便不通，则里急后重。久郁化火则发热，心烦躁怒。

3）脾肾亏虚型。久病体虚，或后天失调，脾失健运，气血化生不足，则见形体消瘦，面色苍白，不荣则痛。正气不足，肾阳亏虚，五脏失其温养，则见畏寒肢冷，声低气怯，肾虚无力固摄，则久泻久痢，腰膝酸软。

4）气血两虚型。脾主运化，胃主受纳，为气血化生之根本，脾虚则气血化生不足，或失血过多均致气血亏虚，见面色苍白，体倦乏力，清阳不升，脑海失养，则头晕眼花。气虚则推动无力，气血瘀滞见腹部隐痛不适，湿毒内阻则大便滞下，黏液腥臭。

4. 临证治疗

（1）分期而治。徐老治疗结肠癌早期以祛邪为主，采用清热利湿之法，同时配合活血化瘀等法，辅以扶正之品，酌情添加滋补肝肾或益气养阴之药；中、晚期大肠癌以正虚为主，注重扶助正气，辅以抗癌解毒，主要采用益气养阴之法，可根据患者病情适当配伍祛邪之药。

（2）表里同治。徐老常强调，治疗大肠癌时，关键病位不可拘泥于大肠，其主要病位在大肠及肺，应注重肺与大肠同治。《中西汇通医经精义》指出："大肠之所以能传导者，以其为肺之腑，肺气下达，故能传导。"中医基础理论提出"肺与大肠相表里"，强调了肺与大肠的密切关系。《医经精义便谈·上卷》曰："凡大肠病，皆从肺来。"强调了肠道疾病与肺脏的密切关联。《灵枢·经脉》云："肺手太阴之脉，起于中焦，下络大肠，还循胃口，上膈属肺。"提出肺经与大肠经相通，在疾病过程中两者可互相影响。故肺的宣发肃降功能对大肠癌患者的治疗起着尤为重要的作用。肺气调达有利于大肠腑气通畅，肠道积聚久则伤肺，肺之宣发肃降功能失调，临床也常见肠癌患者咳嗽咳痰难愈。"肺主通调水道"，津液则可输布于大肠，使大便濡润而不干结，故肺输布津液功能失调，则可见肠癌患者出现便秘、腹泻等症状。

临床治疗中，徐老治肺善用金荞麦、杏仁、浙贝母、地骨皮、玉竹、诃子、天冬、麦冬等药。若患者肺热较重，出现咳重、痰多、色黄等症状，一般用金荞麦、杏仁、浙贝母、地骨皮；若患者干咳或咳声不重、痰少难咳，常用玉竹、诃子、天冬、麦冬润肺止咳生津。徐老认为，肠道病多为湿热下注致肠道失司，多用马齿苋、败酱草、瓜蒌、鸡血藤清利肠道湿热。若患者出现大便干结、排便困难，可加用郁李仁、麻子仁润肠通便；若患者腹泻、肠鸣，可加用白术、猪苓、茯苓、泽泻等渗湿止泻。

（3）抗癌解毒贯穿始终。徐老认为，抗癌解毒须贯穿肠癌治疗始终，如《医宗必读》所说"正气与邪气，势不两立，若低昂然，一胜则一负"，故抗癌解毒有助于正气恢复。徐老多用的抗癌解毒药有仙鹤草、白花蛇舌草、鬼箭羽、山慈菇等。现代医学研究证实，白花蛇舌草、仙鹤草具有调节免疫、抑制肿瘤细胞增殖的功能；

鬼箭羽对肿瘤细胞有抑制作用；山慈菇对肠癌细胞株有细胞毒性作用。此外，根据大肠癌分期对用药剂量进行相应调整，早期正气较盛可攻毒，用药可为常规剂量；晚期患者正气虚衰，不宜过分攻伐，用药剂量宜轻。湿邪则选择泽泻、猪苓、茯苓、苍术等祛湿利水，湿邪除则癌毒无处依附，癌毒便也可祛除。故大肠癌的治疗中祛湿与抗癌解毒两者是相辅相成的。

（4）注重扶正护胃。大肠癌患者多经过手术治疗、放疗、化疗等，故常正气大伤，常见神疲乏力、少气懒言、面色少华等症状。"正气存内，邪不可干"，所以肿瘤治疗时需注意扶助正气。正气盛则邪衰，有助于大肠癌患者改善预后，提高生活质量。徐老临床常用南沙参、北沙参、党参、黄芪等药益气养阴、固本扶正。同时，大肠癌患者也需注意顾护胃气，《素问》云："五藏者，皆禀气于胃，胃者，五藏之本也。"同样强调了胃气的重要性。徐老一般以薏苡仁、白术、山药等药健脾养胃，以助胃气濡养五脏，帮助患者恢复正气。食欲不振者，可加用炒谷芽、炒麦芽、炒神曲等健胃消食。

（5）辨治常用药对。

1）山药与黄精。山药与黄精是徐老治疗大肠癌时尤为推崇的药对。山药味甘，性温，入脾、肺、肾三经，具有补脾益胃、生津润肺、补肾涩精等功效。《雷公炮制药性解》谓其"补阴虚，健脾气，长肌肉，强筋骨"。《神农本草经》与《本草经集注》均言其"补中，益气力，长肌肉"。现代药理研究认为，山药含有甾体皂苷类、多糖、尿囊素、黄酮类和酚苷类等活性成分，具有抗炎、保肝、抗肿瘤、免疫调节等药理作用。黄精又称黄菁，味甘，性平，入脾、肺、肾三经，具有补气养阴、补脾、润肺、益肾等功效。《本草经集注》与《雷公炮制药性解》均载其"补中益气，安五脏"。《本草纲目》言其"得坤土之精粹"。现代药理研究认为，黄精含有糖类、皂苷、黄酮、木脂素、氨基酸、醌类化合物、维生素、生物碱等活性成分，具有抗炎、抗菌、抗氧化、抗肿瘤、增强免疫功能等药理作用。二药皆味甘，均入肺、脾、肾经，甘补和缓，二药不仅能补益肺肾之阴，而且能补益脾气脾阴，有补土生金、补后天以养先天之效。临证中徐老常将该药对用于脾胃气阴两伤及脾肾不足的大肠癌患者。

2）枸杞子与女贞子。枸杞子与女贞子是徐老常用的药对之一。枸杞子味苦甘，性微寒，归肝、肾二经，具有滋补肝肾、益精明目之效。《神农本草经》载其"主五内邪气，热中消渴"。《本草经集注》载其"补益精气，强盛阴道也"。现代药理研究证实，枸杞子具有抗肿瘤、抗氧化、调节免疫、保护肺肾、延缓衰老等药理作用。女贞子味甘苦，性微平，归肝、肾二经，具有滋补肝肾、明目乌发等功效。《雷公炮制药性解》言其"益中气，补阴分，强筋力"，《神农本草经》载其"主补中，安五脏，养精神，除百疾"。现代药理研究证实，女贞子含有三萜类、黄酮类、糖类等活性成分，具有抗炎、抗菌、抗氧化、抗肿瘤、调节免疫功能等药理作用。徐老认为，肝和大肠相通，治疗大肠癌是注重滋阴柔肝，临证中常将该药对用于肝血虚或肝阴虚的患者。

（6）辨治常用药组。

1）生黄芪、白术、白芍。生黄芪、白术、白芍是徐老常用的药组之一。生黄芪味甘，性微温，归脾、肺二经，具有补气健脾、益卫固表之效，《本草经集注》言其"益气、补虚"，《汤液本草》又言其为"上中下内外三焦之药"。现代药理研究表明，黄芪具有调节免疫、抗骨质疏松、改善记忆力、调节血糖、抗肿瘤等药理作用。白术味苦甘，性温，专入脾、胃二经，燥湿，健脾，益气，《长沙药解》谓其"补中燥湿，最益脾精，大养胃气"，《本草通玄》载其"补脾胃之药，无出其右"，其补益中焦脾胃之效尤佳，被张寿甫誉为"后天资生要药"。现代药理研究表明，白术具有抗炎、抗菌、抗癌、保护神经、调节免疫、改善糖代谢、改善胃肠道功能、调节肠道菌群、促进消化道溃疡和伤口愈合等药理作用。白芍味酸苦，性平、微寒，归肝、脾经，具有养血调经、敛阴止汗、柔肝止痛、平抑肝阳等功效。《本草经集注》言其"通顺血脉，缓中，散恶血，逐贼血"。《本草纲目》又言"白芍益脾，能于土中泻木"。敦煌《辅行诀》载方61首，其中含白芍药对22首。白芍中主要含有白芍总苷，包括芍药苷、芍药内酯苷、氧化芍药苷等成分。现代药理研究发现，白芍不仅具有免疫调节、抗炎、肝保护等作用，还具有脑及神经保护、心血管保护、肾保护和抑制细胞增殖等多种作用。《素问·评热病论篇》云："邪之所凑，其气必虚。"三药合用，益脾土而化气血，扶正气以抑癌毒，白芍又可制约白术之燥湿。徐老临证处方遣药灵活有度，无论寒热，但凡兼有乏力或气喘者，均可用之。

2）南沙参、北沙参、石斛。南沙参、北沙参、石斛是徐老养阴常用的药组之一。南沙参味甘，性微寒，归肺、胃二经，具有养阴清肺、益胃生津、化痰益气等功效。《汤液本草》言其"补五脏之阴"。《日华子本草》载其治"一切恶疮疥癣及身痒排脓，消肿毒"。北沙参味甘苦，性凉，归肺、脾二经，具有养阴清肺、益胃生津等功效。《本草从新》言其"专补肺阴，清肺火"。石斛味甘，性平，归胃、肾二经，具有益胃生津、滋阴清热之效。《神农本草经》载其"补五藏，虚劳羸瘦，强阴，久服厚肠胃，轻身延年"。《本草汇言》载其"开胃进食，以其有益脾胃，益心肾之功力也。故虚劳可补，羸瘦可充，筋骨脚膝可健"。现代药理研究表明，南沙参、北沙参及石斛均具有抗炎、抗肿瘤、抗氧化及免疫调节等作用。徐老治疗大肠癌注重肺和大肠同治，固护脾胃，肺和大肠相表里，脾胃为后天之本，气血生化之源，唯有脾胃功能不受抑制，方可进食水谷，以资化源，濡养脏腑，营养全身。徐老临证常将南沙参、北沙参相需为用，佐以石斛，三药互为犄角，滋阴清肺益胃之力倍增。

3）仙鹤草、白花蛇舌草、蒲公英。仙鹤草、白花蛇舌草、蒲公英是徐老治疗肿瘤时扶正抑癌惯用的药组。其中仙鹤草又称脱力草，始见于《伪药条辨》，味苦涩，性平，归肺、肝、脾经，具有收敛止血、截疟止痢、解毒补虚之效。现代药理研究表明，仙鹤草主要成分为黄酮类、酚类等，具有抗炎、抗菌、抗氧化、抗肿瘤、调节免疫功能等药理作用。白花蛇舌草味微苦、甘，性寒，入胃、大肠、小肠经，具有清热解毒、利湿通淋之效。《中药大辞典》言其多用于消化道肿瘤。现代药理研究表明，白花蛇舌草水提取物或醇提物，在消化系统肿瘤的体外试验研究中，表现出抑制肿瘤细胞增殖、诱导细胞凋亡的作用。蒲公英味苦甘，性寒，归脾、胃二经，具有清热解毒、利湿通淋、消肿散结之效。朱丹溪言其"禀天地中和之性，故治诸毒"。现代药理研究表明，蒲公英具有抗癌、抗炎、提高免疫力等作用，其主要通过干预 PI3K/Akt 信号通路、NF-κB 信号通路、程序性诱导凋亡通路，以及靶向下调 lncRNA，改善细胞微环境，减少炎性因子分泌，促脂肪酸降解和改善肠道菌群等，遏制炎性反应和癌症过程。徐老认为，肿瘤虽成因复杂，但其治疗万变不离"扶正抑癌"，针对大肠肿瘤患者，常以三者伍用互为犄角，合奏扶正抑癌之效。

5. 典型医案

祁某，男，66岁。2018年3月18日初诊。主诉：肠癌术后1年，发现肺转移1个月。患者2017年3月因反复右下腹痛于南京市江北人民医院就诊，2017年3月20日肠镜示结肠区见巨大隆起型病灶，病理示结肠肝曲腺癌。2017年3月28日于南京中大医院行根治性右半结肠切除术，术后病理示右半结肠中分化腺癌，肿瘤大小5.0cm×4.5cm×2.0cm，周围淋巴结（1/13）见癌转移，ⅢB期。免疫组化：β-微量蛋白（散在+）、ERCC1（-）、Her-2（+）、COX-2（-）、p53（+）、Ki67约40%（+）、Pgp（+）、VEGF（-）、EGFR（+）、nm23（+）、GST-π（++）、CD34（+）、S100（神经+）。术后化疗6次。具体方案：奥沙利铂0.1g（第1、第5日）+亚叶酸钙0.2g（第1～5日）+替加氟1.0g（第1～5日）。2018年2月3日复查CT示肺部有微小转移灶；肿瘤标志物：CEA 18.63ng/mL，CA125 35.5U/mL，CA199 355.2U/mL，NSE 19.07ng/mL。刻下：患者消瘦明显，偶有腹部隐痛，咳嗽，痰黄量不多，口干，夜间尤甚，纳寐尚可，二便尚调。舌红少苔，脉细。诊断：中医诊断为肠癌（肺热肠燥，湿热郁内，正气虚损），西医诊断为结肠癌肺转移。治法：清肺润肠，抗癌解毒。处方：南沙参12g，北沙参12g，石斛10g，白术12g，白芍12g，仙鹤草15g，白花蛇舌草15g，生薏苡仁20g，枸杞子15g，桑椹15g，怀山药15g，制黄精15g，金荞麦20g，杏仁12g，浙贝母10g，马齿苋10g，瓜蒌10g，山慈菇10g，红景天12g，甘草3g。14剂，水煎服，早、晚分服。

2018年8月25日二诊：患者诉服药后精神状态较前好转，腹部隐痛好转，咳嗽及口干症状缓解，体质较前提高。当前患者食后腹胀，纳寐一般，二便正常。舌红苔腻，脉细。8月21日复查CT示肺部病灶与前片相仿，未见明显差异；肿瘤标志物：CEA 6.21ng/mL，CA199 110.3U/mL。此症应为气机不畅，湿热之邪没有去路，故原方去石斛，加用陈皮10g、青皮10g、泽泻10g，以宽胸理气，利水渗湿。14剂，煎服方法同前。

2019年6月17日三诊：患者目前精神状况可，食欲一般，睡眠尚可，大便日行1次。舌红苔微腻，脉细。上方去青皮、瓜蒌后可继续服用，同时加服院内制剂消瘤胶囊扶正抗癌，每次3粒，每日2次。嘱患者适当锻炼，保持心情愉悦。

【按语】初诊时患者出现咳嗽、痰黄、口干症状，可见肺之郁热在内，津液耗伤；腹部隐痛，消瘦明显，结合肿瘤标志物皆升高明显，可见癌毒较重；患者老年，肠癌后进行手术治疗及6次化疗，损伤正气，癌毒且盛，则正气大伤。因此，徐老治疗重视清肺与大肠之热，同时扶正抗癌解毒。二诊时患者腹部隐痛好转，且已无明显咳嗽、口干等症状，结合CT及肿瘤标志物结果可见癌毒较前有所控制，然诉食后腹胀，且舌红苔腻，可知气机升降失常，致湿热郁于内，应调理气机，使湿热之邪可出。故原方去石斛，加用陈皮、青皮、泽泻。三诊时患者症状较前稳定，无特殊不适，故去青皮、瓜蒌，以此方清肺润肠，扶正抗癌，并口服院内制剂消瘤胶囊以助抗癌消瘤，以获良效。

【体会】肠癌患者多经过手术治疗、放疗、化疗等，故常正气大伤，常见神疲乏力、少气懒言、面色少华等症状。"正气存内，邪不可干"，所以肿瘤治疗时需注意扶助正气。正气盛则邪衰，有助于肠癌患者改善预后，提高生活质量。现代医家治疗大肠癌多从"脾虚、湿热"入手，从"肺与大肠相表里"入手治疗大肠癌者甚少。徐老指出，中医辨证不可拘泥于局部，应遵循中医辨证的整体观，因此大肠癌也应从整体去辨证，由大肠及肺，由癌毒及正虚，掌握疾病对人体的整体影响，方能获得良效。徐老在临床辛勤耕耘六十余载，不断钻研延长肿瘤患者生存时间、改善肿瘤患者生活质量之法，其见解深刻，遣方用药自成一派，疗效卓著。此外，癌症患者的治疗也离不开患者的身心调节及适当锻炼，医者在疾病诊治的过程中应起到积极正面的作用，多倾听患者的忧虑，给予患者适当的鼓励及正确的引导，帮助患者树立战胜疾病的信心，积极配合治疗。

（整理者：胡灿红　崔　颖）

（三）胃癌

1. 概述

胃癌是起源于胃壁黏膜上皮细胞的恶性肿瘤。在世界范围内，胃癌的发病率位居第四位，死亡率居第二位。在我国，胃癌是最常见的四大恶性肿瘤之一，由于经济及医疗发展不够，我国及大多数发展中国家尚未开展常规性胃癌筛查，多数病例确诊时已是晚期，失去了手术根治机会。目前其治疗主张手术、化疗（新辅助化疗、辅助化疗、姑息化疗）、放疗、分子靶向药物治疗及生物免疫治疗等。其治疗效果有了一定程度提高，但远未达到人们的期望。另外，放、化疗的不良反应较大，多数患者不能耐受而停止放、化疗。中医中药应用整体观念和辨证论治，可以缓解临床症状，减轻放、化疗毒性反应，提高患者生存质量，预防肿瘤复发、转移及逆转肿瘤细胞多药耐药，成为一种胃癌重要的治疗手段。

2. 病因病机

李中梓提出："积之成者，正气不足，而后邪气踞之。"认为癥积的形成必然与人体正气不足有关，这是发病的前提条件。徐老认为，肿瘤的发生是由毒邪内侵，情志怫郁，饮食内伤，旧疾痼留，脏腑功能失调，正气亏虚，气血津液失常，气滞、血瘀、痰浊、热毒等聚集于脏腑经络，相互搏结，日久成积，其基本病机属本虚标实。胃癌的病机可以总结为正气不足，气阴两伤，痰、瘀、毒痼结胃腑而发病，气虚不摄致使癌毒流散是胃癌转移的重要机制。

（1）病因分析。

1）外邪侵袭。《黄帝内经》曰："积之始生，得寒乃生，厥乃成积，厥气生足悗，足悗生胫寒，胫寒则血脉凝涩，血脉凝涩，则寒气上入于肠胃，入于肠胃，则䐜胀，䐜胀则肠外之汁沫迫聚不得散，日以成积。"《素问·举痛论》曰："寒气客于小肠膜原之间，络血之中，血泣不得注于大经，经气稽留不行，故宿息而成积。"外感六淫中与胃癌形成密切相关的主要是寒邪。寒为阴邪，其性凝滞、收引，易阻滞气血津液运行，致气滞血淤痰凝，寒邪与气滞血淤痰凝，留而不去，积于胃肠，久则结聚成块，形成肿瘤。

2）七情内伤。七情是指喜、怒、忧、思、悲、恐、惊七种正常的情志活动。但如果情志过激，大悲、大喜、大怒、大恐可内伤七情，进而出现脏腑、气血功能紊乱进而导致或诱发疾病的发生。内伤七情为胃癌的主要致病原因。《医宗必读·反胃噎膈》云："大抵气血亏损，复因悲思忧患，则脾胃受伤，血液渐耗，郁气生痰，痰则塞而不通，气则上而不下，妨碍道路，饮食难进，噎塞所由成也。脾胃损伤，运行失职，不能腐熟五谷，朝食暮吐，暮食朝吐，食虽入胃，复反而出，反胃所由成也。"七情内伤，气机郁滞、血行失畅而致瘀血内结；七情内伤，最易损伤脾、心、肝，脾胃虚损、宿谷不化、积而化热、耗气伤阴；或气郁日久化火伤阴；或脾虚日久耗气伤阳，以致脾胃阳气虚，日久及肾，故致噎膈反胃之证。

3）饮食不节。饮食所伤，首伤脾胃。饮食不节，或过饥过饱，或恣食辛辣，或过饮烈酒，脾胃损伤，湿热内生，津液耗竭，痰气互结，渐成痞块；或过食肥厚腻，或过食生冷，生湿化痰，损伤脾胃，脾伤不升，胃伤不降，脾胃运化、升降失司，痰湿壅滞中焦，渐成痞块。《活法秘方》言："反胃者……及饮食生冷……伤损脾胃。脾之中州，不能磨化水谷。胃之下口，不能宣达于阑门泌别之。"《医学正传胃脘痛》曰："致病之由，多由纵恣口腹，喜好辛酸，恣饮热酒，复餐寒凉生冷，朝伤暮损，日积月深……故胃脘痛。"

（2）病机认识。徐老认为，中、晚期胃癌的病机特点可以概括为"正虚为本，癌毒为标，多瘀多滞"。

1）正虚为本，气阴两虚为主。中、晚期胃癌既有局部病变，同时又存在全身疾病。胃癌是素有胃疾，基于脏腑阴阳气血的失调，以正虚为基础，因外邪入侵，痰、湿、瘀、郁等单个或多个病理因素，相互搏结，日久发病，聚积为癌毒，最终流散。目前现代医学手术、放疗、化疗、靶向治疗、免疫治疗等，均在不同程度上损伤了人体的正气，导致了正气的虚损，癌肿却仍痼结不去，最终表现为虚实夹杂的复杂证型。因此，徐老认为，中、晚期胃癌需注重整体观念，整体调治，扶正与祛邪同治，并且以扶正为主。徐老在治疗晚期胃癌上都会不同程度地考虑脏腑、气血功能虚损，在扶正的基础上祛邪，而祛邪时也选用平和的药物，防止祛邪过度而损伤正气。徐老崇尚朱丹溪"阳有余，阴不足"的思想。在中、晚期胃癌的治疗中多以益气养阴为基础，健脾益气，滋养胃阴，顾护脾胃。临证时常选用南沙参、北沙参、天冬、麦冬、玉竹、石斛、山药等中药。

2）癌毒为标，贯穿疾病始终。徐老认为，癌毒是中、晚期胃癌的病理因素，晚期胃癌均不同程度地存在癌毒。虽然中、晚期胃癌是以正虚为本，但邪实的最重要原因在于癌毒痼结。癌毒既是中、晚期胃癌的致病因素，又是其病理产物，因此，癌毒内盛是导致正虚更甚，最终致使正气溃散，癌毒流散、转移的症结所在。因此，在治疗上需要"解毒"。徐老对解毒有其自身的认识：①癌毒贯穿疾病的始终；②癌毒其性顽固、酷烈，易耗伤人体正气，最易导致气阴两伤；③多夹痰夹湿，缠绵难愈，因此需要长期治疗。基于上述特点选用药多较平和，适合长期服用。

3）多瘀多滞，兼杂发病过程。中、晚期胃癌多数都不同程度存在明显的瘀血或瘀毒，尤其是晚期胃癌，临床表现：肿块、淋巴结肿大且质地坚硬、肌肤甲错、舌质的紫黯、瘀点、瘀斑或不同程度的疼痛，主要以刺痛、固定痛或夜间痛为主要表现。中、晚期胃癌还有明显的合并症和兼症，同时伴有痰、湿、滞、毒。痼结难去，并且疾病日久耗伤人体正气和阴津。因此，徐老在治疗胃癌兼有瘀血表现的患者时，常根据辨证特点采用益气养阴、活血化瘀、祛湿化痰、散结消滞解毒等治法。

3. 辨证分型

（1）脾胃虚弱，气阴两虚型。脾胃为气血生化之源，后天之本。《黄帝内经》云："饮入于胃，游溢精气，上输于脾。脾气散精……水精四布，五精并行，合于四时五脏阴阳揆度，以为常也。"胃主受纳、腐熟水谷，脾主运化、消化食物，水谷纳运相得，气血化生有源。"中焦亦并胃中……化其精微上注于肺脉乃化而为血，以奉生身，莫贵于此。"脾气主升，胃气主降，气机升降相因，将水谷精微及津液输布与全身各处，则各脏腑功能活动正常。若脾胃功能失调，则气血、精气化生乏源，必然使正气受损，则会出现，"今脾病不能为胃行其津液，四肢不得禀水谷气，气日以衰，脉道不利，筋骨肌肉，皆无气以生，故不用焉"，即"内伤脾胃，百病由生"。徐老认为，晚期胃癌多见于年老体弱者，其本身存在脾胃虚损，其病程较长，脏腑功能虚损，久虚不复，气血津液化生乏源，终致气阴耗损。

（2）瘀毒互结型。胃癌的产生是内外因素相互作用的结果，其中正气亏虚为根本原因，癌毒是发病的重要条件。癌毒既是致病因素，又是病理产物。毒邪乘虚侵入人体，日久形成癌毒，进而阻滞气血津液运行，津不布则为痰，血不行则为瘀，瘀毒搏结，形成肿块，推之不移，附于虚处，形成癌肿；或癌毒壅盛，走注流窜，充斥三焦，累及其他脏腑。正虚与邪实可形成恶性循环，致正愈虚，邪愈实，终致"阴阳离决，精气乃绝"。徐老认为，瘀毒为内生伏毒，易损伤脏腑；其性酷烈，易耗气伤阴；其性顽固，缠绵难愈；其性流窜，易扩散、转移。故瘀毒盛衰是肿瘤发生、发展及加重的关键。

（3）气血两虚型。本病病位在胃，多有脾胃气机阻滞，气化不利，运化无权，日久则气机不畅，气血生化乏源，见气血两虚证。徐老认为，手术、放疗、化疗、分子靶向治疗及免疫治疗，均会损伤人体，耗伤气血，特别是放疗、化疗，不良反应尤大。倡导在放疗、化疗的间歇期或化疗过程中，消化道反应轻，可耐受口服中药汤剂时，予以中医中药治疗。在治疗中应始终重视顾护脾胃，勿损正气，也是应遵从的治疗原则。这一点对中、晚期患者和放疗、化疗患者更为重要。只有胃气得充，脾气得健，才能使气血生化有源，助药以祛邪。

4. 临证治疗

（1）健脾益肾，擅养气阴治其本。《素问·至真要大论篇》曰："逆者正治，从者反治。"晚期胃癌以正虚为本，故采用"正治"中"虚则补之"的治疗原则。胃癌的形成是一个漫长过程，慢性浅表性胃炎→慢性萎缩性胃炎→胃黏膜肠上皮化生→胃黏膜异型增生→胃癌。《慎斋遗书》曰："诸病不愈，必寻到脾胃之中，方无一失。"由于"留得一分津液，便有一分生机"也，再结合现代药理学研究结果，徐老在治疗上，重视健脾益气，养阴生津，调和脾胃，使脾胃纳运相得、升降相因，所谓"正气存内，邪不可干"，病安从来。

根据《黄帝内经》"治中焦如衡"原则及《临证指南医案》"所谓胃宜降则和者……不过甘平或甘凉补润，以养胃阴，则津液来复，使之通降而已矣"的观点，徐老用药多选平补、轻灵之品，如用党参、黄芪、白术、陈皮等健脾益气，用山药、砂仁、木香、白扁豆调和脾胃，用南沙参、北沙参、天冬、麦冬、川石斛、玉竹、桑椹、枸杞子、女贞子、墨旱莲养阴生津，同时用桑椹、枸杞子、女贞子、墨旱莲，重在滋补肝肾之阴，意在补益先天之本，使先天后天相互滋生。晚期胃癌患者脾胃虚弱纳运功能受损，脾气不升，胃气不降，水谷精微津液输布失司，水谷内停而不化，则水反为湿，谷反为滞。故益气养阴的同时，又用猪苓、茯苓、薏苡仁、泽泻健脾渗湿，用山楂、炒谷芽、炒麦芽、鸡内金消食导滞、健脾助运。徐老用药多为甘凉、平补之品，味薄可常用久用，既不闭门留寇，又不滋腻碍胃。且补阴药往往与渗湿的猪苓、茯苓、薏苡仁、泽泻等药配合应用，防止闭门留寇，使体内清阳上升，浊阴下流，脾升胃健，机体功能活动正常。

（2）清解癌毒，化瘀消滞治其标。《黄帝内经》谓"实则泻之""坚者削之，客者除之……结者散之，留者攻之"。徐老认为，恶性肿瘤病因病机复杂，病势凶险暴戾，癌毒易走注流窜，故在治疗过程中，宜攻补兼施，且补且攻，不可一味用攻补；调理脾胃，扶正培本，正气渐复，使其耐受攻伐，抗癌解毒可使"邪去则正亦安"。但祛邪药应逐渐加量，反对用药过量，加重脾胃损伤。《黄帝内经》云："大毒治病，十去其六；常毒治病，十去其七；小毒治病，十去其八；无毒治病，十去其九。"又云："大积大聚，其可犯也，衰其大半而止，过者死。"用药不宜过猛，宜做到"中病即止"。

抗癌解毒药分为以下几类。清热解毒类：白花蛇舌草、蜀羊泉、土茯苓、山慈菇、冬凌草、半枝莲、无花果、藤梨根等；活血化瘀类：莪术、丹参、穿山甲、露蜂房等；化痰散结类：半夏、天南星、僵蚕等；其他：红景天、红豆杉、仙鹤草、黄毛耳草等。徐老在临证过程中，使用较多的是清热解毒类中药及红景天、红豆杉、仙鹤草、黄毛耳草等；活血化瘀类中药，因现代研究结果存在异议，故徐老仅在血瘀症候较明显的时候使用；徐老认为，以毒攻毒药，多有毒性，药力峻猛，不良反应大，易破气耗血伤阴，体虚者应慎用或不用，故以毒攻毒类药极少使用。

5. 典型医案

刘某，男，67岁。2017年1月17日初诊。主诉：胃癌根治术后半年余，上腹饱胀不适1个月。患者2016年3月出现上腹饱胀不适，服药不能缓解，2016年5月在江苏省人民医院做胃镜检查：胃窦癌，病理示中低分化腺癌。同年5月31日在该院行腹腔镜下胃癌根治术+胃空肠吻合术。术后病理：胃窦小弯侧腺癌，Ⅱ～Ⅲ级，肠型，肿瘤大小4.0cm×3.5cm×0.8cm，浸润胃壁肌层，胃小弯侧未见淋巴结转移（0/9），大弯侧见3枚淋巴结转移（3/7），大网膜可见淋巴结转移（3/9），分期 $pT_2N_2M_0$，术后行单药替吉奥胶囊60mg，每日2次，第1～14日，3周使用1次，化疗6个周期，末次化疗时间2016年10月8日。2016年12月常规复查PET/CT发现右肺1cm病灶（SUV值23.67）、肝右叶1.5cm（SUV值21.33）考虑高摄取灶为转移灶；癌胚抗原30.67ng/mL。刻下：偶有右胁肋部不适，体力尚可，腹胀及矢气多，余未诉有异常，舌质淡，苔薄微腻，脉弦细。诊断：中医诊断为胃癌（气阴两虚，脾肾两伤，兼有湿毒），西医诊断为胃癌。治法：益气养阴，健脾益肾，祛湿解毒。药用：党参15g，生黄芪20g，佩兰10g，法半夏10g，仙鹤草15g，蒲公英20g，山慈菇10g，女贞子12g，旱莲草12g，桑枝15g，川断12g，怀牛膝12g，茯苓15g，苍术10g，白术10g，枸杞子10g，杜仲 10g，决明子 12g，白花蛇舌草 15g，炙甘草 3g，山药 20g。

2017 年 2 月 14 日二诊：苔腻及腹胀好转，上方去佩兰、苍术，加陈皮 15g、南沙参 12g、北沙参 12g、沙棘 10g、陈皮 15g、藤梨根 20g，继续服用 2 个月。在江苏省人民医院复查 CT 评价肺部及肝部病灶基本无变化，也无新发病灶，癌胚抗原缓慢下降。后患者一直在徐老处复诊 10 余次，直至 2019 年 9 月 16 日，复查胸腹部增强 CT：肺部病灶 0.8cm 左右，肝部病灶未见增大。癌胚抗原维持在 10ng/mL 以下。

【按语】 中、晚期胃癌是临床诊治的难点，无论是中医还是现代医学在针对中、晚期胃癌的治疗上都很棘手。虽然临床新药的不断研发，整体治疗的效果仍不佳。徐老在治疗中、晚期胃癌时用药平和，针对晚期胃癌的特点，以健脾益肾，擅养气阴，清解癌毒，化瘀消滞为法治疗，适合胃癌晚期患者长期服用，达到治疗而不伤正，治疗而不伤脾胃。

【体会】 患者胃癌术后复发病情进展，拒绝行放化疗。患者术后化疗后半年内即出现病情进展，肺、肝转移。徐老认为，脾肾亏虚、气阴不足为其病理基础，癌毒消烁津液，致阴伤更甚。癌毒流注，故见肝、肺转移灶。本案采用益气养阴、健脾益肾、祛湿解毒等药物组方。予以山药、旱莲草、女贞子养阴；生黄芪、党参益气，苍白术、茯苓健脾；川断、杜仲、枸杞子益肾；蒲公英、白花蛇舌草、山慈菇、法半夏、佩兰清化癌毒，仙鹤草、炙甘草顾护正气，调和药物。二诊：湿毒好转去苍术、佩兰，防止祛邪过度伤正，并加用南沙参、北沙参养阴，沙棘、陈皮健脾助脾胃运化，藤梨根解毒抗癌，适合长期服用。徐老在临证中选用陈皮、党参、黄芪、蒲公英、白花蛇舌草、山慈菇、沙棘等中药药理证实对胃癌有抑制作用的药物，真正做到辨病与辨证相结合，传统中药与现代药理相结合，提高临床疗效。

（整理者：胡灿红　张启阳）

（四）食管癌

1. 概述

食管癌是指发生于食管黏膜上皮的恶性肿瘤，死亡率在我国恶性肿瘤中居第四位，严重威胁人民健康。食管癌的发病与吸烟、饮酒、摄入高亚硝酸及霉变食物、环境微量元素及遗传因素有关。食管癌在病理上分为鳞癌、腺癌、腺鳞癌、小细胞未分化及癌肉瘤等，我国食管癌以食管鳞癌为主，约占90%。目前，食管癌以手术治疗为主，结合化疗、放疗、靶向、免疫等综合治疗。不少患者因为手术治疗及放疗、化疗等降低自身免疫力，生活质量下降，有的甚至导致疾病的复发转移。以中医中药为主的综合治疗在减轻西医治疗不良反应、增加治疗敏感性及远期疗效等方面都有一定的优势。

食管癌在中医学中属于"噎""膈""噎膈""积症"等范畴。《素问·阴阳别论》谓"三阳结，谓之隔"；《素问·至真要大论篇》即有"饮食不下，膈咽不通，食则吐"的类似食管癌的症状记载；隋代巢元方的《诸病源候论》根据病因分"气噎、忧噎、食噎、劳噎、思噎"五噎；明代王肯堂《医学津梁·卷二·噎膈》对"噎"和"膈"的差别进一步指出："噎者，咽喉噎塞不通，饮易入，食难入也；膈者，胃口隔截而不受，饮食暂下，少顷复吐也。"唐宋之后才逐渐将二者并称，"噎膈"一词最早见于《济生方·噎膈》："其为病也，令人胸膈痞闷，呕逆噎塞，妨碍饮食，胸痛彻背，或肋下支满，或心忡喜忘，咽噎气不舒。治疗之法，调顺阴阳，化痰下气，阴阳平匀，气顺痰下，膈噎之疾，无由作矣。"

2. 病因病机

食管癌病因，主要与情志失调、饮食所伤、肾虚不足有关。病位在食管，属胃气所主，病变脏腑归属于胃，又与肝、脾、肾三脏密切相关。多数医家认为与热结、痰阻、血瘀、津亏有关。食管癌的发病是内外多种因素相互影响，形成阴亏热结，痰瘀内阻，导致食管梗阻、食物梗噎不下而发病。临症时，须明辨虚实。实者，由气结、痰阻、血瘀阻于食管，使食管狭窄；虚者，由津亏热结血燥致食管干涩。

徐老提出，在食管癌的发生过程中，正气虚弱是根本原因，而痰凝、血瘀等邪气侵凌是促使肿瘤发生的外部条件。病因病机为本虚标实，虚实互见，以津枯、血燥、肝郁、脾肾亏虚等为本虚，以气滞、痰阻、血瘀为标实，气滞、血瘀、痰浊三者互相搏结，阻于食管，饮食难下而发噎膈。徐老指出，痰湿与血瘀既是发病的病因，又是疾病发生发展的病机所在。同时，徐老强调，食管癌患者多由于影响进食，整体状况往往较差，故食管癌早、中期以痰、瘀或痰瘀互结为主，津液初伤；晚期脏腑衰败，以津亏、气损两虚证候为主。

（1）病因分析。

1）七情内伤。七情内伤，因忧思抑郁，或恼怒伤肝而成。忧思伤脾，脾伤则气结，水湿失运，滋生痰湿，痰气相搏，阻于食管；或恼怒伤肝，肝郁气滞，气滞血瘀，气血不通，气、痰、瘀胶结，阻于食管，致食管不通，梗噎不下。陈无择在《三因极一病证方论·卷八》中指出"喜怒不常，忧思过度，恐虑无时，郁而生涎，涎与气搏，升而不降，逆害气滞……与五膈同，但此在咽嗌，故名五噎"。《灵枢·五变》提出"内伤于忧怒，……而积聚成矣"。徐老认为，情志失调，气血失和，五脏六腑功能失衡，气血津液不归正化，酿生痰、湿、瘀等病理产物，蕴结日久，恶变为癌毒而发为肿瘤。

2）酒食所伤。徐老认为，嗜酒无度，过食肥甘，恣食辛辣，或助湿生热，酿成痰浊，阻塞食管，或津伤血燥，失于濡润，食管干涩，均可引起咽下噎塞而成噎膈。《景岳全书·噎膈》有"酒色过度则伤阴，阴伤则精血枯涸，则燥结病于下"的记载，说明了酒湿痰浊致病的作用。

3）肾虚不足。年迈肾虚，或素体肾亏，或纵欲太过，致真阴亏损，阴液不足，无以上承濡润咽嗌，食管干涩，咽下噎塞而成噎膈。《金匮翼》强调"噎膈之病，大都年逾五十者，是津液枯槁者居多"。赵献可的《医贯·噎膈论》指出"盖肾主五液，又肾主大小便，肾水既干，阳火偏盛，煎熬津液，三阳热结"。徐老认为，年老肾水干枯、阴虚阳盛、热结伤阴，导致噎膈发病。

（2）病机认识。中医认为，脾胃为后天之本，脾胃脏腑之气旺盛，气化功能正常，人体津液充足；反之脾胃脏腑之气虚衰，气化功能减弱，易致津液输布排泄障碍，水湿内停，日久生痰，痰湿阻于食管，致吞咽困难，水饮难下，食入即吐；肝失疏泄，则气机郁滞，升降无常，甚则导致痰阻血瘀，瘀血结聚机体，阻滞气血津液运行，产生疼痛、麻木、胀满、包块等症；中焦脾胃的运化功能依赖于肾的推动，若肾阴亏虚，虚火上炎，食管失于濡养，加之虚火灼伤，引起吞咽困难。因此，徐老认为，食管癌病位在食管，与脾、胃、肝、肾有关，以气虚、津亏为本，以气滞、痰阻、血瘀为标。

3. 辨证分析

（1）辨证要点。

1）辨实证与虚证。徐老认为，因忧思恼怒，饮食所伤，而致痰瘀阻滞为实；因热邪伤津，房劳伤肾，年老肾虚，而致津亏气损属虚。吞咽困难，哽塞不顺，胸膈胀痛者多实；食管干涩，饮食不下，或食入即吐者多虚。初起以标实为主，可见哽塞不舒、胸膈胀满、嗳气频作等气滞之证；胸膈疼痛，痛如针刺，痛处不移等瘀血之候；胸膈满闷，泛吐痰涎等痰阻的表现。后期以正虚为主，出现形体、皮肤干枯、舌红少津等津亏血燥之候；面色白、形寒气短、面浮足肿等气虚阳微之证。临证时应仔细辨明标本的轻重缓急。徐老认为，食管癌的疼痛亦有虚实之别，虚痛因正气亏虚，津气亏损，机体失于润养而痛，实痛因痰湿凝结、瘀血阻络、不通而痛。

2）辨局部与整体。局部肿瘤是机体脏腑功能失调的部分反映，局部病灶反过来又阻碍了机体的阴阳平衡运动，从而使患者体质呈现某些偏盛偏衰失调，在综合因素作用下发病，表现为一定的证候。如食管癌肿痛辨证，除了整体辨证以外，根据局部肿痛是剧痛还是隐痛，皮温是否灼热，肿块坚硬还是柔软，辨别是实证还是虚证，属热还是属寒。随着病情的发展，局部症状可能累及多脏腑、多经络而呈现全身性症状，如长期水谷不进，气血生化之源可致乏力、消瘦、肢冷畏寒、动则汗出等，食入即吐又可引发恶心、呕吐等全身症状，在疾病严重时，全身症状往往与局部症状并存。食管癌痰瘀阻滞证是局部气血瘀阻、痰凝所致，最后引发全身症状；食管癌津气内伤证是晚期脏腑衰败、损胃碍脾、耗气伤阴所致。

（2）辨证分型。古今医家多将噎膈归因于虚、郁、痰、瘀、热五端，在辨证上虽然诸医家存在差异，大致有痰气交阻、血瘀痰结、阴虚内热、气血亏虚等证型。徐老将食管癌分为痰瘀阻滞证和津气亏损证，指出此两证是癌瘤发生发展过程中两个不同的证候。食管癌痰瘀阻滞证系血瘀、痰浊互相搏结，阻于食管，饮食难下而成吞咽困难；食管癌津气亏损证，津伤气耗，食管失于津液濡养滋润，使饮食难下。食管癌痰瘀阻滞、津气亏损证不能片面强调局部辨证或整体辨证，应准确把握当前阶段的症状。若以局部症状为主，则重点在局部辨证；若呈现全身症状为主，当以整体辨证为先。局部辨证和整体辨证相结合，有利于早期治疗，既病防变。

4. 临证治疗

近年来，中医药在食管癌的治疗上发挥了重要的作用，传统中医药从整体出发，通过调整阴阳、扶正抗瘤等方法，充分调动机体自身免疫功能，改善临床症状，降低放化疗的不良反应,提高患者生活质量等方面取得了较好的疗效,中医中药还可以预防或阻断食管癌癌前病变,预防食管癌的发生。

(1)徐老临证治疗的特点。徐老在治疗恶性肿瘤过程中,不拘泥于病名和病种,认为任何疾病都是一个动态发展的过程,充分体现"异病同治,同病异治"的观点,认为既要辨病又要辨证,辨病辨证是相互结合并且相辅相成的,这样有利于全面的认识病情准确施治。

(2)重视固护后天脾胃。《黄帝内经》云:"有胃气则生,无胃气则死。"徐老指出,食管癌在治疗过程中,化疗、放疗以及长期服用苦寒攻伐的中药,均可造成脾胃损伤,出现面色少华、气短乏力、食欲下降、恶心呕吐、腹胀、腹泻、腹痛等脾胃气虚之症。如果不及时纠正可能会导致脏腑虚损,被迫中断治疗。在肿瘤治疗全程中维护患者的后天之本,重视疏肝理脾,保护中焦脾胃的健运功能,使脾胃健运,升降相宜,患者能进水谷,气血得以化生。禁忌一味苦寒攻伐之品,强调攻图以缓,攻不伤正。

(3)强调扶正补虚,调和阴阳。《黄帝内经》言:"正气存内,邪不可干。"指出正气不足是发病的前提和基础。清代医家余听鸿《外证医编》更明确指出"正气虚则成岩(癌)"。徐老经过多年临床观察,发现肿瘤患者多"正气不足,阴液亏虚",多数食管癌患者病情发现时已趋于中、晚期,或经手术治疗后耗气血,伤津液,属中医虚证范畴。热为毒之渐,毒为热之极,癌毒视为热毒之邪,易于灼阴耗气,致气阴两败,损伤人体正气;癌症手术损耗大量气血津液,加之后续放、化疗,均可攻伐机体正气,癌毒辛热伤阴,加剧损耗气阴,故晚期肿瘤患者气血阴精不足常并存,临床治疗则要兼而顾及,使治法不失偏颇。据有关文献报道,益气养阴类中药可改善患者总体营养状况,延长患者生存时间,并有可能逆转或阻止癌的发生复发转移。《医学入门》载有"先补虚,使气血旺,则积消"的治疗原则。徐老抓住"因虚致瘤"这一根本病因,临床一直倡导消补兼施,扶正为先,提倡在不伤正气的前提下消灭癌肿。扶正与祛邪,相辅相承,辨证统一,使邪正盛衰得以纠正,阴阳失衡得以恢复,最终达到"除瘤存人"或"带瘤生存"的目的。

(4)注重调节情志。所谓"百病生于气也",徐老在肿瘤治疗中尤其重视情志因素,认为"心身同病"是肿瘤发生、发展、治疗效果及预后的重要因素,徐老推崇"善医者先医其心，而后医其身"。食管癌多数情志不畅，心理因素直接与肿瘤的病程演变相关。徐老在临床上重视抑木扶土之法使用，在应用祛邪扶正药的同时加以佛手、香橼、玫瑰花、郁金、柴胡等疏肝理气解郁，使肝气冲和调达，脾气升动，胃气和降，气血津液得以运行正常，从而脏腑功能活动正常。

（5）未病先防，既病防变。《黄帝内经》云："上工治未病，不治已病。"中医"治未病"的思想已传承多年。对于食管癌的治疗，在治疗期间早期中药干预，临床效果显著。关于"治未病"，徐老认为，第一是"未病先防"，即在食管癌放化疗前，中医药提前介入治疗，从而延缓放化疗损伤的发生，降低药物不良反应及放射损伤；第二是"既病防变"，即对于患者身上已经产生的不良反应，临床可以通过清热解毒、益气养阴以及机体整体调控等方法，来增强患者的免疫力，提高其对抗癌症的能力，并将被动防御转变为积极治疗，从而改善癌症患者的不适，合理控制肿瘤的复发和转移，使防治更具有前瞻性。研究表明，早期使用中药干预产生的积极效应，是因为中药有增强免疫力、改善血液流变、加速细胞凋亡、保护胃肠功能、抗感染等功效，能获得扶正抗癌的佳效，具有一定的药理学研究支持。

（6）创制新方，灵活化裁。徐老结合多年临床经验发现，食管癌患者本就气血亏虚，再经手术、放疗、化疗等治疗，易热灼津液，气阴两伤，进而化火、灼液成痰、血凝成瘀，发为喘促、胸闷、干咳、发热、口渴、痰白或微黄等症。或因放射线火毒炽盛，致肺热叶焦，津伤血燥，临症可见食管干涩、吞咽不顺、胸骨后灼烧疼痛、咳嗽少痰、胸闷气喘、舌质红、少津而干、脉细数等气阴两伤之象。所以，临证常抓住"热毒侵袭，气阴两虚"这一主要病机，以汉代张仲景《伤寒杂病论》中的麦冬汤及清代郑纪元《重楼玉钥》中的养阴清肺汤为底方化裁，创制出"养阴清肺解毒方"，具体组成：南沙参15g，北沙参15g，天冬12g，麦冬12g，炒白术12g，生黄芪15g，仙鹤草15g，蒲公英15g，白花蛇舌草15g，金荞麦20g，浙贝母12g，苦杏仁10g，怀山药15g，炒谷芽12g，炒麦芽12g，急性子3g，生甘草3g。方中南沙参、北沙参、天冬、麦冬入肺、胃二脏，清养肺胃之阴；白术、生黄芪健脾润肺，补气生津；仙鹤草、蒲公英、白花蛇舌草补虚清热，解毒散结；金荞麦、浙贝母、苦杏仁清热化痰，润燥软坚；怀山药、炒谷芽、炒麦芽固护脾胃，补而不腻；急性子软坚散结，破血消积；生甘草清补兼施，调和诸药。全方遵循"益气养阴、清热解毒"之根本治则，兼顾扶正护胃，生动诠释了徐老防治食管癌放射性肺炎之整体观念。同时，在主方不变的前提下，根据患者的症状随证加减，徐老临证常从"噎、吐、痛、梗"入手。进食难下者，加人工牛黄、山慈菇、蜂房；呕吐者，加赭石、姜半夏、苏梗；疼痛者，加川楝子、白芍、延胡索；哽噎不顺者，加天葵子、威灵仙、壁虎等，都取得了理想的疗效。运用此种方法，有效地减轻患者放疗后的不良反应，尽可能保障其顺利完成放疗，进一步发挥放疗对疾病的治疗作用。

（7）辨治常用中药。徐老认为，食管癌中医辨证前中期多为痰浊、血瘀，治以理气化痰消瘀，根据患者的体质和病症特点选用合适的解毒散结抗癌中药。徐老在临证过程之中，指出清热解毒药物多是以毒攻毒之品，常用的抗癌药有白花蛇舌草、藤梨根、穿山甲、露蜂房、僵蚕、黄毛耳草、红景天、红豆杉、仙鹤草、八月札、山慈菇、肿节风、鬼箭羽、威灵仙、石打穿、瓦楞子、泽漆、九香虫、莪术等，此类药药力峻猛，常致破气耗血伤阴，体虚之人应慎用或不用。痰湿阻遏气机，气郁日久，化热成毒，热毒为阳邪，促进肿瘤生长，临床可用燥湿化痰药配合清热解毒药抗癌，如白花蛇舌草、夏枯草、蒲公英、半边莲。后期多为津伤、气损，多选用党参、太子参、黄芪、麦冬、南沙参、北沙参等生津益气，兼顾补肺胃之阴。肿瘤术后患者气血大虚，此时宜扶正为先，稍佐祛邪，尽快帮助患者恢复体力，提高免疫力，增进饮食，徐老临证常用黄芪、人参、红景天、猪苓、茯苓、丹参、冬凌草等，此类药性情平和，扶正之中兼有抗瘤之效。化疗后患者出现恶心呕吐，疲乏无力，腹胀纳呆，舌淡苔白腻等湿困中焦之证，则伍以藿香、佩兰、苍术、白术、党参、茯苓等化湿健脾之品。放疗后出现口干舌燥、潮热盗汗、虚烦不寐等阴虚津亏证，配伍石斛、麦冬、玉竹等。在疾病的晚期，患者进食困难，脾胃衰败，肝肾亏虚，正气大量消耗，津气亏损。用药当以补益脾肾、活血止痛为主，稍加攻邪之药。晚期择药如生地黄、黄芪、茯苓、泽泻、急性子、延胡索、桃仁等。

5. 典型医案

李某，男，70岁。2018年5月5日初诊。主诉：食管鳞癌术后放疗后2年。患者2016年4月10日患者因出现"进食梗阻"至南京某医院就诊，胃镜检查示：食管鳞状细胞癌。2016年5月行"食管癌"根治术，术后病理示：非角化型鳞状细胞癌,大小5cm×4cm×3cm,浸润至食管全层,切缘(-),淋巴结3/21见转移,术后分期:$T_3N_1M_0$ ⅢA期。术后行局部放疗同步化疗(用药方案:紫杉醇+奈达铂),放疗后患者反复出现进食梗阻,吞咽困难,咳嗽咳痰。2018年3月由江苏省中西医结合医院呼吸科收住入院,胸部CT检查示:右上肺牵拉性支扩合并肺感染(考虑放射性肺炎可能)。刻诊:进食困难,咳嗽咳痰、痰色白、口燥咽干,低热耳鸣,胸闷气促,活动后加重,疲乏无力,纳寐一般,二便正常,舌红、苔少,脉细数。诊断:中医诊断为食管癌(津亏热结,气阴两虚),西医诊断为食管鳞癌术后放疗后。治法:益气养阴,清热解毒,兼以补益肺肾。处方:南沙参15g,北沙参15g,天冬12g,麦冬12g,生黄芪15g,炒白术12g,仙鹤草15g,蒲公英15g,白花蛇舌草15g,金荞麦20g,浙贝母12g,法半夏10g,苦杏仁10g,怀山药15g,怀牛膝15g,枸杞子15g,红景天12g,炒谷芽12g,炒麦芽12g,生甘草3g。14剂,水煎服,每日1剂,早、晚温服。

2018年5月19日二诊:服药后精神有所改善,胸闷气促、疲乏无力较前减轻,耳鸣不著,现仍感进食梗阻,咳嗽少痰,低热,舌淡、苔白而干,脉虚细。此乃肺肾双亏,热毒侵袭,气阴不足所致。上方去怀牛膝、枸杞子,加郁金10g、陈皮10g、紫菀10g、苏梗10g、川石斛12g、急性子3g。14剂,煎服如前法。

2018年6月2日三诊:服上方后进食顺畅,余症较前改善,纳寐可,二便可,舌淡红、苔白,脉细。二诊方继服14剂,煎服如前法。嘱患者坚持以初诊方加减调治,保持心情愉悦,定期复查。随访至今,患者症状好转,情志顺畅,病情稳定。

【按语】食管鳞癌患者手术加放疗后,多正气虚弱,气痰瘀搏结,日久伤肺,出现咳嗽咳痰、胸闷气促、低热之症,故采用扶正祛邪之法。用南沙参、北沙参、天冬、麦冬、生黄芪等气阴双补;用蒲公英、白花蛇舌草、仙鹤草等清热解毒;用法半夏、陈皮、白术、苏梗化痰散结;用怀牛膝、枸杞子、红景天补肾益阴,以奏金水相生之效;酌加炒谷芽、炒麦芽、怀山药,既可扶助正气、奋起抗邪,又可防攻逐之品再伤胃气。徐老此方立足肺肾,扶正祛邪,再配合心理疏导,坚持身心同治,终使疾病得以好转和控制。

(整理者:胡灿红 吕 霞)

（五）胰腺癌

1. 概述

胰腺癌是一种发病隐匿、侵袭性强、恶化程度高、预后不佳的消化系统恶性肿瘤。近年来，该病的发病率和死亡率不断上升，预计到2030年胰腺癌将成为恶性肿瘤中的第二大死因。目前认为胰腺癌的高危因素主要包括肥胖、吸烟、饮酒、长期糖尿病、慢性胰腺炎、家族遗传、基因突变等，其中糖尿病在这些因素中占有极为重要的地位。手术切除是治疗胰腺癌的首选方法，但该病早期症状不典型，诊断困难，导致约80%患者失去手术机会，而且术后复发率和转移率极高，5年生存率不到6%。除此之外，大部分患者确诊时已为中、晚期，存在原发及获得性耐药，总体上化疗效果欠佳。至于传统放疗，由于受胰腺所在的位置、运动模式、周边正常组织等因素影响，所给剂量也达不到肿瘤的根治剂量，肿瘤的局部控制率低，易复发。徐老在治疗胰腺癌上有独到的见解，可以有效提高患者的生活质量，并延长其生存期。

2. 病因病机

《医宗必读》曰："积之成也，正气不足，而后邪气踞之。"徐老认为，胰腺癌的发病基础为正虚邪实。胰腺癌患者多为体虚之人，受嗜食肥甘厚味、七情内伤等因素诱发而病，久而积之使肝脾受损、脏腑失和，进而导致气滞、血瘀、毒热、痰湿，相互搏结成积。

（1）病因分析。

1）饮食失调。《济生方》载："过餐五味、鱼腥、乳酪，强食生冷果菜，停蓄胃脘……久则积结为癥瘕。"饮食失调，尤嗜食肥甘厚味者，易生湿化痰，阻碍中焦气机升降，影响气血津液运行，使气滞血瘀水湿停滞，久滞成块。湿浊久稽，又易化热，湿热互结，阻滞中焦，运化失调，胆汁外溢肌肤，症见黄疸。《金匮要略·黄疸病脉证并治》曰："病黄疸，发热烦喘，胸满口燥者，以病发时火劫其汗，两热所得。然黄家所得，从湿得之。"另湿热与瘀毒搏结，津液耗伤，痰瘀胶着留滞于胰，发为癌瘤。

2）七情内伤。《灵枢·百病始生》言："若内伤于忧怒，则气上逆，气上逆则六俞不通，温气不行，凝血蕴里而不散，津液涩渗，着而不去，而积皆成矣。"《外科正宗》云："忧郁伤肝，思虑伤脾，积想在心，所愿不得志者，致经络痞涩，聚结成核。"患者情志不畅，肝气郁滞，失于疏泄，影响脾胃运化功能，气血津液输布失常，气滞血瘀水停，久积为瘤。另肝为刚脏，易亢易逆，气郁日久化热化火，与湿浊痰瘀互结于胰腺，发为癌肿。

（2）病机认识。

1）正气不足、阴津亏耗为本。徐老在长期临床实践中得出胰腺癌患者除正气不足，还多阴液亏虚，是因为胰腺癌患者本就气血不足，再加上手术、放疗、化疗侵袭，恶性肿瘤的异常增生以及糖尿病的不良预后，日久伤津耗气，终致气血阴津损伤。朱丹溪倡"阳常有余，阴常不足"之说，气血损伤尚易于恢复，阴精受损则每每难以纠正，加之癌毒之性属阳，亦易于损伤人体阴液，故而从总体来看，癌肿患者的体质以气阴两伤居多。这里特别需要指出的是，患者的阴亏表现常是一种潜在的状态，即不一定见有显著的阴亏症状，如舌红少苔、低热形瘦、脉细等症，而延长四诊则可能在机体内环境如免疫功能方面表现出某种紊乱，如细胞免疫功能低下，抑癌基因消失等。

2）毒热、气滞、血瘀、痰湿互结为标。徐老认为，胰腺癌是以气滞、血瘀、毒热、痰湿为病理基础。《医学入门》言："气痞能作块成聚，块乃痰与食积死血有形之物也，积聚癥瘕也。"饮食失节、情志失常、外邪侵袭等因素搏结致气机郁滞、升降失调、气滞湿阻、气滞成瘀，均可致有形癌肿生成。

3）肝脾肾受损，脏腑失和。李东垣《脾胃论·脾胃盛衰论》言："欲人知百病皆由脾胃衰而生也，毫厘之失，则灾害立生。"脾胃虚弱则升清降浊、运化输布的功能失常，气、瘀、痰、湿均可而生。肝脾同居中焦，肝升肺降，脾升胃降，统管气机升降条达，《素问·六微旨大论》载："非升降，则无以生长化收藏。"肝失疏泄乘脾，脾失健运，化湿生痰，亦阻滞肝脏气机，中焦气机升降失调，气血津液输布失常，继而各种病理产物丛生。徐老认为，胰腺癌患者不仅受癌毒困扰，且思绪繁杂，夜寐难安，肝失疏泄，影响脾胃运化功能，会出现腹痛、神疲乏力等脾胃气虚症状，而后天失养，病久及肾，会导致脏腑亏虚，肿瘤恶化进展。

3. 辨证分析

（1）辨证要点。徐老认为，临证应仔细辨明标本虚实。因嗜食肥甘厚味，痰湿困阻，中焦气机不利，水湿不得运化，郁久化热，湿热蕴结，出现头身困重、身目黄染者多为实；因忧思恼怒，肝郁气滞，失于疏泄，气血津液输布失常，气滞血瘀水停，出现腹部痞块、疼痛拒按者多为实。因久病虚劳，脾胃功能受损，无力运化水谷精微，气血生化乏源，出现腹部不适喜按、纳食不佳者多为虚；因药毒蓄积，伤津耗气，气血阴津损伤，出现口渴咽干，低热形瘦者多为虚。病性不仅有或虚或实，亦有虚实兼夹，应根据患者四诊结果不同有不同的判断。

（2）辨证分型。古今医家多将胰腺癌归因于正虚、气滞、血瘀、湿阻、热蕴、毒聚等因素，在辨证上虽然诸医家存在差异，大致有气血亏虚、脾虚湿阻、阴虚内热、湿热蕴结、气血瘀滞等证型。徐老将胰腺癌分为气阴两虚证和湿热内蕴证两个证型。

1）气阴两虚证。胰腺癌患者病情重，癌毒久稽，耗气伤阴，加上手术及放化疗耗伤人体气血阴津。患者易忧思烦虑，肝气瘀滞，气滞伤阴耗血，阴虚则阳亢，内热由此而生。久病耗伤气血阴津，机体失于滋润濡养，则见神疲乏力，形体消瘦，口燥咽干；阴不制阳，虚火内扰，则见低热盗汗、午后颧红；津伤不能濡润肠道，则见大便干结。

2）湿热内蕴证。湿热既是胰腺癌的发病的致病因素，又是胰腺癌发展后的病理产物。肥甘厚腻，酒食刺激，酿痰湿，生湿热，碍气血津液运行，终又化痰生湿，日久化热。湿热蕴结，气机运行不畅，气滞血瘀，则有上腹疼痛拒按；湿热中阻，脾失健运，胃失和降，津液不得上承，则有恶心厌食、口渴不喜饮；湿热熏蒸肝胆，胆汁四溢，则有身黄、目黄、小便黄；湿热下注大肠则有便溏臭秽。

4. 临证治疗

（1）扶正养阴，益气补血。正气不足是胰腺癌发病的先决条件，必须先扶助患者恢复正气，提高机体免疫力，才能做到正气存内，邪不可干。徐老宗《张氏医通·积聚》"善治者，当先补虚，使气血壮，积自消也"的思想，崇尚扶正固本、养阴抑瘤之治法。徐老主张大量补益肝肾、顾护脾胃、疏肝理脾之品配伍以扶正养阴抑瘤，常用中药为北沙参、白芍、枸杞子、黄芪、太子参、云苓、女贞子、天冬、麦冬、黄精、玉竹、桑椹、怀山药、生薏苡仁等。现代药理学研究表明，枸杞子、生黄芪、炒白术、炒白芍等具有免疫调节、升高白细胞的作用。

胰腺癌患者临床多出现消渴症状，与现代医学认为糖尿病是胰腺癌患者致病与预后的高危因素看法一致。消渴的基本病机是阴津亏损，燥热偏盛。《医贯》云："治消之法，无分上中下，当先治肾为急。"治疗当以滋补肾阴为主，清热燥湿为辅。徐老常用怀牛膝、枸杞子、桑椹、红景天滋补肾阴，生精藏血，使气血充畅。徐老亦善用钱乙《小儿药证直诀》中的的六味地黄丸，六味地黄丸原治小儿发育五迟，后因"三补三泄"的经典，后世医家用来滋补肾阴。徐老用山茱萸、怀山药共补肝脾肾三阴，泽泻利湿而泻肾浊，使虚热从小便而去，牡丹皮性凉，以泻相火，茯苓既助山药运化脾胃，又助泽泻利湿泻浊，使真阴得复其位，酌加生黄芪、猪苓、炒白术等益气健脾。

（2）祛邪抑瘤，调摄脏腑。徐老强调注重抗癌解毒，因为癌毒是致病之因，只有毒去，才能正安。徐老常用中药有白英、山慈菇、金荞麦、急性子、肿节风、僵蚕、露蜂房、红豆杉、全蝎、蜈蚣、鱼腥草、白花蛇舌草、仙鹤草、蒲公英等，此类药兼具清热解毒、散结消肿、活血化瘀、化痰通络之效。现代药理学研究表明，白花蛇舌草、仙鹤草、蒲公英、生薏苡仁、石打穿、莪术等具有良好的抗肿瘤作用。蜈蚣、全蝎、斑蝥等为虫类药，以毒攻毒，在运用上遵《黄帝内经》"大毒治病，衰其大半而止"的原则，一般对失去手术、放疗、化疗机会而正气尚存、能耐受攻伐者则与扶正之剂一并使用，攻补兼施，须时刻关注患者脾胃纳运情况，以防苦寒攻伐损伤胃气，犯"虚虚实实"之戒；对正在接受手术、放疗、化疗者不用，此时患者气血大虚，此时宜扶正为先，稍佐祛邪，尽快帮助患者恢复体力，提高免疫力，增进饮食，徐老临证常用黄芪、人参、红景天、猪苓、茯苓、丹参、冬凌草等，此类药性情平和，扶正之中兼有抗瘤之效。临床使用多年，疗效尚称满意，且无明显不良反应。

东汉张仲景《伤寒论》的大柴胡汤疏利肝胆，通腑泻下，调畅气机之功强，适用于形体壮实、易抑郁、焦虑、心情时轻松、时低落，兼见发热、口渴、小便不利和便秘的中老年人。徐老善用大柴胡汤加味丹参、莪术、三七、山慈菇、石打穿等药活血化瘀以破瘀散结、通利六腑、荡涤胃肠，用柴胡、郁金、川黄连、焦山栀、八月札等疏肝利胆以达肝平脾健之目的，用仙鹤草、蒲公英、白花蛇舌草等清热解毒、补虚散结，用僵蚕化痰散结，用全蝎通络祛瘀。

（3）辨证施治，随证加减。徐老注重辨证论治，根据临床不同兼症，灵活加减，充分发挥中药扶正养阴抑瘤功能，增强患者的免疫力，从而达到延长生存期的目的。如运用生牡蛎、煅龙骨、合欢花、炒酸枣仁等养阴安神、疏肝解郁，使烦去寐安；运用沙棘、玉蝴蝶、百药煎等清热利咽、止咳化痰；运用葛根、桂枝、川楝子、九香虫等舒经活络、理气止痛，消除肩部隐痛不适；运用藿香、佩兰、苍术、白术、党参、茯苓等化湿健脾之品，治疗患者化疗后出现恶心呕吐、疲乏无力、腹胀纳呆、舌淡苔白腻等湿困中焦之证。

（4）调畅情志，疏导心理。《黄帝内经》云："喜则气和志达，荣卫通利。"徐老对于肿瘤患者的心理问题也高度重视，指出积极的心态有利于改善肿瘤的预后。因此，徐老非常注重耐心开导患者，给予患者战胜疾病的勇气和信心；另外，常用柴胡、郁金、合欢花、夜交藤、酸枣仁、生龙骨、煅牡蛎等疏肝理脾，调畅情志，以奏身心同治之效。

5. 典型医案

曹某，男，65 岁。2014 年 1 月 25 日初诊。主诉：腹痛 3 月余。患者 2013 年 10 月 14 日因"腹痛伴体重减轻 1 个月"就诊于江苏省人民医院，诊断为胰腺癌。遂在该院行动脉灌注化疗 1 个疗程，疼痛好转。然而 1 个月后腹痛复作，位在右胁及剑突下，初为隐痛，后转为阵发性剧痛，并放射到背部腰肾区，曾用多种中西医疗法，效果不著。同年 12 月 8 日行腹部 CT 示：胰腺癌动脉灌注化疗后改变，胰头、肝右后叶（310mm×214mm）占位。考虑胰腺癌肝转移。刻下：家属扶持来诊：患者形体消瘦，面色萎黄，疲劳乏力，腹痛阵作，腰背疼痛，食纳不馨，腹部气胀，睡眠欠安，口干，大便难解，3 日 1 行，舌质红，苔黄腻，边见紫斑，脉弦滑。诊断：中医诊断为胰癌（湿热壅盛，瘀毒互结），西医诊断为胰腺癌伴肝转移。治法：清热祛湿，解毒化瘀。处方：黄连 3g，生甘草 3g，吴茱萸 2g，乌梅 5g，赤芍 12g，白芍 12g，白花蛇舌草 20g，石打穿 20g，炒延胡索 10g，川楝子 10g，厚朴 10g，莪术 10g，炙僵蚕 10g。14 剂，水煎服，每日 1 剂，早、晚温服。

2014年2月14日二诊：药进14剂后，腹痛显减，发作次数亦减少，右侧腰背部疼痛基本缓解，但有束带感，二便调，口干较甚，舌黯红，苔薄黄腻，脉弦缓兼滑。辨证分析：湿热瘀阻，肝胃不和。2014年1月25日方去甘草，加姜黄10g、石斛10g。14剂，煎服如前法。

2014年3月16日三诊：前次诊后，因事外出劳累，右上腹疼痛再次发作，然疼痛程度及持续时间较一诊时大好，现可独自前来。口唇发绀，舌质偏黯、苔腻，脉小弦缓。治守原法。处方：黄连3g，吴茱萸2g，乌梅5g，炒延胡索10g，川楝子10g，莪术10g，姜黄10g，炙僵蚕10g，石斛10g，天花粉10g，石打穿20g。14剂，煎服如前法。

2014年4月24日四诊：因腹痛大减，平时基本不发作，遂思想麻痹，活动过多，近2日病情反复，腹痛隐隐，矢气频频，舌质偏黯，苔黄薄腻，脉弦缓带涩。辨证分析：肝脾不和，湿热毒蕴，气滞瘀阻，腑气不调。2014年3月16日方去石斛，改川楝子为15g，加蒲公英20g、苍术10g、白术10g、党参15g。14剂，煎服如前法。

2014年7月10日五诊：前方加减续进，服用至今，胁、腹、腰背疼痛完全缓解已2个半月，精神振作，生活自理，无明显不适。7月3日再次行腹部增强CT示：胰头、肝右叶（310mm×119mm）占位，腹腔未见淋巴结肿大，较前片（2016年12月8日）未见明显变化。病灶获得基本控制，症状缓解。嘱原方继续服用，定期随访。

【按语】本例患者胰腺癌确诊时已至晚期，徐老认为，此病病机为肝脾（胃）不和、气滞血瘀、湿热交结，治疗以调和肝脾（胃）、清热化湿、消肿散结、解毒化瘀为大法。用左金丸合连梅饮化裁以辛开苦降、酸收并用，方中用苦寒之黄连清心火、泻肝火、清胃热以降胃气，吴茱萸散肝郁并佐制黄连苦寒之性，乌梅与黄连相合，有酸苦泄热之效，白芍养血敛阴，白花蛇舌草、石打穿清热解毒，炒延胡索、川楝子、厚朴行气，莪术破血，赤芍凉血散瘀，炙僵蚕化痰散结，生甘草调和诸药。经中药辨证治疗半年，胰头、肝后叶占位虽未消退，但病情得到控制，CT复查肝脏转移灶有缩小趋势。患者顽固性疼痛消失，精神振作，生活质量改善，获得比较满意的近期疗效。需要重视的是，本病是恶性肿瘤，发展迅速，因此，抗癌解毒之品，如川楝子、莪术、石打穿、白花蛇舌草等须重用，以加强治疗的针对性，然而，苦寒攻毒之品叠进日久，胃气损伤在所难免，故徐老于四诊方中加入白术、党参，一为扶助正气来复，二为兼制攻逐之品再伤正气。

（整理者：方志军　薛珺瑜）

（六）肝癌

1. 概述

肝细胞癌（hepatocellular carcinoma，HCC）是原发性肝癌最常见的病理类型，占75%～85%。本病早期症状隐匿，确诊时常为中、晚期，治疗后复发率高，预后较差，5年生存率不到10%。在我国，肝炎病毒感染是导致肝癌最直接的原因。中医药整体观念，辨证论治，参与肝癌治疗的全过程，联合手术、靶向治疗、放疗、化疗、免疫治疗等，发挥增效减毒、提高患者生存质量、延长生存期的作用。

肝癌在古籍中没有明确的病名，据其症状，可归属于"肝积""臌胀""黄疸""积聚""癥瘕"等范畴。肥气，五积病之一，属肝之积，《灵枢·邪气脏腑病形篇》云："肝脉微急为肥气，在胁下，若覆杯。"《济生方》载："肥气之状……诊其脉，弦而细，其色青，其病两胁下痛，牵引小腹，足寒转筋，男子为积疝，女子为瘕聚。"此外，《灵枢·水胀篇》记载："腹胀身皆大，色苍黄，腹筋起。"《金匮要略·黄疸病脉证》指出"病黄疸，发热烦喘，胸满口燥者，以发病时火劫其汗，两热所得"，符合肝癌癌肿疼痛及中、晚期出现腹腔积液、黄疸等的临床表现。

2. 病因病机

肝癌病因，主要与外感六淫、七情内伤、酒食不节、正气不足有关。病位在肝，与脾、肾密切相关。徐老认为，恶性肿瘤的发生是由外感邪毒，内伤七情，饮食劳倦等，致脏腑功能失调，正气亏虚，产生瘀滞、痰湿等病理因素，酿生癌毒，癌毒又与瘀滞、痰湿搏结，日久成积，基本病机属本虚标实。肝癌的核心病机可归纳为肝郁脾虚，湿热瘀与癌毒互结。其中，正气不足是肝癌发生的根本原因，癌毒内生是肝癌发生的始动因素，湿热瘀与癌毒搏结是肝癌发生发展的关键。

（1）病因分析。

1）外感六淫。徐老认为，疫毒是肝癌发病的关键因素之一。肝癌发病的高危因素主要有肝炎病毒感染、黄曲霉素、亚硝胺等，在我国，乙肝、丙肝感染是最直接的原因。《说文解字》云"疫，民皆疾也"，疫毒泛指具有流行性和传染性的疾病，毒邪侵犯机体，入里传变，阻碍气血运行，损伤脏腑功能，与湿、痰、瘀等病理因素胶接，邪郁日久，有形实邪渐生。

2）七情内伤。肝主疏泄，维持气血津液的正常运行和代谢，一身之气机畅达与否与肝密切相关。《灵枢·上膈第六十八》云："喜怒不适，食饮不节，寒温不时……邪气胜之，积聚以留。"《丹溪心法》言："气血冲和，百病不生，一有怫郁，诸病生焉。故人身诸病，多生于郁。"若平素情志久郁，多忧善疑，或急躁易怒，使肝失调达，疏泄不利，气滞血瘀兼夹湿、热之邪，蕴结肝胆，日久变生积块。

3）酒食不节。过食肥甘厚味或长期嗜酒，损伤脾胃，脾气亏虚，气虚而郁无力推动血行，血行瘀滞，瘀毒互结，日久成积。此外，生冷瓜果刺激之物损伤脾阳，无力化湿，久则酿热，湿热蕴结，留于肝胆，肝胆失于疏泄，气机不利，影响局部运化，产生痰、瘀等病理产物，与癌毒胶结，肝癌癌肿渐成。正如《黄帝内经》云"若脾胃受伤，则他脏将无以受气而俱病"。

4）先天不足。徐老认为，先天不足是肝癌发病的重要内因。患者先天不足，禀赋虚弱或后天失养，加之手术、放疗、化疗、靶向治疗等均可导致机体阴阳失衡、脏腑功能失调机体无力抗邪，瘀、痰、湿、毒等蕴结肝胆，而成积聚。《医宗必读》言："积之成者，正气不足，而后邪气踞之。"

（2）病机认识。

1）正气不足为本。《外证医编》指出："正气虚则成岩。"《活法机要》言："脾胃怯弱，气血两衰，四时有感，皆能成积。"肝癌病位在肝，与脾、肾密切相关。肝为风木之脏，主疏泄，其性刚强，喜调达而恶抑郁；脾为后天之本，主运化，若郁怒伤肝，肝失疏泄，气机不利，则气滞血瘀，或木不疏土，脾虚不运，水湿内生，气血生化乏源，筋络脏腑失养而致虚。我国原发性肝癌患者多有慢性肝炎病史或长期饮酒史，湿热毒邪羁留肝脾，缠绵不去，脏腑功能失调，使气滞、血瘀、湿热、癌毒等胶结于肝，本病乃生，癌毒与机体正气相搏。久病及肾，加之外科手术、放疗、化疗、靶向治疗等攻伐机体，耗伤正气，阴精亏损，出现胃肠功能紊乱、乏力、脱发、骨髓抑制等肝肾亏损、气阴两伤的症状。此外，肝癌癌毒既生，不断损正，机体益虚，无力制约癌毒，使毒势鸱张，流窜经络，侵袭他脏，形成淋巴、脉管、肺、胸膜等转移灶，临证可见右上腹剧烈疼痛、消瘦、水肿、臌胀、咯血等症状，甚则阴损及阳，阴阳离决而死亡。因此，正虚不仅是肝癌癌毒产生的前提，同时也是决定肝癌发展过程的重要依据，这其中以脾肾两脏的亏虚为要。值得注意的是，早期肝癌癌毒蕴结，正气尚充，无显著"虚"的临床症候，但肿瘤微环境等微观病理变化，如炎症因子水平升高，细胞免疫和体液免疫能力降低，巨噬细胞功能异常等，反映了局部正气不足的状态。

2）癌毒内生为因。徐老认为，引起肿瘤的"毒"是一种特殊的毒邪，是促进所有恶性肿瘤发生的一种特异性致病因素，在机体正气亏虚的基础上，与气郁、湿热、瘀血等搏结，变生的一种强烈致病物质，它既是一种病理产物，又是一种致病因素，具有耗损正气、酿生痰瘀、广泛侵袭和毒恋难清的特点。肝癌癌毒初成，根植于肝脏组织，胶着难解，肝之疏泄功能失常，气机阻滞，全身血液、津液输布异常，肝郁脾虚，脾胃枢机失司，水湿停滞，津凝成痰，日久化热，瘀、痰、湿等新的病理因素渐积，与癌毒胶结，形成癌肿，在至虚之处停留。癌毒蓄积日久，攻冲正气，正虚无力抗邪，癌毒肆意流窜。肝癌初期行根治术后，虽实体瘤已除，但癌毒未净，仍有微小病灶浸润，术后放疗、化疗、靶向治疗等手段，也无法完全控制其复发转移，体现了毒恋难清的特点。因此，癌毒是肝癌发生的始动因素，癌毒损正、酿生痰瘀、广泛侵袭和难清的病理特点也是病情进展的重要条件。

3）湿热、瘀毒搏结为标。肝癌发生的病理因素有气郁、湿、热、瘀、毒、虚等，其中以湿、热、瘀为标。肝癌的发病过程虽复杂，总以癌毒内生为先。《血证论》曰："气结则血凝。"气郁无力行血致瘀，血瘀进一步阻滞气机，二者互为因果。《诸病源候论》关于"恶核"的病机描述为"恶核者，是风热毒气，与血气相搏结"。外感肝炎病毒，湿热疫毒客于肝脏，阻滞气机，木郁克土，或因饮食不节、体力劳倦等损伤脾胃，运化失司，湿热、瘀血、痰浊渐生。湿阻中焦，可见身重纳呆、脘腹胀满、乏力、黄疸等证；气滞血瘀水停，可见胁肋积块、肝区疼痛、臌胀、小便不利、面色沉闷、舌质紫黯等。此时癌毒与湿热瘀互为孳生，或在局部蓄积，或循经流注，牵累他脏，继续阻碍脏腑气机，如此反复，进一步加重病情。

53

3. 辨证分析

(1) 辨证要点。

1) 辨病期。徐老认为，辨病情分期是中医治疗肝癌的关键。肝癌患者的病情分期不同，其临床表现、病理变化和预后也各不相同。对于早期肝癌患者，治疗重点应放在消除肿瘤、防止复发和转移上；对于中、晚期肝癌患者，由于病情复杂、治疗难度较大，需要结合患者的身体状况、肿瘤大小和位置等因素，综合治疗，以改善症状、提高生活质量、延长生存期为主。

2) 辨虚实。徐老认为，肝癌病性虚实夹杂，虚者多见脾胃气虚、肝肾阴虚、脾肾阳虚，实者多见气滞、血瘀、湿毒之证。右胁肋部疼痛，多因气郁、湿、热、瘀、毒搏结，经气不利，不通则痛所致；上腹部胀闷不适，消瘦乏力，食少纳呆，倦怠懒言等，多因肝郁乘脾、脾失健运所致。一般来说，早期以标实为主，中期正邪交争而正气渐亏，晚期虚实并重而正气大损。

3) 辨危重。徐老认为，肝癌起病隐匿，肝癌癌毒传变迅速，使肝肾阴虚、正气大亏，易出现血证、肝性脑病、发热、黄疸等危重证候。此时当急则治标，抢救生命。临证时须四诊合参，抓住其主要病机，掌握病机演变规律，分清标本虚实、轻重缓急，以祛邪解毒为治疗根本，灵活运用健脾疏肝、化瘀通络、清热化湿解毒、益气养阴等治法，提高治疗有效率、减轻患者临床症状、改善患者生存质量，达到带瘤生存的效果。

(2) 辨证分型。

1) 肝郁脾虚型。临床症见：右胁下胀痛，或可触及痞块，善太息，倦怠乏力，腹胀纳差，食后胀甚，嗳气频，夜寐不安，口干口苦，腹泻，尿黄短，甚则出现黄疸、腹腔积液、下肢水肿，舌淡苔薄白，脉弦。

2) 气滞血瘀型。临床症见：上腹部胁肋结块，胁肋部胀痛或刺痛，痛有定处，疼痛拒按，痛引肩背，入夜尤甚，或见蜘蛛痣、肝掌、肌肤甲错、两目黯黑，舌质黯或舌质红有瘀斑，脉涩或沉细。

3) 湿热毒结型。临床症见：胁肋疼痛较剧，脘痞腹胀，高热烦渴，或口苦喜饮，身目黄染，恶心纳少，大便干结，小便短赤，舌色黯红，舌苔黄腻或光剥，脉弦滑。

4）肝肾阴虚型。临床症见：胸胁隐隐灼痛，臌胀肢肿，蛙腹青筋，消瘦纳呆，五心烦热，咽苦咽干，两颧潮红，五心烦热，低热盗汗，头晕目眩，爪甲不荣，舌红、少苔或无苔，脉细数无力。中、晚期合并肝性脑病者症见头晕目眩，神昏谵语，躁动不安，肢体震颤。

4. 临证治疗

（1）中西结合，优势互补。肝癌发病是一个复杂的病理过程，起病隐匿，变证多端，确诊时多处中、晚期，徐老强调要充分借助现代医学技术，尽快明确病理学诊断，根据情况采用西医消融、放疗、介入治疗、靶向治疗和免疫治疗等疗法控制病情。同时，强调综合诊疗，充分发挥中医药的特色和优势，在放疗、化疗、靶向治疗等的同时，结合患者自身情况，予中医药对症治疗。如患者术后气血亏虚，当予益气补血，疏肝理脾之品；化疗期间出现恶心呕吐，予姜半夏、苍术、白术、佩兰、藿香等降逆止呕、和胃化湿之品；因治疗而出现骨髓抑制者，予鸡血藤、阿胶、茜草、熟地黄等补血养阴、益精填髓之品，以改善患者的生存质量，延长生存期。此外，徐老十分重视现代药理的研究成果，善用药对，拟方时酌加具有抗肝纤维化，抑制肝癌细胞增殖、迁移，提高机体免疫力及改善肝癌微环境的药物，如石打穿与山慈菇，半枝莲与八月札，以充分发挥药效，提高临证疗效。在评估患者病情时，除通过四诊观察患者的整体状态，还重视客观化的评价指标，如血生化、肿瘤指标、影像学结果等，真正做到宏观与微观相结合，中西合璧优势互补，协同增效。

（2）祛邪解毒，分期而治。癌毒内生为肝癌发生的始动因素，湿热瘀与癌毒搏结是肝癌发生发展的关键。癌毒一旦变生，便长期存在于机体，与正气交争，推动病情进展，因此，祛邪解毒应贯穿疾病治疗全过程，针对肿瘤的分期和患者的症候，辨证施治。病情初起，患者正气尚足，体质尚耐攻伐，临证可见抑郁不舒，善太息，纳呆便溏，胁肋胀痛或可触及包块，舌红苔白，脉弦等肝郁脾虚之象，常用八月札、香橼、佛手、白芍、黄芪、党参、山药、白术、焦山楂、鸡内金疏肝理脾，和胃畅中，使脾胃健运，气机舒利，气血得以化生。随着病情进展，肿块增大，癌毒瘀滞，邪正相搏，出现气滞血瘀、湿热壅盛之象，临证可见胁肋部刺痛、形体消瘦、肌肤甲错、黄疸、周身困重、腹部鼓胀等表现，常用石打穿、郁金、丹参、僵蚕、地龙、延胡索、白花蛇舌草、仙鹤草、山慈菇、蜀羊泉、全蝎、蜈蚣清热解毒、化瘀散结，通络止痛。应当注意的是，此期患者形神渐损，当攻补兼施，顾护脾胃，脾虚甚者，以香砂六君子汤、异功散为基本方加减；脾肾阳衰者，以温脾汤或合四逆汤为基本方加减。肝癌患者晚期多出现黄疸、水肿、小便不利、血证、神昏等并发症，严重时可危及生命。伴黄疸者，酌加大黄、茵陈、栀子等疏肝利胆、通腑泻浊之品；伴水肿、小便不利者，酌加当归、川芎、猪苓、茯苓、葶苈子、石见穿、仙鹤草等柔肝滋肾、解毒活血利水；伴气血发热或血虚发热者，酌加黄芪、白术、鸡血藤、陈皮、升麻、柴胡等补中益气，甘温除热。

（3）扶正固本，养阴为要。徐老认为，脏腑功能失调，肝脾肾虚损是肝癌发生的根本原因。《诸病源候论》言："积聚者，由阴阳不和，脏腑虚弱，受于风邪，搏于脏腑之气所为也。"《医宗必读》指出："积之成者，正气不足，而后邪气踞之。"以上均强调了"虚"在癌病发生过程中的重要性，治疗上，主要分理气健脾、补益肝肾、养阴益气三部分。《医学入门》有"五积六聚皆属脾"的观点，也是从"脾"论治肝癌的理论依据。乙肝病毒、长期酗酒等，消耗人体正气；肝病日久，肝木克制脾土；加之患者放疗、化疗时常出现不同程度的恶心、呕吐、胃部不适等均可表现出脾胃损伤的症状，常用香砂六君子汤和异功散为基础方加减，达理气健脾、和胃畅中之效。肾为先天之本，主藏精，与肝精血同源，藏泻互用，肝病日久及肾，且放化疗损伤肾精，临床常见脱发、四肢麻木、低热盗汗、目光呆滞、性功能减退等证，常用北沙参、麦冬、石斛、枸杞子、女贞子、玄参、山萸肉、菊花、何首乌等补益肝肾，滋阴养血。肝癌癌毒损正，耗伤机体气血津液，加之化药毒攻冲机体，产生骨髓抑制，精血渐亏，日久可见阴损及阳，甚则阴阳两虚之变证。徐老结合临证实践，创制了扶正养阴方，方由生黄芪、炒白术、南沙参、北沙参、天冬、麦冬、女贞子、郁金、仙鹤草、山慈菇等组成，以扶正养阴为要，集清热解毒、活血化瘀、化痰通络等法于一体，标本兼顾，寓清于补，共奏邪去正复之功。现代药理研究表明，党参可有效保护胃肠黏膜损伤，对脾脏代偿造血功能能有促进作用，且对肝癌细胞 SMMC-7721 有显著的抑制增殖作用；仙鹤草提取物能增加外周血小板数量，达抗凝止血的作用，同时有效抑制肝癌细胞 HepG2 恶性生物学行为；麦冬多糖通过调节单胺氧化酶 B（MAO-B）、白细胞介素-2（IL-2）、γ干扰素

（IFN-γ）及 IL-10 mRNA 的表达，增强机体免疫力等，现代药理研究不断深入，为中医药防治肝癌精准化用药提供依据。

（4）调理脏腑，身心同治。《灵枢·百病始生》言："若内伤于忧怒则气上逆，气上逆则六输不通，凝血蕴裹而不散，津液涩渗，著而不去，则积皆成矣。"徐老在长期的临证治疗过程中发现，肝癌的发生、病情发展、临床疗效及预后与精神心理因素密切相关。一方面，通过与患者建立良好的沟通关系，倾听患者心声，帮助他们释放情绪、减轻焦虑和抑郁感。鼓励患者术后或治疗后进行康复训练，通过针灸、推拿、体力锻炼等恢复身体功能，提高自信心和生活质量。另一方面，常予疏肝理气、安神定志之品，如柴胡、香附、郁金、白芍、酸枣仁、龙骨、牡蛎等调和气血，平衡阴阳。

5. 典型医案

周某，男，65岁。2016年3月17日初诊。主诉：肝部分切除术后3月余，伴下肢无力。患者2015年12月24日因上腹疼痛行CT检查示：肝占位伴包膜下出血，肝癌破裂？另肝实质内多发小类圆形低密度影，腹腔积液。2015年12月24日急诊全身麻醉下行"肝部分切除术"，术后病理：中分化肝细胞癌伴片状坏死。肿瘤突破包膜，手术切源未见肿瘤累及，距肿瘤最近处1mm，周围肝组织符合慢性炎，汇管区见钙化的血吸虫卵。2016年3月16日进行血生化检查，谷丙转氨酶（ALT）为28U/L，谷草转氨酶（AST）为35U/L，甲胎蛋白（AFP）为5.36ng/mL。患者既往有慢性乙肝、高血压病史。就诊时见患者纳食可，大便正常，夜尿多，疲劳不显，下肢软无力，苔薄白质淡胖，脉细右弦沉左虚。诊断：中医诊断为肝癌（肝郁脾虚，气阴两伤），西医诊断为原发性肝细胞肝癌。治法：疏肝补脾，益气养阴，解毒抗癌。处方：柴胡10g、川芎10g、炒白术15g、茯苓15g、川朴6g、山药20g、炒薏苡仁20g、黄芪15g、陈皮10g、苍术6g、砂仁3g、白蔻仁3g、法半夏10g、蜀羊泉15g、石打穿15g、炒麦芽15g、炒谷芽15g。14剂，水煎服，每日1剂，早、晚温服。

2016年8月4日二诊：药进14剂后，下肢酸软症状不明显，夜尿次数减少，此次复诊主要是夜寐不佳，苔薄中后黄腻质红胖，左脉沉弦滑，右脉沉细弦。处方：2016年3月17日方加枸杞子15g（另包）、通草6g、红景天12g、合欢皮15g、草果 3g、猪苓 15g、赤芍 10g。共 14 剂，每日 1 剂，煎服如前法。

2016 年 9 月 29 日三诊：自诉症状已基本好转，纳寐可，夜尿次数明显减少，苔薄白腻，质淡黯红右侧缘瘀斑，脉右沉细滑。煎服如前法。处方：2016 年 8 月 4 日方加党参 15g，去川芎。续服 14 剂，巩固治疗。守此方加减服用至今，患者夜尿次数减少，二便正常，下肢酸软症状已不明显，夜寐可。复查 B 超及 CT 提示：肝坏死区域与前相仿，未见明显扩大，病情稳定。

【按语】 患者为原发性肝癌破裂术后肝脏部分切除，来诊时搜集病情信息如上。患者脾气虚，固摄功能减退，故夜尿多；脾气虚，运化水谷津液功能滞缓，无以充养四肢，故见肢软无力；脾阳虚，致使苔薄白质淡胖；脉细右弦沉左虚，则是肝郁脾虚。方中柴胡疏肝解郁升阳、引诸药入肝经，川芎、陈皮等理气化瘀，炒白术、茯苓、炒薏苡仁、砂仁等健脾祛湿，蜀羊泉、石打穿清热解毒抗癌，炒麦芽、炒谷芽健脾和胃滋阴，山药益肾气、健脾胃，先后天并补，另外山药具有滋养强壮、助消化、敛虚汗、止泻之功效，可有效缓解小便夜频。徐老认为，此种患者应祛邪与扶正兼顾，而扶正尤为重要。

（整理者：方志军　姜瑞阳）

（七）乳腺癌

1. 概述

乳腺癌是女性发病率最高的恶性肿瘤之一，我国女性乳腺癌发病患者数和死亡人数均列世界首位，乳腺癌已成为女性癌症死亡的主要原因，严重危害女性生命健康。手术是根治乳腺癌的唯一手段，放疗、化疗、内分泌治疗、靶向治疗可改善部分乳腺癌患者的预后，中医药在增效减毒和改善生活质量上有一定的优势，亦被广泛应用于乳腺癌的治疗中。徐老从事肿瘤临床工作与相关研究数十载，经验颇丰，用药自成一派，疗效卓越，现将徐老治疗乳腺癌经验总结如下。

2. 病因病机

徐老认为，乳腺癌的发生是由于毒邪内侵，情志怫郁，饮食内伤，使脏腑功能失调，正气亏虚，气血津液失常，痰浊、血瘀、浊毒等聚集于脏腑经络，相互搏结，日久成积而成，其基本病机属本虚标实。

（1）病因分析。

1）素体亏虚。宋代窦汉卿《疮疡经验全书·乳腺癌篇》曰："乳岩乃阴极阳衰，虚阳积而与血无阳安能散，致血渗入心经而生乳岩。"徐老认为，素体亏虚，气血阴阳不足，引起脏腑功能衰弱，进一步致邪客于乳络是发病的根本。正气不足，主要为脾肾阳虚多见，使水液失于运化蒸腾，聚集为痰，经络血脉失于温煦，运行失畅成瘀；阳气不足，气不生血，经络失于濡养，血脉不和生瘀，乳络不通，痰瘀久酿成毒而发病。

2）六淫外袭。六淫外袭是发病的外在因素，现代人久居空调房间，衣着不妥当（喜着吊带衫、露脐装等），风邪挟寒，湿热邪入侵，客于筋脉肌肉气血，气滞血瘀积聚成瘤。巢元方在《诸病源候论》云："有下于乳者，其经络为风寒客之，则血涩结成痈肿。而寒多热少者，则无大热，但结核如石。"

3）情志不畅。徐老认为，本病的一大重要病因即为情志不畅。肝主疏泄，通达乳房气血运行，是保持气机通畅，促进消化吸收，维持代谢正常的保障之一。五脏主七情，情志失疏又可反过来损及脏腑，主要损伤的脏腑为肝脾，肝郁化火，滋生火毒结于乳络；"木气动，生气达"，当肝郁气滞，疏泄不及，势必中焦壅滞，气机不畅，脾失健运，生痰生浊，痰浊互结于乳中；肝郁气滞，疏泄不及易致气血壅滞，流通涩缓，留于乳中而发为本病。明代陈实功在《外科正宗》中云："忧郁伤肝，思虑伤脾，积想在心，所愿不得者，致经络痞涩，聚积成核。"

4）饮食不节。元代朱丹溪在《格致余论》中曰："乳子之母，不知调养，怒忿所逆，郁闷所遏，浓味所酿，……必成痈疖。"徐老认为，饮食不节是现代女性乳腺癌的一大诱因，饮食不节伤及脾胃，致脾胃运化水谷能力减弱，生痰成饮与湿邪互结，痰湿阻滞经络；或过嗜食辛辣、烟酒，过服补药、补品，滋生湿热甚至火毒内生；也有因食用滥用激素、抗生素的农产品，造成体内激素水平失调，影响阴阳平衡，痰毒积聚于乳中日久成癌毒。

（2）病机认识。

1）冲任失调。冲任失调是女性乳腺癌发病的重要病机，《黄帝内经》言女子以冲任为本，冲主血海，任主胞胎，冲任为气血充盈之海，循乳络，若冲任失调可致肝肾亏虚、气血瘀滞于乳络。特别是月经初潮过早、绝经过晚、多产、多孕等均可损伤冲任。冲任空虚失养，不能上行乳络，而诱发本病。

2）脏腑并损。徐老指出，脏腑并损是本病恶化的转机要素，主要涉及肝、脾、肾的损害。肝主血，可调经及通乳络；脾主运化生气血以濡养乳腺；肾与生长发育及调节内分泌激素密切相关，对乳腺的生理功能有重要影响。肝郁脾虚肾亏，气血运行失畅，气血生化无源，冲任失养均可致气滞血凝，脉络阻塞，结滞于乳中而发病，肝、脾、肾三脏腑长期受损也是乳腺癌转移恶化的重要诱因。

3）痰浊毒瘀。本病本虚标实或虚实夹杂，病变部位在乳房脉络，脏腑亏虚是夙疾之根，痰浊、瘀血或浊毒内寄血脉，损伤乳络是本病的病理表现。徐老认为，在乳腺癌发病全程中痰瘀毒贯穿始终，它们既是病因，又是病理产物；情志内郁为重要诱因；肝、脾、肾功能失调是乳腺癌转归的重要病机，六淫外侵是发病的外因；饮食不节是现代女性乳腺癌的一大诱因。但在各型各期疾病治疗进展中，又会发生偏颇，尤其是放疗、化疗和内分泌治疗过程中，病因也会有一定的转变，如术前以正气不足、肝气郁滞为主，术后以气血亏虚、正虚余毒未清为主，放疗期以津液大伤、气阴两伤、痰热毒互结为主，化疗期以气阴两虚、脾肾阳虚为主，巩固期以正虚邪弱为主；带瘤生存期以阴阳两虚、正虚毒炽为主，所以要正确把握病因病机的变化。

3. 辨证分析

（1）辨证要点。

1）辨病期。徐老认为，乳腺癌患者早、中期多为肝郁气滞、气滞血瘀之实象，中、晚期多见气阴两虚、肝肾阴虚之变征。

2）辨肿块。徐老认为，乳房肿块皮色如常，伴有情志不舒者属肝气郁结；乳房结块坚硬，伴有月经不调者属气滞血瘀；肿块溃烂，血水淋漓，臭秽不堪者属正虚毒炽。

3）辨舌脉。徐老认为，舌脉可反映出疾病的寒热虚实。舌质红，舌苔黄，脉数者多为实热证；舌质淡，脉沉细者为虚证之表现；舌质紫黯或有瘀斑、瘀点，脉弦缓或弦滑者则属于气滞血瘀之证。

（2）辨证分型。古今医家多将乳腺癌归因于虚、郁、痰、毒、瘀五端。徐老将乳腺癌分为肝郁气滞、冲任失调、气滞血瘀、气阴两虚、肝肾阴虚、正虚毒炽

6个证型。

1）肝郁气滞。清代马培之在《马培之医案》言："乳岩一症，乃思虑抑郁，肝脾两伤，积想在心，所愿不得，志意不遂，经络枯涩，痰气郁结而成。"肝主疏泄，为一身气机之枢纽。徐老认为，乳腺癌虽可由多种致病因素引起，但气机郁滞、乳络壅阻是其直接发病原因或诱发因素。肝郁气滞者多症见经前乳房作胀，郁闷寡言，心烦易怒，乳房结块，质地较硬，皮色不变。

2）冲任失调。徐老认为，肝肾不足、脾胃虚弱、外邪侵扰、气机不畅均可引起冲任二脉调蓄人体脏腑经络气血功能失常，引起阴阳失衡或气机不畅，常表现为五心烦躁，午后潮热，盗汗，口干，月经不调。

3）气滞血瘀。徐老认为，冲任气血失调日久，瘀血内结，以致经脉涩滞，症见胸胁胀闷，走窜疼痛，肋下痞块，坚硬不移，或痛经、闭经、月经血色紫黯有块，乳房肿块质地硬，粘连，表面凹凸不平。

4）气阴两虚。朱丹溪倡"阳常有余，阴常不足"之说，徐老认为，癌毒之性属阳，易伤阴，且既病之后乳腺癌患者常接受包括手术、化疗、放疗在内的多种治疗措施，或为损伤性，或为以毒攻毒，易耗伤气血阴精，常表现为手足心热，口干咽燥，食欲不振，舌红，少苔，脉细数。

5）肝肾阴虚。肝在五行属木，居阴阳之中水火之间，动静相合，阴阳相贯，其性曲直刚柔，体阴而用阳，既藏有形之血，又疏无形之气。肾乃"先天之本"，主骨生髓，主一身之阳气。张介宾曰："五脏之伤，穷必及肾。"一方面，乳腺癌患者手术、放疗、化疗后导致机体乏力、多汗、脱发、齿松、骨髓抑制等肝肾阴虚表现；另一方面，在乳腺癌的晚期，多发生脏器及全身多部位转移，久病及肾。徐老认为，肝肾同居于下焦，内寄相火，肝藏血，肾藏精，精血同源，相互滋生和转化，肝肾阴虚或相火过亢，常相互影响。症见腰膝酸软，耳鸣，失眠多梦，头晕目眩。

6）正虚毒炽。徐老认为，乳腺癌由患者长期生活失于调摄或久病迁延，致正气虚衰，气血阴阳失调，脏腑功能紊乱，气滞、血瘀、热毒等多种病理产物堆积，结聚阻塞乳络，形成肿块。另外，乳腺癌患者经历手术创伤，耗气失血，反复放疗、化疗损害脏腑功能，内分泌治疗造成人体内环境功能紊乱，以上治疗手段进一步加剧了正气的损耗，使邪毒易侵。大多乳腺癌中、晚期患者，癌毒根深，留踞体内，此时正气渐亏，常表现为神疲乏力，少气懒言，乳房肿块肿大或破溃，甚则溃烂如翻花，流脓臭秽。

4. 临证治疗

（1）病证结合，分型论治。中医辨证论治，从整体观出发，四诊合参，推出病因，针对病因采取适当的治法，是中医的精华和特色。徐老认为，临床辨治乳腺癌要辨证与辨病相结合，病是"纲"，证是"目"，同是乳腺癌，有一定的发病过程和传变规律，同时还可以结合现代医学检测手段为治疗提供思路，在乳腺癌治疗过程的各个阶段因人而异出现不同的证，只辨病不辨证，会导致寒、热、虚、实不分，表、里、阴、阳不分；而只辨证不辨病，临证不全面，会导致无原则地随证变法，对乳腺癌的转归把握不清。

（2）衷中参西，分期异治。徐老认为，当前大部分乳腺癌患者都会接受西医的综合治疗，故临床治疗必须针对各治疗期出现的不同症候辨证采取不同治疗方法。徐老认为，西医治疗手段的干预，会改变中医证候的特点，结合现代治疗分级和临床证候特点，将本病的治疗分为九期异治。

1）术前。术前需为手术做好身体及心理准备，以益气养血安神为主，根据患者的体质调和阴阳，平补气血并加以宁心安神剂。此期以肝郁气滞、气滞血瘀、气阴两虚为多见，也有虚实互杂两个以上兼证的，有些早期乳腺癌患者无明显不适症状，可给予平补气血轻剂，预防术后后遗症的发生。

2）术后。手术耗气伤血，故术后以补益气血为主，术后易发生上肢水肿，要加予行气利水消肿剂以预防性治疗。徐老指出，术后以气虚血瘀证、气阴两虚证、脾虚痰湿型为多见，治疗以养阴健脾益气，少佐活血化瘀为主。

3）化疗前。此期指在化疗前3～5日，也适用于部分中、晚期乳腺癌患者在术前要进行辅助化疗者，此期需为化疗的不良反应做好预防。证型以气阴两虚证、肝肾亏虚证、脾肾阳虚证、冲任失调证、正虚毒炽证为主。治疗中多配伍鸡血藤、茜草以减低骨髓抑制，加陈皮、半夏护胃，加五味子、垂盆草等减少肝功能损伤。

4）化疗中。除根据体质辨证施治外，治疗主要以减少不良反应为主，加予益气补血、降逆止呕。徐老认为，化疗药物多为"寒、凉、阴、毒"之药，最易伤阳耗气，故在化疗中期需酌情予温阳健脾剂，多用小建中汤、黄芪建中汤、理中丸等加减。化疗药物的细胞毒性会对神经细胞造成损伤，引起手足麻木、刺痛等，可配桂枝、桑枝、独活等舒筋活络，温经散寒。

5) 化疗后。此期因为化疗的不良反应，气血津液都受到损害，正虚邪弱，主要以气阴两虚为多，配以益气养阴、清热解毒剂加强中医减毒增效之功，药用黄芪、党参、蒲公英、蚤休、半枝莲、仙鹤草、白花蛇舌草等。

6) 放疗前。此期一般在化疗结束后，正气亏损，气血津液大伤，不良反应也较多，以肝肾阴虚、脾肾阳虚、脾虚痰湿为多见，治疗以恢复机体免疫力为主，并为放疗做好基础，治以益气养阴、温肾健脾、理气化痰等，药用人参、黄芪、白术、麦冬、旱莲草等。

7) 放疗中。中医认为，放射线为高能辐射物质，属"火毒"之邪，最易伤阴耗津，多见正虚毒炽证、阴津亏虚证等，徐老治疗时以沙参、五味子、生地等养阴生津为主，同时由于放疗照射部位邻近肺，会造成放射性肺炎，故需加用清热宣肺药物，药用桑叶、桔梗、鱼腥草等，另火毒易灼津为痰，需佐以浙贝母、白茅根、枇杷叶、杏仁等清肺化痰。

8) 放疗后。此期主要是放疗的不良反应期，患者会出现气阴大伤、津液不足，以及骨髓抑制、放射性肺炎、放射性肠炎、皮肤溃烂不收等，多见气阴两虚证、肝肾阴虚证、阴津亏虚证、正虚毒炽证、肺肾两虚证、肺胃不和证等。徐老指出，治疗应养阴生津、清热解毒、益气补血等，药用南沙参、北沙参、五味子、金银花、鱼腥草、浙贝母、金荞麦、杏仁、鸡血藤等。

9) 巩固治疗期。此期为西医手术及放、化疗已结束。临床分为两种类型，一是无病生存期，二是带瘤生存期。无病生存期是指乳腺癌的西医检查指标均未见异常，但患者因为前期的西医以毒攻毒的综合治疗使得阴阳失调、气血亏虚等症状仍存在，此阶段的治疗主要以"既病防变"为目标，根据体质辨证论治，以清除残余毒素（包括癌毒和放、化疗的残毒）和扶正培本为主，达到改善体质、延长无病生存期的目的。证型以肝郁气滞证、气阴两虚证为主，也可兼有冲任失调证、气滞血瘀证、脾虚痰湿证。带瘤生存期的乳腺癌患者以正虚毒炽证为多，可兼有气阴两虚证、气滞血瘀证，治疗以攻补兼施为主，达到延长生存时间的目标。

（3）中西结合，扶正培本。"正气"又称"真气"，其生成于脾、肾二脏。正气亏虚是肿瘤发生发展的根本因素，乳腺癌患者在疾病进展和治疗过程中，又加重了正气亏损，阴阳失调，而扶正培本具有双向调节作用，可以提高机体免疫功能，减少癌毒和西医综合治疗的损害，激发并提高机体自动调节能力。徐老认为，扶正培本与西医治疗结合是乳腺癌防治的最佳方案，以下分述中西医结合治疗各期的随证治之。

1）扶正培本与手术结合。迄今为止，手术仍然是乳腺癌治疗中的首选最佳手段之一，早期可以根治，中、晚期可姑息切除。在术前给予扶正治疗可提高手术成功率，有助恢复，减少并发症、后遗症。治宜健脾益气、滋补肝肾，方用四君子汤、四物汤、保元汤、参苓白术散等随症加减。由于手术创伤，耗损气血，术后因根据不同症候以及损伤程度进行适度的扶正，以促进机体恢复。除了补益气血外，还需给予养阴生津、益气固表、健脾温肾等。乳腺癌术后，常出现低热、疲乏等气阴大伤之兆，药用西洋参、麦冬、生地黄、熟地黄等。亦有部分患者术后会出现自汗、乏力等营卫失调之证，治宜玉屏风散益气固表。手术创伤也会使患者阴损及阳，出现脾肾阳虚的症候，出现畏寒、纳呆、少气等，治宜温肾健脾，方用小建中汤、大建中汤、附子理中汤等加减。

2）扶正培本与化疗相结合。随着西方医学已进入分子分型及基因指导时期，化疗及分子靶向治疗是主要的治疗方法，但其不良反应常影响患者的预后，甚至放弃治疗。徐老认为，通过扶正培本，则可以扶以正气，解其毒性，补以损耗，纠正偏离。

3）扶正培本与放疗相结合。对于出现淋巴结转移的乳腺癌患者，西医常规会选择局部放疗作为辅助治疗。中医认为，放疗为"火毒"之邪，最易耗气伤阴，损液灼津，故放疗过程中，以气阴两虚和肝肾阴虚为多见，局部反应以放射性肺炎、肺纤维化、局部皮肤干裂、水肿溃烂等，治宜清热解毒、养阴生津，方用沙参麦冬汤，药用麦冬、川石斛、生地、天花粉等。预防放射性肺炎可加金荞麦、黄精、百合、生薏仁、南沙参、北沙参等。徐老指出，有些正气亏虚或素体阳虚的患者肺阴不足和脾肾阳虚并见，一定要在顾护阳气的同时滋阴润肺、清热解毒。

4）扶正培本减少消化道反应。化疗药物都会出现恶心、腹泻等肝胃不和的症候，多属脾伤虚损状态。徐老常以香砂六君子汤随证加减，加姜半夏、姜竹茹降逆止呕，开胃健脾，加陈皮、砂仁等醒脾理气。

5）扶正培本减少骨髓抑制。白细胞减少是以气虚为主，气不生血，治宜益气补血，药用黄芪建中汤加人参、黄精、桑椹、鸡血藤等；红细胞减少多为气血两虚，治宜气血双补，药用十全大补汤，加阿胶、鸡血藤、鳖甲、鹿角胶等；血小板减少多为气不摄血或血热妄行引起，治宜补气摄血、凉血止血，药用黄芪、紫河车、生地黄、茜草等。

6）扶正培本减少脏器及组织损伤。肝功能损伤者出现转氨酶升高、黄疸等，治宜健脾益气、疏肝利胆，方用黄连温胆汤加白术、垂盆草、五味子等；神经受损者出现指端麻木或钝痛等，治宜温阳通络，方用黄芪桂枝五物汤加桑枝、羌活、独活、伸筋草、络石藤等；心肌损害者出现心悸、气短、不寐等，治宜益气安神，方用生脉饮合酸枣仁汤加黄芪、远志、石菖蒲等。

（4）肝脾肾同调，注重早期防变。乳腺癌病位在乳房，晚期多转移至骨、肺、肝，其中骨转移远高于其他，这与中医肾的生理功能有关，肾主骨生髓，且对乳腺的生理功能有重要影响。肾气不足、肾阳亏虚与乳腺癌的骨转移有密切的关系，徐老喜用菟丝子、杜仲、仙灵脾温阳补肾，预防骨转移，如果已经出现骨转移则加川续断、补骨脂、龙骨、牡蛎等补肾壮骨；按照中医五行学说"肝木刑肺金"，肺为娇脏，肺主一身之气，主通调水道，这与西医的淋巴循环相吻合，乳腺癌肺转移仅次于骨转移，乳腺癌的痰瘀毒互结于乳络，肺虚如蜂巢，容易被入侵而病发，徐老喜用僵蚕化痰散结，配以黄芪、党参补肺益气、顾护正气，石斛、南沙参养阴润肺，如果出现肺转移，则加以金荞麦、浙贝母、杏仁等清热化痰。肝主疏泄，又主藏血，乳腺癌的肝转移排在第三位，配以郁金、白芍疏肝柔肝，枸杞子、桑椹、山茱萸肝肾同补予以预防，如果发生肝转移，则以鳖甲煎丸软坚散结。脾主水谷精微，濡养乳房，常予茯苓、半夏燥湿化痰，消痞散结。徐老认为，肝、脾、肾三脏失调是乳腺癌转移恶化的重要诱因；痰、瘀、毒既是病因，又是病理产物，互结成癌毒，故临证用药宜疏肝健脾益肾、肝肾同补、益脾温肾，预防病情恶化、化痰祛瘀、软坚散结、清热解毒抗癌，共奏既病防变之效。

（5）擅用药对，减毒增效。徐老临证喜用药对，她认为乳腺癌的中药处方组方较大，患者长期服用，经济负担也很重，如果运用恰当的药对可以事半功倍，既可节省开支，又可减缓放化疗产生的不良反应。现将徐老常用的药对归纳如下。

1）扶正祛邪。①党参与黄芪。党参甘温补中，和脾胃，促运化可益气生血。黄芪补气升阳，益卫固表。党参功善调中补血，黄芪功善升提实表敛汗。两药相合，一表一里，由气至血，气血双调，奏扶正抗癌之功。②熟地黄与山茱萸。熟地黄滋阴养血补髓，补肾中之精元。山茱萸补肝益肾，收敛元气。熟地黄以补为主，山茱萸以敛为主。两药伍用，一补一敛，共奏大补元气、益精强阴之效。③仙鹤草与白花蛇舌草。仙鹤草收敛止血，截疟，止痢，解毒，有促进血小板生成的作用。白花蛇舌草清热解毒，利尿消肿，活血止痛。两药均可治疗疮疖肿毒，两药相须而用，一收一散，共奏清热解毒抗癌之效。

2）疏肝健脾和胃：化疗期。①黄芩与半夏。黄芩泻火解毒，半夏和胃止呕、消痞解结，一寒一温，辛开苦降，二药合用，可减轻痰热互结或寒热互结的恶心呕吐、食欲不振等消化道不良反应。②鸡内金与谷麦芽。鸡内金健脾消食，谷麦芽健脾开胃、疏肝解郁，二者合用疏肝调气、开胃健脾之力增倍。③苍术与白术。苍术气味浓厚，苦温辛烈，燥温平胃，升阳散郁；白术甘温性缓，补脾力强，益气生血止汗。苍术以醒脾为主，白术以补脾为主，一散一补，脾胃健运。

3）养阴益气生津：放疗期。放疗的不良反应以气阴大伤、津亏液耗为多。由于气阴两虚，气血生化不足也会出现骨髓抑制等气血亏虚之症。①南沙参与北沙参。南沙参味甘，微苦，性凉入肺、肝经；北沙参味甘，入肺脾经。二药伍用可增强养阴生津、润肺止咳的功效。②瓜蒌皮与天花粉。瓜蒌皮、天花粉虽是同一植物不同部位，但功效各有所长，瓜蒌皮长于宽中理气化痰；天花粉长于养胃生津，合用则生津润燥化痰、开胸散结甚效。③天冬与麦冬。天冬养阴清热、润肺止咳，麦冬清心润肺、养胃生津润燥。二药伍用，金水相生，清心、肺、胃、肾之虚热，共奏通利三焦之功效。

4）养血祛风通络：减少神经毒性反应。①白芍与桂枝。白芍敛阴，桂枝解肌。二药一收一散，白芍养血敛阴不滞邪，桂枝和营解肌不伤阴。用于化疗后血脉不和、肢端麻木痹痛者甚效，减轻化疗的神经毒性反应。②海风藤与络石藤。海风藤入肝经，祛风湿、通经络；络石藤味苦，性微寒，入心、肝、肾经，祛风通络、凉血消痛。二药合用利于减少化疗对神经细胞的损害。

5）潜阳安神降脂：内分泌治疗期。对于乳腺癌需要配合内分泌治疗的患者，易出现潮热盗汗、心烦失眠等，由于内分泌治疗期很长，往往给患者造成很大的精神压力。徐老常用以下药对。①青蒿与鳖甲。青蒿能透郁热、升脾，鳖甲滋阴潜阳。合用则退虚热、清伏邪之功甚好。②黄芪与牡蛎。黄芪升阳补气，牡蛎平肝潜阳、软坚散结。二药合用共奏固表止汗、益气敛阴、软坚散结之效。③远志与石菖蒲。远志宁心安神，石菖蒲辛温通散、辟浊化湿。远志通于肾交于心，菖蒲开窍启闭宁神。二药合用，通心络、交心肾、宁心神之功甚好。

另外，HER-2阳性的乳腺癌患者使用分子靶向药物容易出现皮疹，徐老喜用蝉衣轻清升散，加薄荷辛凉行散以达透疹止痒之效。

（6）身心灵同治，精气神同调。情志在乳腺癌发生、进展及预后等方面起着非常重要的作用。朱丹溪曾说："乳子之母，不知调养，怒忿所逆，郁闷所遏，以致厥阴之气不行……失此不治必成痈疖。"尤其是乳房全切患者常因自卑产生绝望情绪，因此，徐老在治病的同时注重调畅情志，喜用"话"疗，耐心解释病情和开导患者及家属，支持癌友协会的工作，倡导群体治疗，让癌友们交流抗癌经验，分享成功康复的经历；身心同治，注重精神治疗会让患者有良好的心态，《黄帝内经》载"恬淡虚无，真气从之，精神内守，病安从来"，可见精神状态对身体健康的重要性，人体健康是身体 - 精神 - 意志三位一体的健康状态，任何时候患者的意识状态都关系到治疗效果。徐老还从生活饮食上提供指导，建议"五色补五脏"，多予新鲜蔬菜水果，少进食肥甘厚味、辛辣刺激之物，倡导患者在体力条件允许的情况下适当运动，多培养兴趣爱好，树立战胜疾病的信心。

5. 典型医案

马某，女，53岁。2016年10月24日初诊。主诉：右乳腺癌术后5个月。患者于2016年5月19日在江苏省人民医院在全身麻醉下行"右乳腺癌保乳根治术"，术后病理示：右乳浸润性导管癌，Ⅱ、Ⅲ级，肿块大小1.5cm×1.0cm×1.0cm，切缘（-），腋窝淋巴结转移（2/20）。免疫组化示：ER（++）、PR（-）、Her-2（++）、p53（-）、CK5/6（-）、PCNA（+）、TS（-）、TOP-2 约20%（+）、Ki-67：20%～30%（+）、survivin（+/-）。FISH检查示：Her-2

基因无扩增。术后运用EC方案4个疗程、紫杉醇4个疗程，2周内密集化疗8次，于2016年9月6日结束。2016年5月20日开始放疗，2016年10月29日结束，共放疗30次，并口服三苯氧胺。2016年10月13日于江苏省肿瘤医院查肿瘤指标：CEA 4.14mg/mL，CA125 14.94U/mL，CA153 10.06U/mL。刻下：头晕目眩，稍有口干，手足发麻，双腿酸软，纳食可，夜寐可，二便可。舌黯红，苔白厚，脉弦细。诊断：中医诊断为乳腺癌（阴虚风动，正气亏损），西医诊断为乳腺恶性肿瘤。治法：滋阴息风，扶正解毒。处方：南沙参10g，北沙参10g，苍术10g，白术10g，仙鹤草15g，白花蛇舌草15g，蒲公英15g，天冬10g，麦冬10g，生薏苡仁20g，枸杞子15g，桑椹15g，怀山药15g，制黄精15g，玄参12g，钩藤10g，僵蚕10g，红景天12g，炒杜仲15g，女贞子12g，炒谷芽12g，炒麦芽12g，生甘草3g。14剂。

2017年2月15日二诊：患者手足发麻及双腿酸软症状缓解，目前咳嗽咽痒，白天咳重，无发热，无鼻塞流涕，余无特殊不适，饮食尚可，睡眠欠佳，二便正常。现仍服三苯氧胺治疗。舌红，苔薄白，脉弦数。2016年10月24日方去僵蚕、钩藤、苍术，加川石斛12g，金荞麦20g，杏仁12g，浙贝母20g。14剂，煎服如前法。

2019年3月20日三诊：停药近1年，期间定期复查血常规、血生化、肿瘤指标、乳腺彩超及相关影像学检查未见明显异常。患者目前一般情况可，食欲尚可，睡眠可，大便日行1次。舌红，苔微腻，脉滑数。2016年10月24日方去僵蚕、钩藤、苍术，加猪苓15g，茯苓15g，佩兰10g，苍术10g。28剂，煎服如前法。嘱患者调畅情志，适当锻炼。后舌苔由腻转薄，续服滋阴解毒方，目前病情平稳。

【按语】 结合患者初诊时的症状、舌脉，可辨证为阴虚风动，又因患者乳腺癌手术、化疗、放疗后，大量耗伤正气，正虚邪盛，故当滋阴息风，同时扶正解毒。二诊时患者症状明显好转，但复感外邪，肺失宣肃，出现咳嗽、咽痒症状，故去僵蚕、钩藤、苍术，加川石斛、金荞麦、杏仁、浙贝母以滋阴清热、生津止咳。三诊时患者情况可，舌苔稍腻，故于基础方中加入猪苓、茯苓、佩兰、苍术行气利水祛湿。

【体会】 乳腺癌的疾病根源在于"阴虚"，徐老将"滋阴"的治法贯穿整个诊疗过程中，注重正气及胃气的调护，并随证灵活化裁加减，故可获此良效。

（整理者：方志军　钱一雯）

（八）卵巢癌

1. 概述

卵巢癌是生长在卵巢上的恶性肿瘤，为妇科三大恶性肿瘤之一，其死亡率高居妇科恶性肿瘤第一位。由于卵巢位于盆腔深部，发病隐匿，早期症状不明显，且卵巢为开放性器官，肿瘤易于播散，约60%的患者初诊时已属晚期，其5年生存率仅为29.2%。目前，卵巢癌的治疗是手术、化疗、维持治疗3种治疗方法交替和初始治疗后复发、再复发多线治疗的模式。随着抗血管生成药物和免疫治疗药物的应用，卵巢癌患者有了更高的临床获益，但仍存在耐药、复发、疗效下降等问题。如何达到疾病的长期缓解，实现卵巢癌慢病化管理，是临床探索的重要方向。中医药辅助治疗，不仅能有效弥补西医的不足，还能提高机体免疫功能、改善全身状况，从而提高患者生存质量。

卵巢癌在中医学中属于"癥瘕""肠覃""积聚"等范畴。《灵枢·水胀》所载"寒气客于肠外，与卫气相搏，气不得营，因有所系，癖而内生，恶气乃起，息肉乃生。其始生也，大如鸡卵，稍以益大，至其成，如怀子之状，久者离岁，按之则坚，推之则移，月事以时下，此其候也"是对卵巢肿瘤最早的描写，但未论及其恶性情况。《诸病源候论·癥瘕候》谓"癥瘕者，皆由寒温不调，饮食不化，与脏气相搏结所生也"，认为卵巢癌多由内因、外因合而致病。

2. 病因病机

徐老认为，卵巢癌的基本病机是脾肾阳虚阴结，即肾阳不足导致体内阴寒过盛，进而影响气血运行，形成痰湿和瘀血，而痰、瘀、毒三者互结是卵巢癌形成的主要病因。此外，徐老还强调冲任、气血通利不畅及情志伏邪在卵巢癌发生发展中的重要地位。

（1）病因分析。

1）痰瘀毒结。女性以血为本，肝为藏血之脏，肝血化生，涵养肝气使之冲和畅达，肝气郁结，血行受阻，气血凝滞成瘀，或经脉不利，络气失和致瘀，瘀久而积渐成，则为卵巢癌的病理基础，故瘀为卵巢癌的重要病理因素，可直接或间接影响冲任，阻滞胞宫。《仁斋直指方论》所载"癌者上高下深，岩穴之状……毒根深藏，穿孔透里"，论述了癌病为患，必有毒邪深藏体内。《灵枢·百病始生》所载"凝血蕴里而不散，津液涩渗，著而不去，而积皆成矣"，指出瘀血内结，津液凝聚不能布散，湿浊渐生，湿浊瘀毒胶着形成癥积。徐老认为，卵巢癌属血水同病之症，血病主要是指瘀血为病，水病主要指寒湿痰饮为病，毒为寒痰瘀积久不化而成，痰、瘀、毒结于胞宫是形成卵巢癌的主要原因。

2）冲任失调。《素问·举痛论篇》曰："任脉为病……女子带下瘕聚。"《医宗必读·卷七》云："女子癥瘕，多因产后恶露未净，凝结于冲任之中，而流走之新血，又日凝滞其上以附益之，逐渐积而为癥瘕矣。"以上均指出本病与冲任失调相关。徐老认为，任冲二脉，皆起于胞中，"冲为血海""任主胞胎"，肾气鼓动，冲任二脉的气血下则为经血，冲任失调，则人体内分泌紊乱，气血上下不利，气血郁积于卵巢，则易生有形肿块，正如《四圣心源》所言"积聚者，气血之凝瘀也"。而"气聚则金水失其收藏，阳不下蛰，是以寒生；血积则木火失其生长，阴不上根，是以热作"，故"气血积聚，阳不外达"。

3）情志伏邪。徐老认为，情志伏邪藏于体内，日久可致肝气郁结，脾失健运，最终导致肾阳虚衰。女子以肝为先天，肝主疏泄，条达气机，气行则水行，气郁则湿聚，故气滞可导致津液停滞，水饮内停，湿聚痰生。女子更易为"情"所困，经常出现抑郁焦虑，情志伏邪于内，导致肝失条达，气机郁滞，阴阳失衡，气郁痰凝，聚痰成瘀，又因伏邪具有潜藏隐匿的特点，往往不会即时发病，而是伏藏于体内，痰瘀互结于卵巢经脉，日久而酿毒生癌。汉代张仲景《金匮要略》言："见肝之病，知肝传脾。"情志不畅致肝郁不解，可进一步影响脾之运化。脾在志为思，忧思伤脾，因此情志不畅，过度思虑，会使人体正虚状态加重，更易于情志伏邪潜藏。肾为一身阴阳之根本，他脏脏气损伤到一定程度，必定会累及到肾，轻伤肾气，重伤肾阳，最终势必导致肾阳虚衰。

（2）病机认识。《黄帝内经》记载的"积之始生，得寒乃生，厥乃成积也"表明阴寒是肿瘤产生重要的外因。《金匮要略》曰："妇人之病，因于脾肾阳虚，积冷结气，隧窍阻塞，血瘀木陷，为诸经水断绝，不复流行……血寒积结胞门，痞硬不消，此癥瘕之在下者。"即妇人有经、带、胎、产等特有的生理过程，在经期、产后等特殊时期，正气相对较为虚弱，若不避风寒、进食生冷，可致寒邪客于胞宫，寒性收引凝滞，与气血相搏瘀滞胞宫，进而日久成积。徐老认为，卵巢癌的基本病机以阳虚阴结、寒痰凝血为主，湿浊、瘀血、邪毒蕴结为标，主要病位累及肝、脾、肾及冲任，病理特点表现为本虚标实，虚实夹杂。因肾中阴阳为一身阴阳之根本，肾阳具有气化功能，推动着津液的输布与血液的运行，肾阳虚衰，不能温煦脾阳，则命门火衰，阴寒内盛，即阳虚化气不足，无以推动水谷精微运化布散而集聚成有形痰湿；阴寒侵袭，使有形寒痰凝滞于阳气薄弱的卵巢而成癥瘕。

3. 辨证分析

（1）辨证要点。

1）辨阴阳虚实。卵巢癌的发生多与阳气不足、痰湿瘀血阻滞有关。卵巢癌早期，多见阳气不足，兼有气滞血瘀、痰湿毒蕴之证，以正虚为主；卵巢癌晚期，多见阳衰癌盛，痰瘀毒互结，以邪实为主。临床上，多病情复杂，虚实互见。

2）辨邪正盛衰。卵巢癌是高度恶性的肿瘤，发展快，变化速。辨明邪正盛衰，是把握扶正祛邪治则和合理遣方用药的关键。卵巢癌患者体质多为脾肾阳虚，早期患者多为邪气始生而阳气不足；如病邪在腹部广泛侵犯或多处转移，全身情况较差，消瘦、乏力、衰弱、食少，生活行动困难，症状复杂多变者，多为邪毒内盛而正气明显不支的邪实正虚者。

（2）辨证分型。徐老认为，卵巢癌基本病机为阳虚阴结、寒痰凝血。主要归结为脾肾阳虚，气滞血瘀，痰瘀互结等。徐老指出，脾肾阳虚贯穿疾病的各个阶段，强调辨证时应抓住疾病现阶段主要矛盾的变化，把握疾病的基本病机。

1）脾肾阳虚型。患者主要表现为腰痛酸软，腿膝无力，少腹拘急，面色㿠白，手足不温，纳差乏力，舌淡脉沉细。肾为先天，脾为后天，二脏相济，温运周身。徐老认为，若肾虚日久，不能温煦脾土，或久行久立，劳力太过，腰肌劳损，常致脾气亏虚，甚则下陷，临床除有肾虚见证外，可兼见气短乏力，语声低弱，食少便溏，治当补肾为主，佐以健脾益气，升举清阳。

2）气滞血瘀型。患者主要表现为小腹胀满，胸闷不舒，精神抑郁，小腹疼痛拒按，肌肤少泽，面色晦暗，舌紫黯，苔薄而干，脉沉涩；徐老指出若血瘀甚者，兼肌肤甲错，两目黯黑，可重用虫类搜剔脉络，祛瘀消瘕。

3）痰瘀互结型。患者主要表现为胸脘痞闷，恶心泛呕，带下量多，色白质黏，稠，舌紫，苔白腻，脉涩。徐老认为，肿瘤多为痰瘀互结而成，痰瘀毒不仅能凝结为瘤，还可使气机阻滞影响机体脏腑功能，从而出现诸多症状。化瘀化痰是抑制肿瘤、减轻症状的重要措施。

4. 临证治疗

（1）温肾健脾，故护阴阳。徐老认为，卵巢癌为阴寒之邪，补肾培元的扶正之法在治疗过程中极为重要。若肾阳充足便可推动和温煦各个脏腑组织，使得气血流动，生生不息；阳化气，可温化卵巢癌变部位的阴邪寒凝，继而维持一身阴阳之平衡，这对延缓肿瘤进展和防止再发，以及提高患者生活质量至关重要。徐老常用药物有熟地黄、杜仲、巴戟天、枸杞子、菟丝子等，同时注重顾护脾胃，配伍党参、黄芪、茯苓、白术、炒谷芽、炒麦芽等健脾益气。

（2）清解癌毒，化痰消瘀。徐老认为，癌毒既是卵巢癌的致病因素，又是其病理产物，因此清解癌毒需要贯穿疾病治疗的全程，也是中医药需要长期治疗的理论基础。在治疗卵巢癌时，徐老根据现代药理和中药归经的特点，常选择白花蛇舌草、蜀羊泉、土茯苓、山慈菇、冬凌草、半枝莲、藤梨根、红豆杉等。并结合其多痰多瘀的特点选用莪术、丹参、赤芍、三七、蜂房活血化瘀，半夏、南星、陈皮化痰散结消滞。临床中徐老慎用虫类药物来解癌毒：一方面，虫类药多数具有活血、破血的作用，可能会增加出血的风险；另一方面，部分患者服用虫类药物后增加了肝、肾的负担，而且虫类药价格普遍较高，长期服用使患者的经济负担加重。

（3）调理冲任，气行血守。徐老指出，正气存内，邪不可干。胞宫功能正常则外可抵御毒邪，内能维持气血正常运行。胞宫功能主要由冲任二脉调节。卵巢癌病位在女子胞，即冲任失司，气血逆乱。故徐老着重"调其气而破气血"，调理气血以达到祛瘀生新。在调理气血中又强调行气活血，瘀者或聚或散，气为血滞，则聚而成形，若行气活血，则血随气散，没而不见；瘀血滞留胞宫，胞宫失濡，生机受阻，势必影响新血的生成，治离经之血，总以祛瘀为要，瘀血得去，新血得生。常用药物有龟甲、丹参、阿胶、川芎、牡丹皮、三棱、莪术等。

（4）调理脏腑，身心同治。徐老在临证治疗过程中发现，卵巢癌患者常出现恐慌、恐惧、抑郁、焦虑等异常情志，这主要是因为气机运行失调、神机失和所致，故在治疗的过程中常用柴胡升阳举陷，扶肝行气，使全身气机条达，经络通畅，体现肝主疏泄、主升发的生理特点，辅以黄芪、白术健脾益气，滋养后天，扶正和中，调和气血，标本兼治。肝脾已伤，久病会累及肾，另外，徐老认为，由于卵巢癌病情的隐蔽性，伏邪日久，确诊时往往病情已经进展到中、晚期，而阳虚既是其发病的内在因素，又是病情进展的病理体现，因此常在疾病后期用制附子、肉桂、干姜温肾助阳。

5. 典型医案

王某，女，62岁，2017年7月14日初诊。主诉：卵巢癌术后2个月，化疗后恶心呕吐2日。患者因2017年5月因下腹部隐痛至外院查B超提示：盆腔囊性包块，大小约125mm×88mm，后行手术治疗，术中快速病理：（右卵巢）恶性肿瘤，遂扩大手术范围行全子宫+双侧附件切除+大网膜切除术+膀胱腹膜折返病灶切除术，术后病理：右侧卵巢高级别浆液性乳头状癌。免疫组化：ER(+)，PR(+)，p53(+，突变型)CK7(+)。2017年6月20日、7月11日开始行静脉化疗2次：紫杉醇240mg（第1日）+卡铂450mg（第1日）。化疗第2日开始出现恶心干呕。刻下：患者神清，乏力明显，恶心时作，纳食欠佳，大便日行3～4次，便质稀溏，舌质黯有齿痕，苔白腻，脉细弱。诊断：中医诊断为卵巢恶性肿瘤（脾肾阳虚，瘀毒内结），西医诊断为右卵巢高级别浆液性乳头状癌。治法：温肾健脾，化瘀解毒。处方：党参12g，黄芪10g，白术10g，枸杞子15g，菟丝子10g，淫羊藿10g，生姜10g，肉桂6g，白花蛇舌草15g，蒲公英15g，半枝莲15g，丹参10g，赤芍10g，竹茹6g，半夏10g，胆南星10g，炒麦芽12g，炒谷芽10g，甘草6g。10剂，水煎服，每日1剂，早、晚分服。

2017年7月28日二诊：患者诉服用上方后乏力、恶心较前好转，但夜眠较差，醒后难以入睡，大便日行1～2次，成形。舌质黯淡，苔白微腻，脉细弱。根据患者症状调整处方：党参15g，黄芪15g，陈皮10g，菟丝子10g，白花蛇舌草15g，蒲公英15g，半枝莲15g，丹参10g，赤芍10g，半夏10g，胆南星10g，柴胡10g，黄芩10g，阿胶珠10g，酸枣仁15g。10剂，水煎服，每日1剂，早、晚分服。

2017年10月3日三诊：患者家属前来取药，诉患者目前一般情况可，无恶心呕吐，无明显乏力，无腹痛腹泻，夜眠可，小便正常。予院内制剂消瘤胶囊，每次3粒，每日3次。嘱患者适当进行功能锻炼。

【按语】患者为老年女性，正气本虚，加之痰瘀互结日久癌毒内侵，手术、化疗等治疗后正气更加虚弱。故患者乏力明显，结合患者大便稀溏，恶心欲呕，舌质黯，有齿痕，苔白腻，脉细弱。考虑为脾肾阳虚，瘀毒内结证，故采用扶正祛邪之法。党参、黄芪、白术益气健脾，枸杞子、淫羊藿、肉桂温补肾阳，白花蛇舌草、蒲公英、半枝莲清热解毒抗肿瘤，丹参、赤芍活血化瘀，竹茹、生姜降逆止呕，半夏、胆南星化痰，炒麦芽、炒谷芽健脾胃消食，甘草调和诸药。徐老在健脾温阳、扶正固本的同时，不忘清解癌毒。二诊时，由于患者担心疾病复发，处于焦虑状态，导致肝失疏泄，肝气郁结，气机阻滞易导致瘀血、癌毒内生。五行中肝脏相克脾脏，肝木旺盛克制脾土，导致脾脏功能受损，脾主运化，水液代谢失常，壅生痰浊发为癌毒。因此，此阶段治疗以疏肝健脾、化痰祛瘀为主要治则，患者二诊在健脾基础上加用柴胡、黄芩疏肝理气，配合酸枣仁、阿胶珠养血安神，此后患者定期复查均未见异常，病情稳定。徐老在治疗过程中讲究标本兼治，身心同治，故能效如桴鼓。

（整理者：方志军　尹佳钰）

（九）宫颈癌

1. 概述

宫颈癌是指原发于子宫颈的恶性肿瘤，其病理分型多数为鳞癌，其次为腺癌、腺鳞癌，少见类型有小细胞癌、透明细胞癌等。据2020年国际癌症研究机构更新数据提示，宫颈癌发病率6.6%，死亡率7.5%，均居女性癌症第四位，成为影响女性生命健康的主要恶性肿瘤。宫颈癌是有明确病因的极少数恶性肿瘤之一，高危型人乳头瘤病毒的持续感染重塑宫颈上皮微环境，影响癌基因表达，致使阴道菌群失衡，最终导致宫颈上皮细胞恶性转化，发展为宫颈癌。宫颈癌的早期症状多为下腹痛、阴道接触性出血、阴道分泌物增多等，因其无明显特异性，易被患者忽视，所以多数被确诊时已经发展成中、晚期。目前宫颈癌的主要治疗措施有手术、放疗、化疗、靶向治疗及免疫治疗。治疗带来的不良反应和转移的高复发率给患者带来了极大的身心痛苦。传统中医药在数千年的医疗实践中积累了丰富的治疗经验，临床上在给予宫颈癌中、晚期患者同步放化疗时，应用中药进行辅助治疗，在提高疗效、缓解放化疗不良反应、改善患者生存质量等方面具有独特的优势。

中医学中无"宫颈癌"一词，但根据患者的临床表现将此病归属于"癥瘕""崩漏""带下病""阴痒""五色带""阴疮"等范畴。

2. 病因病机

《妇人大全良方》言："脏腑虚弱……与血气相结，故成积聚癥块也。"任脉统领肝经、脾经、肾经等阴经的气血，《黄帝内经》曰："任脉为病……女子带下瘕聚。"若饮食不节、七情怫郁、年老体虚、房劳多产、卫生不洁或外邪侵袭，脏腑虚损，气血匮乏，任脉不充，肝虚不发，冲脉不畅，血行郁滞，脾虚不运，肾虚不固，带脉失约，湿气下流，聚湿为痰，气滞、血瘀、痰湿并挟，涌扎于子宫收束之子门处，日久稽毒为积聚癥瘕，其病总属本虚标实，多因虚致实，虚实夹杂。

（1）病因分析。

1）痰湿侵扰胞宫。《素问·骨空论》言："带下，湿浊下淫也。"《傅青主女科·女科上卷》分治带下病篇有云："夫带下俱是湿症。"《景岳全书·妇人规》载："妇人阴中生疮，多湿热下注。"可见古籍文献中广泛记载了痰湿之邪乃妇科疾病的关键致病因素。徐老认为，痰湿侵扰胞宫为宫颈癌的根本病机。①湿者阴邪，易趋下焦袭阴位，故宫颈最易受湿邪所扰而致病。②居所潮湿致外感湿邪内侵或脾胃虚弱内生痰湿均结聚于胞宫，湿性黏腻痹阻脉络，邪气缠绵不去日久成癥。③《灵枢·百病始生篇》曰："湿气不行，凝血蕴里而不散，津液涩渗著不去。"痰湿积聚，与瘀血等它邪相兼为患则更易阻遏气机，湿瘀交阻，互为因果，缠绵不愈，持续损耗正气，促进癌毒的发展。或经手术治疗，加之炎灼炙热放疗，湿热搏结于下焦，连及带脉，客于胞宫，日久形成癌瘤。

2）肝肾亏虚，邪毒趁虚而入。《医宗金鉴·妇科心法要诀》载："先天天癸始父母，后天精血水谷生。"《医宗金鉴》云："精化者，由交媾不洁，精泄时，毒气乘肝肾之虚而入于里，此为欲染，先从下部见之。"可见肝肾在女子生理活动的重要作用。肾藏精，主生殖，乃先天之本，与女子胞关系密切；肝藏血，主疏泄，女子以肝为先天；肝肾共同起源于生殖之精，又共同受肾所藏之精的充养。女子以血为本，经、带、胎、产等生理功能的正常运行均赖以充足的精血。徐老认为，女子六七加之历经孕产，素体精血亏耗，此时肝肾亏虚，无力正常活动提供精血，胞宫未能充养，尤易衍生诸疾。或肝肾亏损，殃及奇经，冲任动摇，脏腑功能活动紊乱，女子正常生理功能失司，损及胞宫，夹杂外来或内生诸邪雪上加霜，故病始生。

3）癌毒留注。癌毒归属于毒邪的一种，其包含了湿热痰瘀多种病理因素，又可能化生于它邪，具有生长迅速极易侵袭、浸润周围组织、迅速销烁正气的特点。徐老结合多年临床经验发现，癌毒侵袭俟损伤脏腑功能、阻碍气血津液运行输布，促进湿热痰瘀等病邪的产生，使病情加重，同时癌毒亦夹杂它邪合成湿毒、热毒、痰毒、瘀毒等复合病邪，流窜作祟于机体，促使疾病发展转移。

4）情志失调。《丹溪心法·六郁》云："气血冲和，百病不生，一有怫郁，诸病生焉。"徐老认为，肝郁气滞为宫颈癌产生及发展的重要因素。女子以血为本，感情丰富，心思细腻，若思虑过极，耗伤阴血使之亏虚，加之肝气郁结，气机不畅，冲任失调，血阻胞宫，久则变生恶疾，发而为病。

（2）病机认识。徐老认为，宫颈癌的病机为"湿、虚、毒、郁"四个方面，患者由于先天禀赋不足，脏腑功能薄弱，机体正气素亏；又因后天房劳多产，肾气亏损，耗伤精血；或因饮食失调，损伤脾胃，气血生化乏源，无以充养机体；最终所致气虚血瘀，脏腑正气亏虚，难以抵御外邪。以湿热瘀毒为标，本病临床表现局部癥块位于下焦，与湿热毒邪和瘀血有密切关系。并针对病机提出"补脾益气，燥湿化痰""益肝肾，补精血""清热解毒，扶正抗癌""调畅情志，贯通中西"的治疗方法。

3. 辨证分析

（1）辨证要点。

1）辨分期。徐老认为，中医药治疗可以贯穿患者手术前后、放化疗后、维持治疗，以及晚期等各个阶段。中医药的干预，可以改善患者临床症状、使化放疗减毒增效、提高生活质量、延长生存期，并能实现患者长期带瘤生存。

2）辨整体与局部。宫颈癌治疗后尚无复发及转移患者，宜辨证论治，健脾益气养血，化瘀解毒以抗复发转移。若患者有复发或转移，在整体辨证下，兼顾转移灶，根据不同的转移病位，辨证选择药物。

（2）辨证分型。徐老深入剖析宫颈癌的病因病机，明确其病情的演绎变化，以痰湿内扰、肝肾亏虚、癌毒流注、肝郁气滞等方面为立足点，提出补脾益气、燥湿化痰、益肝肾、补精血、清热解毒、扶正抗癌、调畅情志、贯通中西的治疗方法，为宫颈癌的中医药治疗，开辟新的理论基础和治疗方案，使患者的生存率和生活水平显著提高。

1）痰湿内扰型。患者主要表现为经期紊乱，小腹疼痛，带下秽污，或苦米泔，气味恶臭，腰骶酸痛，阴道不规则流血。舌质红，苔黄厚而腻，脉弦数。病起后，迁延治疗，湿停日久，聚而生热，蕴结于下焦，带下臭秽。邪气盛实，正气渐衰。

2）肝肾亏虚型。患者表现为白带量多，色黄或杂色，有腥臭味，阴道时呈不规则出血，头晕耳鸣，手足心热，颧红盗汗，腰背酸痛，下肢酸软乏力，大便秘结，小便涩痛，舌质红绛苔少，脉来细数。此型多见于早期糜烂型者。

3）癌毒留注型。患者表现为带下量多，色黯，有腥臭味，下腹部疼痛，甚至触及有包块，面红耳赤，高热寒战，多汗，厌食，大便秘结，小便涩痛，舌质红绛无苔，脉来洪数。

4）肝郁气滞型。患者主要表现为精神郁闷，胸胁胀满，小腹疼痛，心烦口干，带下赤白，量多质稠有味，月经期延长，阴道接触性出血，晚期可有血淋，里急后重等。舌质淡，苔白，脉沉弦。

4. 临证治疗

（1）补脾益气，燥湿化痰。《难经正义·二十八难》云："带脉之所从出……又当属脾，故脾病则女子带下。"《景岳全书·积聚》载："凡治虚邪者，当从缓治，只宜专培脾胃以固其本。"叶天士提出："治湿还须重佐理气，气畅湿易散。"徐老认为，治疗本病，当以健脾为首选。健运脾气，脾气健旺，元气充沛，卫气旺盛，能抵御外来湿毒侵犯，且能使脾气健旺，亦能杜绝内湿产生，故将"补脾益气，燥湿化痰"贯穿始终。党参、黄芪并为君药，党参归脾、肺经，补中益气之功效卓著；黄芪性纯阳，益于中虚，用之痞满泄泻自除。二药合用配合山药、薏苡仁、白术等达到顾护中焦脾胃的作用，使胃气得复、气血通调、水谷精微得以输布，使痰湿无源生化。

（2）补肝肾，益精血。宫颈癌患者多行手术治疗，手术耗气伤血，驱邪的同时极伤正，术后应注重补肝肾，益精血。肾为先天之本，是宫颈癌发展与转归的重要影响因素。肝主血，精血同源，肝血与肾精相互为用。临床常使用角药"枸杞子、女贞子、桑椹"三药配合，以增滋补肝肾、益精生血之功。徐老认为，肝肾之阴为一身阴气之统帅，肿瘤后期患者"大骨枯槁，大肉陷下"，气血津液亏损之极，故常在上药基础上加伍墨旱莲重滋肝肾之阴，以期阴复阳生。如有腰膝酸软者可用杜仲、续断等补肝肾、强筋骨。若因精血亏虚致阴虚火旺，加用地骨皮清虚火，熟地黄滋阴降火。

（3）清热解毒，扶正抗癌。宫颈癌因湿邪夹杂癌毒为实，肝肾不足为虚的病机特点，故解毒抗癌仍贯穿宫颈癌的整个治疗过程。选用经现代药理学研究证实具有较强的抑制肿瘤增殖作用的广谱抗癌药组成角药，如仙鹤草、白花蛇舌草、蒲公英增强清热解毒、扶正抗癌之效。仙鹤草又称龙牙草、脱力草，味苦涩，无毒，有收敛止血、止痢、杀虫、脱力补虚之作用；白花蛇舌草味苦、淡，性寒，可清热解毒、消痈散结、利尿除湿；蒲公英味苦甘寒，清热解毒、消肿散结、利湿通淋。三者伍用，补虚清热、解毒散结，且仙鹤草清中具补，实为治瘤佳药。

（4）调畅情志，贯通中西。《临证指南医案》载："脐下癥形渐大……气滞血瘀，皆因情志易郁，肝胆相火内灼，冲脉之血欲涸。"宫颈癌好发于更年期，此时肝郁为主要证候，肿瘤患者思想压力较大，又加重肝郁。常以柴胡、白芍二药伍之，收散得当配合，以达疏肝气却不损肝阴、补肝体兼调畅气机之功。配以郁金、合欢等理气解郁。并真诚耐心和适当关怀充分赢得患者信任，建立医患之间的心灵沟通，增强患者的治疗信心，缓解患者焦虑、抑郁情绪，平心定气故安和。中医妇科源远流长，辨证论治颇具特色，但随着时代发展变化，现代医学知识亦需重视，中西合参，取长补短，方可提高治疗疗效。

5. 典型医案

郭某，女，58岁。2019年10月28日初诊。主诉：宫颈癌术后9个月，化疗后间断腹泻2个月。患者2018年12月因"肛门疼痛"行妇科查体时发现宫颈占位，行宫颈活检，病理示：宫颈组织活检鳞状细胞癌。2018年12月进行宫腔MRI检查示：宫颈占位，大小约 4.2cm×2.8cm×3.6cm，考虑宫颈癌，侵犯阴道穹隆可能，双侧宫旁未见明显侵犯征象，左后壁宫腔壁强化结节，考虑宫壁恶性肿瘤。子宫前壁肌层增厚，腺肌症？宫腔多发肿大淋巴结，考虑 MT。宫腔积液。于 2019 年 1 月行宫腔外照射放疗，照射范围包括宫颈病灶、子宫、部分阴道、宫腔肿大淋巴结、髂血管周围、闭孔、宫旁淋巴结引流区。于 2019 年 1 月 11 日、2019 年 2 月 1 日行白蛋白结合型紫杉醇＋奈达铂化疗 2 个疗程，于 2019 年 5 月 3 日、2019 年 6 月 3 日、2019 年 7 月 14 日、2019 年 8 月 22 日行白蛋白结合型紫杉醇＋奈达铂化疗 4 个疗程。既往有"慢性糜烂性胃炎"病史。现患者腹泻，大便日行 3～4 次，大便不成形，胃脘至小腹处畏冷，得温则舒，晨起口苦明显，双足掌麻木感明显，纳差，不思饮食，小便正常，寐可。苔薄黄腻，舌质淡，体胖，脉沉细滑。诊断：中医诊断为宫颈癌（肝肾亏虚，癌毒留注），西医诊断为宫颈癌术后。治法：补益肝肾，解毒祛湿。处方：黄芪 15g，肉桂（后下）5g，桂枝 6g，乌药 6g，炒山药 20g，川连 3g，炮姜 6g，炙甘草 6g，苍术 6g，陈皮 6g，木香 6g，补骨脂 10g，姜半夏 10g，仙鹤草 15g，白花蛇舌草 15g，焦山楂 15g，焦神曲 15g。14 剂，每日 1 剂，水煎，早、晚分服。

2019 年 11 月 7 日二诊：服药后腹泻缓解，大便转实形细，日行 2～3 次，便前腹痛，排便不畅，口中黏腻不适，自觉恶心，夜寐安，苔薄黄稍腻质淡红，脉沉稍细。原方加白芍 12g、藿香 10g、佩兰 10g、柴胡 6g、生姜 3 片。14 剂，每日 1 剂，水煎，早、晚分服。

2019 年 11 月 28 日三诊：肛门坠胀感，矢气则舒，恶心减，纳食可，夜寐安，苔薄，舌质红，脉沉细弦。处方：2019 年 11 月 7 日方去藿香、佩兰、生姜，加枳壳 6g、升麻 6g、凤尾草 15g。

2020 年 5 月 21 日四诊：大便次频，甚如水样，形瘦，纳食一般，肛门稍坠胀，恶心，苔薄黄，舌质黯红，脉沉细。原方调整为：苍术 10g，川朴 6g，猪苓 10g，茯苓 10g，泽泻 10g，车前子（包煎）10g，党参 15g，羌活 6g，白芷 6g，升麻 6g，川连 3g，炮姜炭（包煎）6g。14 剂，每日 1 剂，水煎，早、晚分服。

2020 年 6 月 4 日五诊：大便转实，时有便血，色黯红，大便日行 1～2 次，夜寐安，苔薄黄，舌质红，脉沉细滑。处方：2020 年 5 月 21 日方加柴胡 6g、仙鹤草 15g。

【案析】宫颈癌治疗时以扶正祛邪为根本治法。首诊方中黄芪、桂枝补气固本，山药、炙甘草顾护脾胃，苍术、陈皮、木香疏肝理气、燥湿健脾，桂枝温通经脉、助阳化气，乌药、炮姜、姜半夏温经散寒、行气止痛，肉桂、补骨脂温肾助阳，仙鹤草涩肠补虚，川连、白花蛇舌草清热解毒、抗癌化瘀。诸药合用，主次兼顾，疗效显著。二诊之时，患者腹泻缓解，口中黏腻不适，苔薄黄稍腻，舌质淡红，考虑患者病后情志不畅，肝气犯脾，脾虚湿盛，郁久化热，故在原方基础上加柴胡解表退热、疏肝解郁，白芍柔肝止痛，藿香、佩兰清热化湿、芳香化浊，三诊之时患者症状大有缓解，加入升麻升阳举陷治疗气虚下陷，四诊、五诊时下元亏虚之证缓和，思路转变为利湿止泻。整个治疗过程体现了宫颈癌治疗补虚扶正、驱邪逐瘀的思路，攻补兼施，阴阳调和，在西医放疗、化疗、手术治疗基础上联合中药治疗有效控制了宫颈癌的发生发展，减轻患者焦虑症状，提高生活质量。

（整理者：方志军　吕欣妮）

（十）恶性淋巴瘤

1. 概述

恶性淋巴瘤（malignant lymphoma，ML）是一类起源于淋巴造血系统的恶性肿瘤，来源于淋巴细胞或组织细胞的恶变，可发生于身体任何部位，是临床较为常见的血液系统肿瘤。临床表现以无痛性、进行性淋巴组织增生，尤以浅表淋巴结肿大为特点，常伴有肝脾大及相应器官压迫的症状，晚期有贫血、发热和恶病质等。根据组织病理学分析淋巴瘤组织细胞特点，可以将 ML 分为霍奇金淋巴瘤（Hodgkin's lymphoma，HL）和非霍奇金淋巴瘤（non-Hodgkin's lymphoma，NHL）。在组织病理学上，HL 的恶性细胞为 R-S 细胞及其变异细胞；NHL 的恶性细胞则为恶变细胞增殖形成的大量淋巴瘤细胞。恶性淋巴瘤是我国常见的恶性肿瘤，每年发患者数约为 7.54 万，发病率为 4.75/10 万，死亡人数为 4.05 万，死亡率为 2.64/10 万。本病任何年龄均可发病，常见于青壮年，在我国发病年龄高峰在 40 岁左右，且男性发病率高于女性。本病预后与病理类型、分期、全身状况及年龄、性别等有关。恶性淋巴瘤的病理类型繁杂、治疗方法多样、预后转归迥异，徐老在其诊治上有独到的见解，可以有效提高患者的生活质量并延长生存期。

2. 病因病机

在古代中医文献描述中，"恶核""瘰疬""石疽""失荣"等与恶性淋巴瘤的症状、病理相似。徐老认为，恶性淋巴瘤的病因病机主要总结为本虚标实之病变。其虚以肝、脾、肾虚损为主，其实以痰、瘀、毒、热为主。

（1）病因分析。

1）正气不足。脏腑功能失调，可以导致诸虚不足。诸虚不足除引起相应的虚证病理变化外，还可引起血脉瘀阻的病理变化。先天禀赋薄弱或后天失养，以致元阴元阳不足。元阳不足，虚寒内生，寒性凝滞，血脉闭阻，或阳气虚弱，鼓脉无力，血液循行缓慢，并见水湿不化，蕴生寒痰，可导致寒痰凝聚或血瘀内阻；阴精不足，百脉失养，或阴虚生内热煎熬阴液导致经脉血瘀。

2）七情所伤。喜、怒、忧、思、悲、恐、惊七情变化是机体对精神活动的正常应答，突然、强烈或长期持久的七情刺激，超过正常机体所能够调节的范围，就会使机体气血逆乱、脏腑失调而发生疾病。过喜可伤于心，心气不足，推血运行失调，导致血脉瘀阻；郁怒伤于肝，肝失调达，导致肝郁气滞，血脉阻滞；思伤于脾，脾失健运，导致痰湿内生，郁结经脉；忧伤于肺，肺失清肃，导致痰湿不化，形成痰核；恐伤于肾，肾气（肾阳）不足，阳虚水泛，水湿内停，或肾阴不足，虚热内生，煎熬津液（血液）成块，形成积聚。

3）邪毒因素。六淫邪气乘虚而入，或外邪亢盛，直入脏腑，变生疾病。寒邪入侵，凝滞血脉，血液循行缓慢，或瘀阻脏腑、经脉，或热毒入侵，煎熬血液成块；湿邪入侵，聚而不散，久之转化为痰湿，流注经脉、肌肤之间。

（2）病机认识。

1）正气不足。古典医籍《医林改错》《读医随笔》载有"元气既虚，必不达于血管，血管无气，必停留为瘀""气虚不足以推血，则血必有瘀""血虚不足以滑气，则气必有聚""阴虚血必滞""阳虚血必凝"。徐老认为，正气不足，是恶性淋巴瘤发病的最基本原因，患者先天禀赋薄弱，或后天失养，以致正气不足。一方面，与邪抗争无力，无法固卫机体；另一方面，正气不足，鼓脉无力，血液循行缓慢，并见水湿不化，而生痰、瘀。

2）邪毒内盛，痰瘀互结。六淫邪气乘虚而入，或外邪亢盛，直入脏腑，变生疾病。徐老认为，其病因之本在于痰。因为痰具有流注、凝结成块、变化多端等特征，所以病位多发生于全身，尤以颈项、腋下多见；病情严重者可发生于纵隔与腹腔。疾病初期以痰为主，兼有血瘀、毒聚，久则郁而化热，故常见痰、瘀、毒、热相互搏结。病程中可累及肝、脾、肾。

3. 辨治经验

（1）扶正为本。正气不足是恶性淋巴瘤发病的先决条件，必须先扶助患者体内的正气，提高机体免疫力，才能做到正气存内，邪不可干。徐老宗《张氏医通·积聚》"善治者，当先补虚，使气血壮，积自消也"的思想，崇尚扶正固本、养阴抑瘤之治法。用南沙参、北沙参、生黄芪、党参、太子参、石斛等益气养阴，枸杞子、桑椹、怀山药、制黄精、女贞子、杜仲、山茱萸等补益肝肾，使得正气得以存内，对抗癌毒，鼓邪外出。

（2）祛邪抗癌。恶性淋巴瘤疾病初期以痰为主，兼有血瘀、毒聚，久则郁而化热，故常见痰、瘀、毒、热相互搏结。徐老常用丹参、莪术、三七等活血化瘀，破瘀散结，下导瘀血；用仙鹤草、蒲公英、白花蛇舌草、山慈菇、石打穿、八月札等清热解毒，散结抑瘤；用僵蚕、全蝎化痰散结，通络祛瘀。配合扶正为本的治疗原则：一方面，鼓舞正气，追邪外出；另一方面，使邪有出路，推陈致新，如此共同起到扶正抑瘤的作用。

4. 典型医案

过某，男，75岁，2014年11月3日初诊。主诉：套细胞淋巴瘤术后半年化疗8次后。患者2014年3月无明显诱因下出现上腹部不适，未予重视，后体检发现大便隐血阳性，胃镜（江苏省人民医院）示：胃体息肉，食管炎。2014年5月14日行内镜下EMR，术中发现回肠末端回肠－低回声肿块。2014年5月26日行"结肠癌根治术"，术后病理示：（回肠）淋巴组织增生，恶性淋巴瘤待除外，肿瘤大小4cm×3cm×1.5cm，侵及浅肌层，肠部淋巴结（9/16）枚。免疫组化：（回肠）肿瘤细胞CD20（++），pax-5（++），CD5（+），CyolinD1（++），Bcl-2（+），Ki-67（约10%+），FISH检测CCND1（+）。背景细胞CD3（+），

CD2（灶±），CD23（灶+），CD38（+/-），CD10（灶+），Bcl-6（灶+），CK（pan）（上皮+）。结合组化：B细胞恶性淋巴瘤，套细胞型（Ⅳ期ACHIPI评分35分，ECOG评分5分）。2014年6月23日至10月21日化疗8个疗程，具体方案为：利妥昔单抗600mg（化疗前1日），吉西他滨1.5g（第1日），奥沙利铂150mg（第1日）。刻诊：患者头晕乏力，纳食不馨，大便日行1～3次，成形，舌红苔薄白。诊断：中医诊断为积聚（气阴两虚，热毒互结），西医诊断为套细胞型（Ⅳ期ACHIPI评分35分，ECOG评分5分）。治法：益气养阴，清热解毒，扶正抗癌。处方：南沙参15g，北沙参15g，川石斛12g，生黄芪15g，炒白芍12g，仙鹤草15g，白花蛇舌草15g，龙葵叶20g，猪苓15g，茯苓15g，枸杞子15g，桑椹15g，怀山药15g，制黄精15g，女贞子12g，山慈菇10g，丹参12g，炒谷芽12g，炒麦芽12g，炒杜仲15g，炙甘草3g。14剂，水煎服，每日1剂，早、晚分服。

【按语】恶性淋巴瘤临床较少见，临床主要以正虚邪实为主，本例患者为套细胞淋巴瘤术后化疗后，考虑化疗药物多为热性，损伤患者气阴，故以南沙参、北沙参为君，配合石斛、黄芪益气养阴扶正，仙鹤草、白花蛇舌草、龙葵叶、山慈菇清热解毒抗癌，猪苓、茯苓、山药、炒谷芽、炒麦芽益气健脾，枸杞子、桑椹、女贞子补益肝肾，白芍、丹参养血活血，炙甘草调和诸药。徐老此方以脾肾为本，扶正祛邪，配合身心同治，延长患者生命，提高患者生活质量。

（整理者：方志军 钱诗雨）

第二章 肿瘤诊治医案赏析

一、肺癌

1. 医案1：肺癌化疗后

蔡某，男，73岁，江苏南京人。2011年7月11日初诊：患者2006年12月26日在南京医科大学第二附属医院行左上肺癌根治术，术后病理示：鳞癌Ⅱ～Ⅲ级，淋巴结未见癌转移，术后行4个疗程化疗。2010年7月19日复查肿瘤指标正常，胸部X线检查示左侧胸膜增厚。刻下：咳嗽咳痰不多，无明显胸闷气喘，纳食可，夜寐一般，二便正常，舌质淡胖有齿痕，苔薄白，脉弦。辨证分析：热毒痰瘀阻肺，气阴两伤所致。诊断：中医诊断为肺癌（气阴两虚，痰瘀阻肺），西医诊断为左肺鳞癌术后。治法：益气养阴清热，化痰活血消癌。药用：南沙参10g，北沙参10g，川石斛12g，生薏苡仁20g，生黄芪15g，仙鹤草15g，白花蛇舌草15g，枸杞子15g，桑椹15g，怀山药15g，制黄精15g，金荞麦20g，杏仁12g，浙贝母10g，茯苓15g，土茯苓20g，郁金10g，百合10g，红景天15g，女贞子12g，炒杜仲15g，生地黄10g，山萸肉8g，甘草3g。14剂。

2011年7月25日二诊：时感夜间头痛，纳食可，夜寐安，二便调，舌质偏红，苔白，脉细弦。太子参10g，生黄芪15g，生薏苡仁20g，天冬15g，麦冬15g，仙鹤草15g，白花蛇舌草15g，蒲黄15g，金荞麦20g，杏仁12g，枸杞子15g，桑白皮15g，五味子6g，鸡血藤15g，茜草10g，炒白术12g，炒白芍12g，僵蚕10g，白蒺藜10g，红景天15g，炒谷芽12g，炒麦芽12g，甘草3g。14剂。

2011年12月10日三诊：患者停药4个月，化疗已结束，1个月前复查述正常，目前，胃纳尚可，夜寐一般，二便正常，舌质淡胖有齿痕，苔薄白，脉弦。治守原法。2011年7月11日方，14剂。

药后病情稳定，继续服药，精神状态好转，咳嗽咳痰基本缓解，仍以上方继续调理。

【按语】 原发性支气管肺癌的发病率及病死率日趋攀升，因其早期多数无明显症状，被发现时多数已进展为中、晚期，影响整体治疗效果及预后，中医药"扶正培本"在肺癌各个阶段均具有独特优势。

徐老认为，肺癌发病病机为"正气亏虚，癌毒互结"，其中，正虚为肺癌发病的内在条件，癌毒为发病的始动因素。正气内虚的原因多样，包括年老体弱、饮食内伤、情志失调等导致机体脏腑功能失调，气血阴阳运化失常，则气滞、痰浊、血瘀、热毒日益积聚，相互搏结，渐成肿瘤。正如《黄帝内经》所言"正气存内，邪不可干，邪之所凑，其气必虚""人年四十而阴气自半"。徐老认为，正气亏虚是肺癌发病的内在基础，其中气阴亏虚为致病之本。肺癌病位在肺，涉及脾肾，气阴亏虚主要体现在肺肾之气阴亏虚。肺癌发病多起于中老年人，天癸衰竭肾精渐少，无以充养脏腑，正气不足不能抗邪，邪毒日久成积而发病。既病后多接受手术、放疗、化疗、靶向等治疗，中医学认为，化放疗属于"热毒"范畴，最易伤津耗气，临床多表现为气短、乏力、纳差、恶心呕吐、舌红少苔、脉细数等症。病久入肾，且肺为肾之母，金水相生，发病日久气阴亏虚最易累及肾，故徐老认为，气阴亏虚是肺癌的基本病机，贯穿其发生发展的始终。患者病情不一及治疗方案不同等各种因素导致患者在气阴亏虚的基础上出现了兼加病机如气滞血瘀、痰瘀阻络、阴虚热毒、湿热瘀阻等，故徐老认为，临床治疗肺癌时应紧紧把握"气阴亏虚，癌毒积聚"的病机，根据疾病分期、病情轻重、患者体质及西医治疗等情况，在准确辨别痰、瘀、热、毒等病理因素的基础上，配合祛痰、化瘀、清热、解毒等治法，并重视"益气养阴，扶正固本"之法，方能标本兼顾、扶正祛邪。

该患者左上肺癌根治术后，并行术后化疗4个疗程，化疗药物为阴毒之品，耗伤人体正气，且为老年患者，据《黄帝内经》"年四十而阴气自半"，该患者符合"正气亏虚，癌毒互结"之病机，故初诊选用养阴补肺解毒方为主方。二诊因患者时感夜间头痛，考虑瘀血头痛，伴有热象，在原方的基础上加鸡血藤、茜草、僵蚕、白蒺藜以加强活血化痰之效；因舌质偏红，考虑肺热偏重，去南沙参、北沙参、石斛、枸杞子、桑椹、怀山药、制黄精、杜仲等滋补强壮之品，以太子参、天冬、麦冬、五味子益气养阴，佐以桑白皮加强清肺热之效，炒白术、炒谷芽、炒麦芽等健胃，以防清热药碍胃之嫌。

从上案可以看出，徐老在临证过程中以"益气养阴，扶正祛邪"为抓手，根据患者的临床症状，佐以化痰、活血、消癌等治疗，适当加减变化，讲究方证对应。

【体会】 徐老临证坚持从气阴论治非小细胞肺癌，提出"正气亏虚，癌毒互结"病机一说，采用"益气养阴，扶正祛邪"的根本治则，并随证加减，体现针对基本病机的辨病治疗和针对随症加减、临时治标的辨证治疗的灵活性。

2. 医案2：中央型肺癌

裴某，女，99岁，江苏南京人。2017年9月21日初诊：患者近来反复咳嗽咳痰，为白痰，时有痰中带血，至江苏省中西医结合医院查胸部CT示：中央型肺癌。刻下：咳嗽咳痰，痰中带血，伴乏力、消瘦，无胸闷胸痛，大便日行1次，夜尿频，舌质边红，苔薄白，脉细弦略数。辨证分析：热毒痰瘀阻肺，气阴两伤所致。诊断：中医诊断为肺癌（气阴两虚，痰瘀阻肺），西医诊断为肺癌。治法：益气养阴清热，化痰活血消癌。药用：南沙参12g，北沙参12g，川石斛12g，生黄芪20g，仙鹤草30g，白花蛇舌草20g，生薏苡仁30g，麦冬12g，枸杞子20g，桑椹12g，白茅根20g，芦根15g，刺五加12g，沙棘12g，山萸肉10g，女贞子12g，旱莲叶12g，远志10g，益智仁12g，炒神曲12g，甘草3g，浮小麦20g，碧桃干10g，大黄10g，怀山药15g，制黄精15g，三七粉3g。14剂。

2017年10月9日二诊：咳嗽咳痰较前好转，咯血量较前减少，进食量略差，仍感乏力，二便正常，舌淡苔薄白，脉沉细弦。药用：南沙参12g，北沙参12g，生黄芪20g，生薏苡仁20g，金荞麦20g，杏仁12g，浙贝母10g，仙鹤草20g，蒲公英20g，黄芩炭10g，血余炭10g，藕节炭10g，益智仁12g，炒杜仲15g，山萸肉10g，白茅根20g，侧柏叶10g，紫苑10g，生晒参8g，枸杞子20g，麦冬10g，五味子9g，炙甘草3g，蒲黄炭10g，三七粉3g。14剂。患者后于当地医院守方继服30剂。

2018年5月21日三诊：患者受凉后咳嗽加剧，咳白色黏稠痰，无咳血，胃纳尚可，夜寐一般，二便正常，舌质淡胖有齿痕，苔薄白，脉弦。药用：南沙参12g，北沙参12g，川石斛12g，生薏苡仁20g，仙鹤草30g，白花蛇舌草20g，茯苓20g，金荞麦20g，杏仁12g，浙贝母10g，女贞子12g，旱莲叶12g，桔梗10g，苏梗10g，炙紫苑10g，刺五加12g，红景天12g，炙甘草3g。14剂。

【按语】2022年国家癌症中心数据显示，肺癌的新发及死亡人数均为我国恶性肿瘤之首。肺癌早期发病隐匿，多数病例在确诊时已是中、晚期，需要手术切除配合放化疗等一系列治疗，预后较差。近年来，随着靶向药物及免疫药物的发现，使肺癌治疗领域得到重要进展，但仍存在一些挑战和问题，需要不断优化治疗策略、更新技术。中医药治疗遵循整体观念和辨证论治，在缓解症状、提高患者生存质量方面有着极大的优势。

患者高龄女性，本就年老气血不足，再加久病耗伤人体正气，导致癌变符合气阴两伤之体质，结合舌脉辨证为热毒痰瘀阻肺，气阴两伤证。其病证特点，虚实夹杂，实者热毒痰浊瘀结，虚者气阴两亏，故治疗以益气养阴扶助正气，化痰祛瘀解毒抗癌。治以养阴补肺解毒方化裁，方中用大黄，取大黄黄连泻心汤之意，大黄以泻代清，三七粉活血止血。二诊患者病情好转，减大黄，用黄芩炭、血余炭、藕节炭、蒲黄炭止血，因患者仍觉乏力，合用生脉饮加强益气养阴之效。三诊患者受凉后咳嗽加重，为久病基础上在加外感，徐老治本基础上佐以解表止咳，方用南沙参、北沙参、石斛、女贞子、旱莲叶、刺五加等益气养阴扶正为主，金荞麦、浙贝母、桔梗、紫苑化痰止咳，红景天活血散结，白花蛇舌草清热消癌，并佐以杏仁、苏梗解表止咳。

患者初诊"咳嗽，痰中带血"，初诊热重，故用大黄清热活血止血。二诊患者咳血减少，伴见纳差，考虑大黄泻下伤胃，故去大黄，改用黄芩炭、血余炭、藕节炭、蒲黄炭止血而不碍胃。三诊患者因咳嗽就诊，处方便以养阴润肺，佐以活血化痰止咳，体现了标本同治，本虚标实，以"益气养阴扶助正气"为主，佐以化痰、活血、清热等法。

【体会】徐老立足中医辨证论治和整体观，倡导肿瘤治疗以"和法"贯穿始终，遂形成以"和法"为主的学术思想。在辨治过程中始终以益气养阴、补肺解毒为主要治法，并随证加减，体现"观其脉证，知犯何逆，随证治之"，方能圆机法活，方证相合。

（整理者：邢海燕　吴海兰）

二、大肠癌

1. 医案1：乙状结肠癌根治术后

朱某，女，70岁，江苏南京人。2011年12月15日初诊：患者2011年3月因大便隐血试验阳性，查肠镜示：乙状结肠占位。2011年4月行腹腔镜下结肠癌根治术，术后病理示：腺癌Ⅱ～Ⅲ级，溃疡型，肠壁全层侵犯，上下切缘（－），肠周淋巴结（1/6）。2011年5月26日起予XELOX方案化疗4个疗程，近日复查CT示：术后改变。刻下：患者自觉全身乏力，易汗，动则尤甚，双上肢麻木，纳谷可，大便日行1～2次，质地中等，夜寐差，舌质黯，苔薄白，脉左弦右细。辨证分析：气阴亏虚，瘀毒内结。诊断：中医诊断为肠蕈（气阴亏虚，瘀毒内结），西医诊断为结肠癌。治法：益气养阴，解毒散结。药用：黄芪20g，生地黄15g，知母6g，葛根20g，天花粉15g，五味子5g，鸡血藤15g，石斛10g，玄参10g，南沙参10g，北沙参10g，炒枣仁20g，地龙15g，仙鹤草15g，白花蛇舌草15g，红景天10g，功劳叶12g，赤芍10g，白芍10g，石决明（先煎）20g，陈皮6g，狗脊15g。28剂。患者后于当地医院守方继服14剂。

2012年2月2日二诊：患者指端麻木感消失，肩背部疼痛，夜间明显，口咽部干燥，大便日行2次，质成形，偶有盗汗，质黯红，有瘀斑，苔薄黄腻，脉细。2011年12月15日方去黄芪，加瘪桃干15g、片姜黄10g。28剂。

2012年3月1日三诊：患者胸痛如窒，肩臂及后背疼痛，连及腰部，双下肢疼痛时作，夜寐一般，质红，苔黄，脉细数。2011年12月15日方去黄芪，加片姜黄10g，土鳖虫5g，羌活10g，独活10g，桑寄生15g，全蝎5g，丹参15g。14剂。

【按语】大肠癌的发生机制尚未完全清晰，当前普遍认为，遗传、环境、饮食、肠道菌群、消化系统疾病史均与大肠癌的发生密切相关。手术、放疗、化疗、靶向治疗、免疫治疗是临床治疗大肠癌的常用方法。中医全程参与大肠癌的治疗能够进一步抑制肿瘤生长、改善患者免疫功能、提高手术疗效、减少术后复发及放化疗等不良反应的发生风险。

本案初诊症见患者劳倦乏力、易汗等主要表现，结合脉左弦右细之象，徐老辨证为"气阴亏虚"，药用黄芪、生地黄、知母、葛根、天花粉、五味子、石斛、玄参、南沙参、北沙参、红景天、功劳叶、赤芍、白芍、石决明、陈皮、狗脊气阴通补，集健脾益肾、清虚热、理气、生津、敛阴为一方，使得全方补而不滞，滋而不腻。其中，黄芪、知母、葛根、天花粉、五味子寓玉液汤之意，取之补脾益肾固气阴。同时，患者初诊兼见双上肢麻木之症，四肢末端麻木感是EXLOX化疗方案的常见周围神经毒性表现，结合舌质黯红，徐老辨证为"瘀毒内结"。气虚络滞，阴虚津涸，瘀毒内结，虚实夹杂。药用鸡血藤、地龙、仙鹤草、白花蛇舌草解毒抑癌，祛瘀通络。二诊患者指端麻木感消失，以肩背疼痛、口咽干燥、盗汗、质黯红瘀斑、脉细为主症，徐老去黄芪甘温之品，功擅滋阴补虚、敛津清热，加用瘪桃干、片姜黄，活血通络止痛。三诊患者胸痛、腰痛较前新发，病位在肝、肾，徐老加用土鳖虫、全蝎等虫类药，佐以羌独活、桑寄生、丹参，重在祛风湿、补肝肾、通经络、止疼痛。全蝎、土鳖虫、地龙是徐老治疗癌疾顽痛的常用药物组合。

全蝎、土鳖虫活血散结、通络止痛，地龙清热熄风通络，三药于散、通、熄为一体，无大寒大热之弊，适合久病脉络不通之顽痛。若兼风寒湿，加用羌活、独活；若兼腰酸膝软，加用桑寄生、狗脊、熟地黄；若兼上肢痛，加用桂枝、桑枝、伸筋草。

【体会】中医全程参与大肠癌的治疗具有抑制肿瘤生长，改善患者免疫功能，提高手术疗效，减少术后复发、放化疗等不良反应的疗效优势。徐老在本案的辨治过程中始终以益气养阴、解毒散结为主要治法，并随证加减，体现了中医的整体观念和辨证论治的有机结合。

2. 医案2：直肠癌根治术后

张某，男，85岁，江苏南京人。2013年5年13日初诊：患者2007年5月因发现直肠占位，在南京军区总院行直肠癌根治术，术后病理示：溃疡型黏液腺癌，肿瘤侵犯浆膜，淋巴结情况不详。术后口服FT-207化疗（具体不详）。2008年8月发现肝左叶转移，再次行肝部分切除术。肝部分切除术后曾行2次化疗（具体方案不详），后因无法耐受而停止。2011年3月复查发现右肺转移，遂再次手术治疗，术后未行放化疗。刻下：疲倦乏力，咳嗽咳痰，痰质黏，口干，胃纳可，夜寐安，大便日行3次，成形，舌质偏红有淡紫气，苔薄白腻，脉细弦。辨证分析：脾肾亏虚，痰湿内停。诊断：中医诊断为肠蕈（脾肾亏虚，痰湿内停），西医诊断为直肠癌术后肝、肺转移。治法：补脾益肾，消痰化湿。药用：南沙参15g，北沙参15g，川石斛12g，生黄芪15g，白术12g，石打穿15g，天冬15g，麦冬15g，仙鹤草15g，白花蛇舌草15g，金荞麦20g，杏仁10g，浙贝母12g，枸杞子15g，桑椹15g，怀山药15g，丹参12g，制黄精15g，红景天15g，山茱萸10g，茯苓15g，山慈菇8g，炒谷芽12g，炒麦芽12g，生甘草3g。28剂。

2013年6月15日二诊：患者精神较前改善，无咳嗽气喘，胃纳可，夜寐好，大便不实，日行2～3次，舌质黯红，苔薄白腻，脉濡细。2013年5年13日方去南沙参、北沙参、川石斛、天冬、麦冬，加马齿苋20g、芡实15g、诃子15g。28剂。

2013年7月13日三诊：患者定期复查示病情平稳，胃纳可，夜寐好，无咳嗽气喘，大便成形，日行2～3次，舌质黯红，苔薄白，脉细。原方调整为：太子参15g，生黄芪15g，白术12g，白芍12g，石打穿15g，仙鹤草15g，白花蛇舌草15g，川芎10g，杏仁10g，浙贝母12g，枸杞子15g，桑椹15g，怀山药15g，丹参12g，制黄精15g，红景天15g，山茱萸10g，茯苓15g，山慈菇8g，炒谷芽12g，炒麦芽12g，生甘草3g。28剂。

【按语】 肝脏是结直肠癌最常见的转移部位，亦是结肠癌患者主要的致死性原因之一。研究表明，15%～25%的结直肠癌患者在确诊时即合并有肝转移，另有15%～25%在结直肠癌原发灶根治术后发生肝转移。大肠癌无肝转移者5年生存率接近90%，而肝转移者5年生存率仅为19%。另外，在结直肠癌常见转移部位中，肺排在第二位，仅次于肝，并且多见于直肠癌患者。

本案患者为高年患者，加之直肠癌根治术、肝肺部分切除术、化疗等治疗，脏腑功能亏虚，气血不足，阴阳失调，虚实夹杂。初诊见疲倦乏力，咳嗽咳痰，痰质黏，口干，舌质偏红有淡紫气，苔薄白腻，脉细弦。徐老辨识病机为"脾肾亏虚，痰湿内停"，重用补益脾肾之品，如枸杞子、桑椹、怀山药、丹参、制黄精、红景天、山茱萸、茯苓，集补、泻、通于一体。伍以南沙参、北沙参、川石斛、天冬、麦冬滋阴生津，生黄芪、白术补气升阳，金荞麦、杏仁、浙贝母、山慈菇化痰止咳，石打穿、仙鹤草、白花蛇舌草攻毒制癌。二诊患者无咳嗽咳痰，新见大便不实，徐老去南沙参、北沙参、川石斛、天冬、麦冬等滋腻生湿之品，加用马齿苋、芡实、诃子涩肠止泻。芡实健脾止泻，诃子涩肠止泻，二者合用，药性平和，是徐老治疗癌症相关性腹泻的常见药对，寒湿泻者加白豆蔻、砂仁，热毒者加白头翁、马齿苋，便血者加白及、三七、地榆、槐花等。三诊患者大便不实已除，故去马齿苋、芡实、诃子，加用太子参、白芍益气养血。

【体会】 徐老在辨证论治的全过程中，始终坚持辨证与辨病相结合的诊疗思路，灵活加减，寻求药性平和之品，全方讲究缓补缓泻，使得患者气血和、脏腑和、形神和，缓补缓泻，追求阴平阳秘，精神乃至的状态。

3. 医案3：直肠癌根治术后

竹某，女，71岁，山西运城人。2014年5月12日初诊：患者2013年底因反复便血，伴里急后重，在山西运城市中心医院就诊，诊断为直肠癌，在全身麻醉下腹腔镜辅助下行直肠癌根治术，术后病理示：盘状隆起型中－低分化腺癌，局灶呈黏液腺癌，侵犯肌层达纤维膜，侵犯神经，见脉管癌栓，切缘阴性，肠壁及肠系膜淋巴结（11/17）见癌转移。术后行3个疗程化疗，具体方案不详。2014年2月复查CT示：右下肺叶类圆形占位，考虑转移。刻下：目前患者纳谷一般，劳倦乏力，夜寐一般，大便由造口处排出，质软，舌质红，苔中后黄腻，脉濡细。辨证分析：脾虚失运，痰湿内结。诊断：中医诊断为肠蕈（脾虚失运，痰湿内结），西医诊断为直肠腺癌术后肺转移。治法：益气健脾，燥湿化痰。药用：党参15g，黄芪15g，白术12g，白芍12g，仙鹤草15g，白花蛇舌草15g，薏苡仁20g，枸杞子15g，桑椹15g，山药15g，黄精15g，山慈菇10g，女贞子10g，旱莲草10g，红景天12g，芡实12g，马齿苋20g，杜仲15g，炒麦芽12g，炒谷芽12g，甘草3g。28剂。

2014年6月20日二诊：服药1个月后胃纳较好，精神改善，无明显腰痛腰酸，夜寐较前有所好转，舌质红，苔薄黄稍腻，脉细。原方调整为：党参15g，黄芪15g，白术12g，茯苓12g，仙鹤草15g，白花蛇舌草15g，薏苡仁20g，枸杞子15g，桑椹15g，山药15g，黄精15g，山慈菇10g，干姜10g，红景天12g，芡实12g，马齿苋20g，杜仲15g，炒麦芽12g，炒谷芽12g，甘草3g。28剂。

【按语】 中医认为，脾虚、痰湿、瘀毒是大肠癌复发转移形成的关键病机。

脾虚气血生化乏源，津液代谢失常，湿浊内聚，形成有形或无形之痰，在此基础上，气机阻滞，机体气血运行不畅，瘀血内阻，痰瘀互结，形成肿块。

本案患者初诊见纳谷差，劳倦乏力，舌质红，苔中后黄腻，脉濡细，徐老辨证为"脾虚失运，痰湿内结"，方以参苓白术散合二至丸加减。参苓白术散出自《太平惠民和剂局方》，全方药性平和，温而不燥，是徐老治疗脾虚湿盛泄泻的常用基础方。参苓白术散与二至丸合同，寓脾肾合补、气阴同调之意。本案初诊药用党参、黄芪、白术、山药、枸杞子、红景天健脾益肾，臣以白芍、桑椹、女贞子、旱莲草养血和血、滋阴柔肝，配以薏苡仁利水渗湿，白术健脾燥湿，山慈菇化痰散结，芡实涩湿止泻。二诊患者舌质红，苔薄黄稍腻，痰湿较前明显改善，故去白芍、女贞子、旱莲草，加用茯苓利水渗湿、干姜温中化痰。徐老在大肠癌治痰湿过程中，尤其注重辨寒热虚实。一般而言，就实证而论，结肠癌偏寒，直肠癌偏热，如大便臭秽黏腻者偏热，宜清热燥湿；慢性腹泻清稀者或出现腹腔积液者偏寒，宜温中化湿。就虚证而论，多从脏腑病位论治，脾虚者湿盛，常佐以化湿、渗湿、燥湿、涩湿之品；肺虚者痰盛，常佐以消痰、散结、止咳、滑痰之品。

【体会】 徐老认为，脾虚、痰湿、瘀毒是大肠癌复发转移形成的关键病机。临床运用时当辨证与辨病相结合，标本兼治，谨守大肠癌虚、湿、毒、瘀的基本病机，辨证用药，随症加减。

4. 医案4：直肠癌根治术后

谢某，男，77岁，江苏南京人。2010年1月18日初诊：患者2009年底因无明显诱因下出现便血于医院检查示：直肠癌。于2009年12月30日在南京军区总院行直肠癌根治术，术中见直肠前壁直径约3cm肿块，溃疡型。术后病理示：直肠中低分化腺癌，浸润外膜层，淋巴结（3/4）见癌转移。术后予"奥沙利铂+卡培他滨"方案化疗1个疗程。既往有高血压病史10余年。刻下：自觉乏力明显，胃纳欠佳，嗳气呃逆，大便溏稀，夜寐欠安，舌质红，苔白腻，脉细。辨证分析：脾肾两虚，痰湿内蕴。诊断：中医诊断为肠蕈（脾肾两虚，痰湿内蕴），西医诊断为直肠癌术后。治法：健脾益肾，燥痰化湿。药用：太子参15g，佩兰10g，苍术10g，白术10g，仙鹤草15g，白花蛇舌草15g，蒲公英15g，生薏苡仁20g，枸杞子15g，桑椹15g，姜竹茹10g，法半夏10g，猪苓15g，茯苓15g，怀山药 15g，制黄精 15g，女贞子 10g，红景天 15g，杜仲 15g，鸡血藤 15g，山茱萸 10g，炒麦芽 12g，炒谷芽 12g，土茯苓 20g，甘草 3g。14 剂。患者后于当地医院守方继服 2 个月。

2010 年 3 月 29 日二诊：患者大便溏稀已除，呃逆未见，纳谷可，疲倦乏力，夜寐差，舌质红，苔薄白，脉虚细。2010 年 1 月 18 日方去佩兰、苍白术、姜竹茹、法半夏，加百合 10g、夜交藤 20g、炒枣仁 20g。28 剂。患者后于当地医院守方继服 14 剂。

2010 年 5 月 10 日三诊：患者目前一般情况可，纳谷可，双下肢乏力，时腰痛，盗汗，声音嘶哑，大便日行 3 次，质软，舌质红，少苔，脉细数。药用：太子参 15g，黄芪 15g，白术 12g，天冬 15g，麦冬 15g，仙鹤草 15g，白花蛇舌草 15g，蒲公英 15g，枸杞子 15g，桑椹 15g，怀山药 15g，制黄精 15g，生薏苡仁 20g，马齿苋 20g，诃子 15g，杜仲 15g，川牛膝 12g，地骨皮 15g，茯苓 15g，女贞子 12g，炒麦芽 12g，炒谷芽 12g。28 剂。

2010 年 10 月 11 日四诊：患者停药 4 个月，纳谷可，大便日行 5～6 次，质软，时腰痛，舌质红，苔薄白腻，脉弦细数。药用：南沙参 15g，北沙参 15g，生黄芪 15g，白芍 12g，天冬 15g，麦冬 15g，仙鹤草 15g，白花蛇舌草 15g，生薏苡仁 20g，猪苓 15g，茯苓 15g，枸杞子 15g，桑椹 15g，怀山药 15g，制黄精 15g，女贞子 10g，旱莲草 10g，芡实 12g，马齿苋 20g，诃子 15g，山茱萸 10g，红景天 15g，炒麦芽 12g，炒谷芽 12g，甘草 3g。14 剂。

【按语】 大肠癌的病位在肠，病本在脾肾，以本虚标实为特点。本虚主责于"脾虚""肾虚"，脾失健运、肾失气化则湿浊内生，湿浊浸淫肠道，气机阻滞，血运不畅，而见痰、湿、瘀、毒互结而成积块，终发为癌。因此，治疗时以"健脾益肾"为主的治法应贯穿整个治疗始终，扶正与祛邪并举，随疾病进展时期选择侧重不同。

本案患者初诊见乏力明显，胃纳欠佳，嗳气频，大便溏稀，夜寐欠安，舌质红，苔白腻，脉细。徐老辨识病机为"脾肾两虚，痰湿内蕴"，方已四君子汤合六味地黄丸加减而成。药用太子参、枸杞子、桑椹、怀山药、制黄精、女贞子、红景天、杜仲、山茱萸脾肾双补，精血同调，补涩兼施。伍以佩兰、苍白术醒脾燥湿；姜竹茹、法半夏降逆化痰止呕；仙鹤草、白花蛇舌草、蒲公英清肠腑癌毒；土茯苓、生薏苡仁、猪苓、茯苓淡渗利湿。二诊以夜寐差为主要症状，故去佩兰、苍白术、姜竹茹、法半夏等辛燥生热之品，加百合、夜交藤、炒枣仁清心安神。三诊患者新见腰痛、双下肢乏力、盗汗等虚热之象，故加用川牛膝、地骨皮补肝肾，强筋骨，除虚热。四诊患者见大便数，质软，脉弦细数，属湿邪内蕴、阴虚内热之象，故在补脾益肾的同时，加用南沙参、北沙参养阴生津，二至丸滋补肝肾阴液，芡实、马齿苋、诃子涩肠止泻。

【体会】 癌病的发生发展是动态变化的过程，在辨证论治的过程中，应把握疾病的转归，做到未病先防、既病防变，进一步提高大肠癌患者的临床疗效，减少相关不良反应的发生风险，发挥中西医结合治疗的疗效优势。

（整理者：季　漪　李文宇）

三、胃癌

1. 医案 1：胃癌术后

刘某，女，51 岁，江苏南京人。2014 年 8 月 28 日初诊：患者 2014 年 3 月因上腹部不适查胃镜示：胃窦部糜烂性病变，病理示：印戒细胞癌。2014 年 3 月 25 日行胃癌根治术，术后病理示：远端上下切缘（-），胃低分化腺癌伴印戒细胞癌，癌组织侵犯黏膜肌层，未侵犯黏膜下层。术后予 SOX 方案化疗 5 个疗程。刻诉：上腹部时有隐痛伴痞闷不适，纳食一般，食入易吐，夜寐安，时有便溏，便前腹痛，苔薄黄，质淡红，边有齿痕，脉弦细。辨证分析：脾胃亏虚，气滞湿阻。诊断：中医诊断为积病（脾胃亏虚，气滞湿阻），西医诊断为胃恶性肿瘤。治法：健脾益气，理气止痛。药用：党参 15g，炒白术 12g，茯苓 15g，炙甘草 6g，木香 6g，砂仁（后下）3g，陈皮 10g，佩兰 10g，炒神曲 12g，姜半夏 10g，生姜 4 片，防风 10g，白芍 12g，白花蛇舌草 15g，仙鹤草 15g，大腹皮 15g，红景天 12g。14 剂。

2014 年 9 月 15 日二诊：患者诉上腹部痞闷不适及食谷欲吐症状均较前好转，精神转佳，纳谷不馨，大便转实，夜寐安，苔薄黄，质淡红，边有齿痕，脉弦细。2014 年 8 月 28 日方去佩兰，加南沙参、北沙参各 12g。14 剂。患者后于当地医院守方续服中药60剂。

2014年11月25日三诊：患者疲劳乏力，纳食尚可，二便调，夜寐安，苔薄黄，质淡红，脉弦细。2014年8月28日方去大腹皮，改炒白术为15g、仙鹤草为30g，加黄芪15g。14剂。

【按语】胃癌在全球的发生率及死亡率均居于前位。由于术后复发转移率居高不下，确诊时多数已为晚期，胃癌的防治正面临着严峻的挑战。徐老认为，胃癌的发生发展是一个漫长的演变过程，在这个漫长的过程中，患者脾胃功能受损，气血津液乏源，进而出现一系列相关症状。

该患者胃癌术后行辅助化疗，化疗药物为阴毒之品，攻伐脾胃，阳气受损，而致纳谷不馨、便溏；阳虚水不得运，聚而成湿，湿阻于胃脘，气机阻滞而致胃脘痞闷，上腹隐痛；气血生化乏源，以致阳损及阴，升降乖违，则食后欲吐；舌质边有齿痕，脉弦细皆为脾虚湿阻之象。徐老以四君子汤为基础方，药用党参、炒白术、茯苓、炙甘草健脾燥湿，助脾运化，从"君子致中和"的古意而温补中气，合用陈皮理气行滞，半夏辛温辛散而消痞满，加用木香、砂仁，此为《古今名医方论》所载香砂六君子汤，方中木香辛行苦泄温通，醒脾和胃，乃三焦气分之药，能升降诸气；砂仁辛散温通，健脾化湿，《玉揪药解》亦认为"和中之品，莫如砂仁，冲和条达，不伤正气，调脾醒胃之上品也"，诸药合用，动静相宜，补而不滞，温而不燥，具健脾益气、理气止痛之功。徐老扶正兼顾祛邪，在此基础上加陈皮、炒六曲、佩兰行气和胃、化湿止呕，投以白花蛇舌草、仙鹤草解毒抗癌，生姜温中，防风祛风化湿，大腹皮利水，使水湿散去、减少水液停聚胃肠以改善便溏，加红景天健脾益气以扶正，且能抗肿瘤。二诊患者上腹部痞闷不适及食谷欲吐症状均较前好转，故去佩兰，防止祛邪过度伤正，并加用南沙参、北沙参养阴。三诊大便转实，故去大腹皮以防进一步伤阴；疲劳乏力，故加黄芪、炒白术以增强益气健脾之功。徐老全方选用陈皮、党参、黄芪、白花蛇舌草等中药药理证实对胃癌有抑制作用的药物，衷中参西，真正做到辨病与辨证相结合，传统中药与现代药理结合，提高临床疗效。全方标本兼顾，虽选方用药平和，却平凡中见良效。

【体会】徐老精研古籍，学术思想的形成渊源于《黄帝内经》《脾胃论》《格致余论》等，师古而不泥古，擅以经典名方化裁，重视传统中药与现代药理相结合，在胃癌的治疗上尤其注重顾护脾胃、益气养阴、抗癌解毒，临证效如桴鼓。

2. 医案2：晚期胃癌姑息治疗

夏某，女，78岁，江苏南京人。2013年4月19日初诊：患者于2011年4月因胃窦部肿瘤于当地医院行剖腹探查术，术中见肿瘤浸润及胰腺，伴腹膜后淋巴结肿大，无法切除，行胃空肠吻合术，术后未行放、化疗。刻诉：精神萎，腹部时有隐痛，纳谷不馨，时有恶心，夜寐欠佳，大便干，小便量少，苔薄白，质淡红，脉细。辨证分析：癌毒内蕴，脾胃亏虚，气阴两伤。诊断：中医诊断为积病（癌毒内蕴，脾胃亏虚，气阴两伤），西医诊断为胃恶性肿瘤。治法：益气养阴，健脾和胃，抗癌解毒。药用：太子参15g、生黄芪15g、白术12g、白芍12g、姜竹茹15g、姜半夏10g、仙鹤草15g、白花蛇舌草15g、蒲公英15g、枸杞子15g、桑椹15g、女贞子12g、墨旱莲12g、怀山药15g、制黄精15g、红景天12g、郁金10g、茯苓10g、茯神10g、山茱萸8g、夜交藤20g、山慈菇10g、延胡索15g、炒谷芽12g、炒麦芽12g、生甘草3g。14剂。患者后于当地守方续服中药40剂。

2013年6月17日二诊：服药近2个月精神转佳，腹痛好转，胃纳增加，大便日行2~3次，苔薄白，质淡红，脉细。2013年4月19日方去茯苓、茯神、夜交藤、姜半夏、竹茹，加天冬15g、麦冬15g、杜仲10g。14剂。

【按语】 胃癌是起源于胃壁黏膜上皮细胞的恶性肿瘤，发生率及死亡率均居于前位。在我国胃癌是最常见的四大恶性肿瘤之一，由于经济及医疗发展不够，我国及大多数发展中国家常规性胃癌筛查尚未普及，多数病例在确诊时已是晚期（占全部胃癌的一半以上），已无法进行根治性手术，预后较差。近年来，随着新药的开发应用和新方法的采用，晚期胃癌的治疗有了一定的程度的提高，但远未达到人们的期望，尤其高龄患者无法耐受化疗、靶向治疗等。中医药始终遵循整体观念和辨证论治，在缓解症状、提高患者生存质量方面有着极大的优势。

徐老认为，晚期胃癌的病理特性主要在"癌毒"和气阴亏虚两方面，其致病具有病势凶猛，变化迅速，病程长，易转移扩散，难以根治及死亡率高的特点。该患者剖腹探查示肿瘤浸润至周围器官，已无根治可能，且考虑患者高龄，不耐受化疗，故寻求中医治疗。患者高龄，加之癌毒攻伐，脾胃亏虚，脏腑功能虚损，故见腹痛、纳谷不馨、恶心；久虚不复，气血津液生化乏源，终致气阴耗损，故见夜寐欠佳、大便干、小便量少。在治疗上，徐老推崇《黄帝内经》的经典理论，倡导李东垣"内伤脾胃，百病由生"，朱丹溪"阳有余，阴不足"。在辨证中以脾胃为核心，立法用药上始终贯穿顾护脾胃之气阴、抗癌解毒的思想。选用黄芪、白术、白芍、太子参以益气健脾，半夏、竹茹以和胃降逆，女贞子、墨旱莲、枸杞子、桑椹、黄精、山茱萸以补肝益肾。徐老认为，肾阴为一身阴气之根本，"五脏之阴气，非此不能滋"，取治后天不忘先天，使先后天相互资生、相互促进之意，另加仙鹤草、白花蛇舌草、蒲公英、山慈菇等抗癌解毒，加炒谷芽、炒麦芽健脾助运、消食导滞，全方药性甘、凉、平者居多，忌用苦寒之品，以免更伤脾胃之气。二诊夜寐改善，精神转佳，故去茯神、夜交藤；恶心已除，故去半夏、竹茹，加天冬、麦冬益胃生津，加杜仲以增补益肝肾之功。另外，徐老在临证治疗中发现，肿瘤的发生发展、治疗效果、预后与精神心理因素密切相关，故治疗过程中重视身心同治，面对患者，总是竭力鼓励，去其焦虑，临床收效甚佳。

【体会】徐老认为，晚期胃癌以气阴两虚为本，扶正注重益气养阴；以邪实为标，祛邪重在抗癌解毒；治疗上中西医并用，衷中参西；扶正兼顾祛邪，注重先后天互资，整个治疗过程贯穿心理疏导治疗，重视抑木扶土治法，其诊疗思路值得借鉴及学习。

3. 医案3：胃癌术后

关某，男，51岁，江苏南京人。2013年8月26日初诊：患者2个月前无明显诱因出现腹痛，于江苏省中西医结合医院查胃镜示：胃角癌。2013年7月9日至江苏省肿瘤医院行胃癌根治术（远端胃大部切除术），D2淋巴结清扫术，毕Ⅰ式。术后病理示：（胃窦小弯侧）混合型/溃疡型管状腺癌，中-低分化，局部黏液腺癌，累及全层达浆膜外脂肪结缔组织，侵犯神经，周围淋巴结（4/10）见癌转移。目前引流管仍有液体分泌，每日约60mL。刻下：患者胃纳少，以半流质饮食为主，无腹胀腹痛，无嗳气吞酸，大便日行3～4次，无干结难解，夜寐欠安，舌质红，苔薄黄腻，脉弦数。辨证分析：脾肾亏虚，湿毒内结。诊断：中医诊断为胃癌（脾肾亏虚，湿毒内结），西医诊断为胃恶性肿瘤。治法：益气养阴清热，利湿解毒抗癌。药用：南沙参15g，北沙参15g，生黄芪20g，白芍15g，白术12g，仙鹤草20g，白花蛇舌草15g，生薏苡仁20g，枸杞子15g，桑椹15g，怀山药 15g、制黄精 15g、山慈菇 10g、猪苓 15g、茯苓 15g、女贞子 12g、墨旱莲 12g、玉竹 12g、制首乌 12g、炒谷芽 12g、炒麦芽 12g、山茱肉 10g、红景天 12g、甘草 3g。28 剂。

2013 年 9 月 23 日二诊：目前一般情况尚可，进食较前好转，无恶心呕吐，大便日行 1 次或 2～3 日 1 行，易汗出，苔薄白，脉弦数。药用：2013 年 8 月 26 日方加地骨皮 15g、五味子 15g、砂仁（后下）3g。14 剂。

【按语】胃癌病机总属本虚标实，本虚以脾肾亏虚、气阴两虚为主，标实主要为癌毒内结、湿热内蕴、瘀血内阻等。本案患者胃纳少、大便次数多，乃因胃大部切除术后正气受损，脾胃虚弱，运化失常所致。脾胃在生理病理上相互影响，胃主受纳、腐熟水谷，脾主运化，水谷纳运相得，气血化生有源；脾气主升，胃气主降，气机升降相因，将水谷精微及津液输布与全身各处，则各脏腑功能活动正常。《黄帝内经》云："饮入于胃，游溢精气，上输于脾。脾气散精……水精四布，五经并行，合于四时五脏阴阳揆度，以为常也。"而今胃受纳、腐熟水谷功能失常，致脾胃功能失调，则纳食减少，水谷失于运化，气血、精气化生之源，必然使正气受损，终致气阴耗损。患者正气虚损，日久及肾，肾阴不足，肾水不能上承，心火上亢，故而夜寐欠安。结合其舌苔脉象，舌质红、苔薄黄腻、脉弦数皆为湿毒内结化热之证。四诊合参，辨证总以脾胃气虚、肾阴虚损、气阴两伤为本，湿毒内结为标，治疗当标本兼顾，攻补兼施。故用黄芪、白术、红景天以益气健脾，南沙参、北沙参、玉竹、白芍益胃生津、养阴润燥，枸杞子、桑椹、黄精、制首乌、山茱萸、女贞子、墨旱莲补肝益肾；佐以白花蛇舌草、仙鹤草、猪苓、茯苓、薏苡仁、山慈菇等清热解毒化湿；同时，患者术后脾胃虚弱，运化功能受损，以炒谷芽、炒麦芽运脾开胃，消食助运，以复患者之胃气。患者病理提示周围淋巴结组织已见癌转移，白花蛇舌草、仙鹤草、薏苡仁、山慈菇皆为临床有效抗癌药物。二诊时患者诉纳食好转，易汗出，四诊合参，考虑此为阴虚汗出，故予地骨皮退热除蒸，五味子益气生津、敛阴止汗，砂仁祛湿和胃。五味子性温属阳，伍阳药则益气；味酸属阴，伍阴药则滋阴。合其性味，则兼具益气滋阴两方面功效，配伍原方枸杞子、桑椹、黄精、制首乌、山茱萸、女贞子、墨旱莲等药物，既有助于敛阴止汗，又增原方补阴之效。李中梓《雷公炮制药性解》言：

"砂仁为行散之剂，入脾胃诸经，性温而不伤于热，行气而不伤于克。"患者纳食较前改善，仍需调理脾胃巩固，且大便日行1次或2～3日1行，故加用砂仁，化湿开胃，行气通便，改善患者食纳和大便情况。

【体会】徐老用药以治本为主，投入大量健脾益气、滋补肾阴之药，意在先后天互资互用。正如《景岳全书·脾胃》所言"水谷之海本赖先天为之主，而精血之海又赖后天为之资。故人之自生至老，凡先天之不足者，但得后天培养之力，则补天之功，亦可居其强半"。脾胃为后天之本，气血生化有源，则正气来复，邪不能侵也；肾为先天之本，肾阴为五脏之阴气，气血津液得滋，则五脏六腑得以濡养而发挥功能。

4. 医案4：胃腺癌

费某，男，77岁，江苏靖江人。2017年6月5日初诊：患者2017年3月因"呕血"查CT：胃体胃壁增生伴软组织影，考虑占位；两肺下叶膨胀不全，肠系膜起始部低密度斑块。后行胃镜病理示：腺癌。CTA提示：肺栓塞。因不能耐受手术及化疗于当地医院行对症支持治疗。既往高血压、糖尿病病史。刻下：活动后气急，时有剑突下隐痛，无反酸，纳可，寐差，二便调，舌淡红，苔薄腻。辨证分析：气阴两伤，湿热蕴结，虚实夹杂。诊断：中医诊断为胃癌（气阴两伤，湿热蕴结，虚实夹杂），西医诊断为胃恶性肿瘤、肺栓塞。治法：益气养阴，清热生津，扶正抗癌。药用：南沙参12g，北沙参12g，川石斛12g，黄芪20g，生薏苡仁20g，蒲公英15g，仙鹤草15g，茯苓15g，炒杜仲15g，葛根20g，生山楂15g，玉竹12g，炒神曲12g，沙棘12g，炙甘草3g。14剂。患者后于当地医院守方继服75剂。

2017年9月4日二诊：患者2017年7月血常规检查，血红蛋白105g/L，余正常。刻诉：偶有上肢不适，四肢麻木明显，双上肢指端麻木，入夜尤甚，伴疼痛，活动不利，左下肢及右足第2、第3趾麻木，不影响走路，胃纳可，大便日行1次，时不成形，小便正常，寐差，多梦易醒，舌质淡红，苔薄白根微黄腻。药用：南沙参12g，北沙参12g，佩兰10g，炒苍术12g，炒白术12g，法半夏10g，生薏苡仁20g，白花蛇舌草20g，蒲公英15g，枸杞子15g，制五加皮12g，沙棘12g，地骨皮15g，怀山药15g，制黄精15g，生山楂15g，炒杜仲12g，葛根15g，玉竹12g，茯苓皮30g，女贞子12g，麦冬12g，五味子9g，炙甘草3g。14剂。

【按语】 胃腺癌是由胃腺体细胞恶变而来，是胃恶性肿瘤最常见的一种病理类型。而肺栓塞是体循环的各种栓子脱落阻塞肺动脉及其分支引起肺循环障碍的临床病理生理综合征，中医病名一般为胸痹或喘证。患者年逾七十，脾胃气虚为本，平素又嗜食肥甘厚腻之品，气虚运化失常，以至湿阻蕴结，日久化热，成虚实夹杂之证。徐老投以南沙参、北沙参、石斛、玉竹、黄芪滋阴益气，薏苡仁、茯苓、蒲公英、仙鹤草清热祛湿，炒杜仲补益肝肾，炒神曲消食化积、健脾和胃，沙棘健脾消食、祛痰活血，炙甘草调和诸药。患者活动后气急，时有剑突下隐痛，可见气虚较甚，故重用黄芪以补脾肺之气。沙棘药食同源，味酸性温，温养脾气，利肺止渴，开胃消食，活血化瘀。此外，徐老亦注重患者的既往史。患者年龄较大，兼有高血压、糖尿病、肺栓塞病史，须化浊降脂、活血降压。予葛根升清降浊，通过扩张血管、改善微循环达到降血压的目的；生山楂化浊降脂，较炒山楂、焦山楂控脂效果更佳，通过抑制肝脏胆固醇的合成发挥调节血脂作用；黄芪亦有降血压、减少血栓形成、双向调节血糖的作用。复诊时，患者四肢麻木明显，伴疼痛、活动不利，寐差，多梦易醒，组方时徐老投以南沙参、北沙参、麦冬养阴生津宁心，五味子益气生津同时补肾宁心安神；予枸杞子、制黄精、炒杜仲、玉竹、女贞子、五加皮以滋补肝肾，五加皮兼能祛湿；予怀山药、炒白术、炒苍术、生薏苡仁、茯苓皮、法半夏、佩兰以益气健脾化湿；同时予白花蛇舌草、蒲公英清热解毒抗癌，予沙棘健脾消食，炙甘草调和诸药。患者未行放、化疗，却出现四肢麻木之症，结合糖尿病病史，考虑为糖尿病周围神经病变所致，取《医学衷中参西录》中玉液汤之意，以山药、白术健脾，南沙参、北沙参、麦冬等生津，葛根升清，五味子敛阴，加临床效药地骨皮，共奏益气生津、滋阴固肾之效。其中，葛根升清，引诸药入胃经，五味子酸收，不使水饮急于下趋，升发与封藏并行。茯苓皮专行四肢皮肤之水，开水道，开腠理，利水消肿，缓解四肢麻木。

【体会】 患者确诊后正虚未行手术及化疗，预后转归不良。此时用药，既需扶正固本，又需祛邪抗癌。徐老虑其脏腑、气血功能虚损，在扶正的基础上祛邪，且祛邪时选用平和的药物，如薏苡仁、茯苓、仙鹤草等，防止祛邪过度而损伤正气。此外，徐老崇尚朱丹溪"阳有余，阴不足"的思想，在胃癌的治疗中多以益气养阴为基础，健脾益气，滋养胃阴，顾护脾胃，选用甘凉、平补之品，如南沙参、北沙参、麦冬、石斛等，性味平和，适合久服，既不闭门留寇，又不滋腻碍胃。无论是祛邪还是养阴，徐老用药都体现了《黄帝内经》"治中焦如衡，非平不安"的思想。

（整理者：季 漪 郭乃婷 李辰辰）

四、食管癌

1. 医案1：食管癌术后

王某，男，58岁，江苏盐城人。2009年7月8日初诊：患者因进食梗阻于2007年8月胃镜检查示：食管癌。2007年8月15日至南京军区总医院行食管癌根治术，术后病理：食管下段中－低分化鳞癌，浸润食管全层，送检淋巴结发现（1/4）癌转移。术后予DF方案化疗6个疗程：顺铂50mg（第1～3日），氟尿嘧啶1.25g（第2～6日）。2009年3月复查胃镜未见明显异常。胸腹部CT示：两肺小结节影，考虑转移。肝内胆管略扩张，小片状阴影。2009年3月13日行肺动脉介入治疗。2009年4月20至2009年5月15日予TP方案化疗2个疗程：紫杉醇90mg（第1、第8日），顺铂40mg（第1～3日）。刻下：上腹手术处疼痛明显，可耐受，时有心情抑郁，不欲食，无恶心呕吐，小便正常，大便便溏，夜寐安。舌淡苔薄黄，脉弦。诊断：中医诊断为食管癌病（肝郁乘脾，气虚湿盛，癌毒流注），西医诊断为食管鳞癌。治法：抑木扶土，健脾化湿，益气解毒。药用：太子参12g，生黄芪12g，炒白术12g，仙鹤草15g，白花蛇舌草20g，石打穿20g，生薏苡仁20g，威灵仙20g，茯苓15g，八月札10g，延胡索12g，青皮10g，陈皮10g，红景天12g，金荞麦10g，炒谷芽12g，炒麦芽12g，炙甘草3g。14剂。

2009年7月24日二诊：诉心情抑郁较前缓解，下午后矢气多，嗳气频繁，胃纳可，二便正常。舌淡苔薄，脉弦。2009年7月8日方去青陈皮，加制黄精15g。14剂。患者后于当地医院守方继服28剂。

2009年9月8日三诊：患者近期复查胸部CT示肺部病灶较前略缩小。目前进食尚可，时吐苦水，有嗳气，大便干结，2～3日1次，苔薄黄脉弦。2009年7月24日方改炒白术为生白术15g，加佩兰（后下）10g、藿香（后下）10g、厚朴6g、半夏10g、红景天10g、山慈菇10g。14剂。

【按语】 食管癌是消化系统常见的恶性肿瘤之一，临床病理90%为鳞状细胞癌，早期食管癌可行内镜下治疗或手术治疗。由于食管癌早期起病隐匿，发现时多出现进食梗阻、时入即吐、身体消瘦等晚期临床表现，目前免疫治疗、化疗、放疗可使大部分人群获益明显。但晚期患者获益有限。本例患者为食管癌术后肺转移联合中医药治疗，治疗效果显著，改善了患者的预后。

本案初诊为食管癌术后肺转移化疗后，患者心情抑郁，不欲食，脉弦均提示为木盛乘脾之象，便溏为脾虚湿滞，水谷运化失常，患者术后手术部位疼痛，考虑为因虚则痛，故徐老辨证为肝郁乘脾，气虚湿盛，癌毒流注。刘渡舟曾言："肝胃之气，本又相通，一脏不和，则两脏皆病。"治疗则以抑木扶土、健脾化湿、益气解毒为主。以青皮、陈皮、延胡索行气解郁疏肝，炒白术、茯苓、炒薏苡仁健脾化湿，生黄芪、太子参、仙鹤草益气补虚，白花蛇舌草、石打穿、八月札、金荞麦清热解毒抗癌。二诊时，患者气郁、便溏、不欲食均改善明显，表明治疗有效。加黄精补气养阴健脾，由于患者矢气多，去青皮、陈皮。三诊时复查胸部CT示肺部转移灶明显缩小，时吐苦水，二便干结，苔黄，为肝胃郁热之象，治疗为清肝胃，解郁热，方以藿朴夏苓汤加减，厚朴性味苦，辛温，燥湿行气，藿香、佩兰芳香化湿。后随访半年，病情稳定。徐老指出，要根据患者的体质和病症特点选择合适的解毒抗癌药，常用的有山慈菇、泽漆、肿节风、八月札、九香虫、威灵仙、石见穿等。津气亏损证则多选用党参、太子参、黄芪、麦冬、北沙参、南沙参等生津益气。晚期患者因进食困难，脾胃衰败，肝肾亏虚，津气不足，在用药上多用生地黄、黄芪、茯苓、急性子等。

【体会】 徐老认为，中医药的干预，即体现了既病防传的思想，通过疏肝和胃、益气生津、化痰、消瘀及机体整体调节等积极主动的治疗，减轻患者的临床症状，应贯穿于食管癌临床治疗的始末，从身心上更好地改善患者的生活治疗，延长患者的生命。

2. 医案2：食管癌术后

耿某，男，51岁，江苏泰州人。2009年9月21日初诊：患者2009年4月7日于江苏省人民医院行食管癌根治术。术后病理：鳞状细胞癌，中分化，浸润型，肿瘤大小约2.0cm×1.5cm×1.0cm，侵犯全层，上下切缘（-），淋巴结（1/3）

见癌转移。术后行 5 个疗程多西他赛 + 氟尿嘧啶 + 顺铂方案化疗。刻下：半流质进食，大便溏，日行 1 次，时感乏力，少气懒言，睡眠尚可，舌淡苔薄白，有裂纹边有齿痕，脉弦。诊断：中医诊断为食管癌病（脾虚湿盛，气阴两虚），西医诊断为食管鳞癌。治法：健脾祛湿，益气养阴。药用：南沙参 15g，北沙参 15g，佩兰 10g，厚朴 10g，白芍 12g，苍术 10g，白术 10g，仙鹤草 15g，白花蛇舌草 30g，枸杞子 15g，桑椹 15g，山药 15g，黄精 15g，炒薏苡仁 20g，红景天 15g，山萸肉 10g，山慈菇 10g，炒谷芽 12g，炒麦芽 12g，茯苓 15g，炙甘草 3g。21 剂。患者后于当地医院守方继服 2 个月。

2009 年 12 月 21 日二诊：2009 年 9～12 月至南京医科大学第二附属医院行放疗 8 次，畏冷，少气懒言较前缓解，目前可进固体食物，大便正常，日行 1 次，苔薄白，脉弦。2009 年 9 月 21 日方去南沙参、北沙参，加太子参 15g、炮姜 6g。28 剂。患者后于当地医院守方继服 4 个月。

2010 年 5 月 30 日三诊：目前一般情况尚可，时有口干，汗多，纳可，无胸闷咳嗽，大便正常，舌淡苔薄白。2009 年 9 月 21 日方加石斛 12g、生黄芪 15g、麦冬 15g、急性子 15g、女贞子 12g。30 剂。

【按语】 食管癌有较高的发病率及死亡率。近年来，尽管国民饮食习惯改善及医疗技术提升，我国的食管癌患病数量及死亡数量仍占全球总数的一半。食管癌在中医学多属于"噎""噎膈""积症"范畴。多数患者食管癌根治术后胃肠功能异常，严重影响患者生活质量及后续治疗。本例患者术后放、化疗后联合中药治疗，有效地改善了手术后带来的机械性损伤和放、化疗的症状，显示了中医药辨证论治取得的良好疗效。

本案初诊为食管癌术后化疗后，流质饮食，大便溏，舌边有齿痕均属食管癌术后消化道未愈之象，此为脾虚运化失常，水谷不化，湿邪留存。同时时感乏力，稍有懒言，舌有裂痕，则为气阴两虚，故徐老辨证为脾虚湿盛，气阴两虚，运化失司。药用南沙参、北沙参、白芍、仙鹤草、桑椹、山药、黄精、山萸肉养阴补虚，气阴双补。食管癌患者多由于影响进食，故整体状况较差，早、中期患者多有痰、瘀等实证之象，在后期以津伤、气损等虚证为主，本例患者为食管癌术化疗后，辨证为脾虚胃弱，气阴两虚。因此，治疗原则围绕以"补虚为主，培补元气为首要"

的原则。佩兰、厚朴、炒薏苡仁、茯苓健脾除湿。二诊患者诸症缓解，为加强益气养阴疗效，将南沙参、北沙参改为太子参。三诊时患者有口干、汗多、舌淡的临床表现，考虑为气不摄津，阴伤血少，继续以补虚培元为主原则，予石斛、麦冬、女贞子养阴护胃，生黄芪益气固体。患者三诊后诸症渐却，故守原方，随访半年未再复发。本案中可以看出徐老用药讲究因人因时因地制宜。如年轻、形体壮实者，在遣方用药时攻邪药种类较多，用量较大，如白花蛇舌草、急性子、山慈菇等；而年老、身体羸弱者，多减少抗癌类中药使用，且用量较少。在春夏阳气旺盛之时，则喜用藿香、佩兰类芳香化湿之品，秋冬阴气旺盛之时，则用少量炮姜、桂枝等温阳之药。同时，徐老会根据患者疾病进展的快慢，恶性程度的高低，酌情增加攻邪药物的种类及剂量。

【体会】 徐老在治疗食管癌时先准确把握患者当前阶段的症状。若症状以局部表现为主，则重点在于局部辨证；若以全身症状主，则以整体辨证为先。将局部辨证和整体辨证相结合，更有利于治疗。同时因时因地因人制宜，更表现出中医"个体化"治疗的优势。

（整理者：邢海燕 曹 雯）

五、胰腺癌

1. 医案1：胰腺癌肝转移

李某，女，65岁，浙江苍南人。2011年8月31日初诊：患者半个月前因血尿就诊当地医院，经当地医院MRI检查示：胰尾部占位，胰腺癌伴肝内多发转移，腹腔后多发淋巴结转移？血CA19-9：2301.93kU/L，即刻至上海长江医院查上腹部增强CT示：胰腺癌肝转移，肝囊肿，左肾结石；已行化疗1个疗程，具体药物不详。既往有高血压、肾结石、肾囊肿病史。刻下：一般情况可，食纳可，夜寐安，二便调，舌质淡红，苔薄白，脉细弦。辨证分析：肝肾阴虚，湿热蕴结。诊断：中医诊断为积聚（肝肾阴虚，湿热蕴结），西医诊断为胰腺癌。治法：益气养阴，补益肝肾，清热解毒。药用：南沙参10g，北沙参10g，川石斛12g，生黄芪12g，白术12g，仙鹤草15g，白花蛇舌草15g，蒲公英15g，石打穿20g，猪苓15g，茯苓15g，枸杞子15g，桑椹15g，郁金10g，八月札12g，山萸肉10g，山慈菇

10g，女贞子12g，炒谷芽12g，炒麦芽12g，炒杜仲15g，生薏苡仁20g，甘草3g，金银花5g。30剂。患者后于当地医院守方继服3月余。

2012年1月16日二诊：患者于第3次化疗后胰腺及肝的病灶略有缩小，2011年12月出现腹部疼痛，至上海医院复查病灶略有增大，化疗方案改为奥沙利铂+雷替曲塞，2012年1月9日查AFP 4.91μg/mL，CEA 16.44μg/mL，CA19-9 4459kU/L，CA125 340.5kU/L。刻下：患者目前一般情况可，进食尚可，大便日行1次，舌质淡红，苔白腻，脉细弦。药用：南沙参12g，北沙参12g，佩兰10g，苍术10g，白术10g，法半夏10g，仙鹤草20g，石打穿20g，白花蛇舌草20g，生薏苡仁20g，枸杞子20g，桑椹15g，怀山药15g，丹参15g，莪术10g，川断12g，红景天12g，红豆杉10g，山慈菇10g，茵陈15g，土鳖虫10g，猪苓15g，茯苓15g，五味子9g，甘草3g，金银花6g。30剂。

【按语】中医认为，情志失调、饮食不节、感受邪毒是胰腺癌发生的主要原因，而正气亏虚、脏腑经络失调是本病发生的内在因素。情志失调，其中以肝气郁结最为常见，肝主疏泄，调畅全身气机，肝气郁滞则全身气机不畅，郁久而化火；饮食失节，恣食生冷、过食肥甘等，损伤脾胃，脾主运化，乃后天之本，体内水湿运化皆有赖于脾胃的正常输布，脾胃虚弱则运化无力，津液代谢失常，水湿停滞于内而生痰湿，痰湿郁久而化热，热浊内蓄则成毒。徐老认为，本病病位虽在胰，但与肝、胆、脾、胃密切相关，其发病多由肝失疏泄，脾失运化，气机不畅，水液不化，湿热毒邪蕴结于内，生湿化痰致瘀，痰浊阻于脉道而致脉络不通，气血运行不畅，湿热毒邪与瘀互结，久积不去，积而成癌。徐老认为，胰腺癌患者多为体虚之人，故主张扶正补虚，湿、热、瘀、毒是胰腺癌发生发展过程中主要的病理因素，辅以清热解毒、化痰祛湿、活血化瘀。徐老宗《张氏医通·积聚》"善治者，当先补虚，使气血壮，积自消也"的思想，崇尚扶正固本、养阴抑瘤之治法，创制扶正养阴抑瘤方。

本案患者年届六旬，脏腑功能亏虚，兼平素摄生不慎，情志失调，饮食不节，肝郁脾虚，气滞血瘀，积结成块，日久恶变为癌毒而发为本病。治疗当益气养阴，补益肝肾，健脾和胃，清热解毒。方中南沙参、北沙参、石斛为徐老养阴常用药组之一，将南沙参、北沙参相需为用，佐以石斛，三药互为犄角，滋阴清肺益胃之力倍增；黄芪、白术、甘草健脾益气，谷芽、麦芽健脾和胃，枸杞子、女贞子、桑椹、山萸肉、炒杜仲滋补肝肾，猪苓、茯苓、生薏苡仁利水渗湿，仙鹤草、白花蛇舌草、蒲公英、金银花、石打穿、山慈菇清热解毒，郁金、八月札活血止痛。复诊时患者病灶略有增大，故加大仙鹤草、白花蛇舌草、生薏苡仁用量以增清热解毒消癌之效，并加用丹参、莪术、红景天、红豆杉、土鳖虫活血化瘀，加强抗癌解毒之力；苔质由薄白转为白腻，提示患者体内湿浊内盛，故加用佩兰、苍术化湿健脾，茵陈清利湿热，半夏燥湿化痰，共奏利水渗湿之效。

【体会】本案为胰腺癌伴肝转移，徐老善用滋阴补虚之药配以祛瘀生新之品，根据辨证论治原则，灵活改变剂量，使养阴而不滋腻，补气而不壅中，攻破而不伤正，行中有补，补中有行，改善病灶的血液循环和新陈代谢，以控制肿瘤进展，延长存活期。

2. 医案2：胰腺癌广泛转移

陈某，女，58岁，江苏南京人。2012年3月16日初诊：患者2011年11月因腹痛查为胰腺肿瘤，剖腹探查术中发现广泛转移，无法手术，目前已行化疗1个疗程，热疗1次。刻下：面色萎黄，形体瘦弱，两侧少腹疼痛，小腹有坠胀感，大便用导泻药能行，否则干结难下，口干，时有恶心欲吐，气短咳嗽，痰多，心悸，腿软无力，舌质淡紫，苔淡黄薄腻，脉小弦滑时有不调。辨证分析：湿热瘀毒互结，脾虚不健。诊断：中医诊断为积聚（湿热瘀毒互结，肝郁脾虚不运），西医诊断为胰腺癌。治法：活血化湿解毒，疏肝理气健脾。药用：熟大黄6g，黄连4g，吴茱萸3g，赤芍12g，藿香10g，紫苏叶10g，九香虫5g，炒玄胡10g，川楝子10g，青皮10g，乌药10g，法半夏12g，煅瓦楞子（先煎）20g，独角蜣螂2只，泽漆15g，潞党参12g，北沙参10g，肿节风20g，仙鹤草15g，炒神曲10g，砂仁（后下）3g，蔻仁（后下）3g。7剂。

2012年3月23日二诊：腹痛减轻，偶或恶心，稍有吐酸，左侧胁肋气胀不舒，矢气较多，口干粘，舌质紫有齿印，苔薄黄腻，脉小滑数。2012年3月16日方加陈皮6g，竹茹6g，路路通10g，地枯萝15g。14剂。

2012年4月6日三诊：近来左下腹隐痛，微胀，胸闷，左后腰痛，阴道出血，量不多，有小血块，食纳尚可，大便欠实，日行1～2次，舌质淡紫，苔淡黄，脉小滑数。2012年3月16日方去北沙参，加麦冬10g，旱莲草15g，炙刺猬皮

12g、地枯萝 15g、路路通 10g、制乌贼骨（先煎）15g。28 剂。

2012 年 5 月 11 日四诊：两侧少腹疼痛基本稳定，大便时痛，食纳知味，精神好转，舌质紫，苔淡黄，脉小弦滑。2012 年 3 月 16 日方加太子参 10g、麦冬 10g、丹参 10g。14 剂。

2012 年 5 月 31 日五诊：吸气时上腹微有痛感，胃脘手触不舒，痛感不重，脐周隐疼，嗳气不多，大便日行 1～2 次成形，每餐可食软饭 1 小碗，舌质黯紫，苔淡黄薄腻，脉小弦兼滑。2012 年 3 月 16 日方加白芍 10g、太子参 10g、麦冬 10g、丹参 10g、红豆杉 10g、晚蚕砂（包煎）10g、炒枳壳 10g、沉香片（后下）5g、炙刺猬皮 15g、制乌贼骨（先煎）20g、路路通 10g、地枯萝 15g、大腹皮 10g。28 剂。

【按语】 胰腺癌是一种发病隐匿、侵袭性强、恶化程度高、进展迅速、治疗效果和预后极差的消化系统恶性肿瘤，其 5 年总体生存率小于 9%。胰腺癌患者获得治愈和长期生存机会的有效途径为手术切除，但由于该病早期症状不典型，诊断困难，导致 80% 以上的患者因发现较晚而错过手术时机，且胰腺癌的放、化疗效果欠佳，靶向治疗疗效尚不确切，因此肿瘤的局部控制率低，易复发。本案患者发现时已多发转移，无法手术治疗，通过服用中药，控制瘤体发展，有效减轻症状，提高生活质量，延长生存期。

本案诊断明确，且已无法手术，初诊症见面色萎黄，形体瘦弱，少腹疼痛，大便难下，时有恶心欲吐，气短咳嗽，腿软无力等，既有邪气壅实之象，又有正气虚耗之证，邪气壅实，实者湿热瘀毒互结，正气虚耗，虚者脾胃虚弱，化源匮乏，气血亏损。患者痛、呕、胀、秘，皆属不通之症，故治以苦辛和降、通腑泻浊、理气活血化湿为主，祛邪以安正，佐以抗癌解毒，益气健脾。故拟方首选大黄，清热解毒通腑，佐以黄连泻肝火清胃热，吴茱萸辛能入肝散肝郁，苦能降逆助黄连降逆止呕之功，温则佐制黄连之寒，使黄连无凉遏之弊，兼以理气活血，清热解毒，和胃化湿，着力祛除瘀结之湿热痰浊；赤芍清热凉血、散结止痛，九香虫、玄胡、川楝子、青皮、乌药行气止痛，半夏、瓦楞子祛湿化痰，藿香叶、砂仁、豆蔻化湿行气，独角蜣螂、泽漆、肿节风、仙鹤草解毒散结，佐以潞党参补中益气，北沙参养阴生津，炒神曲健脾和胃，顾护正气，防止驱邪太过；其中黄连、吴茱萸的组合取自《丹溪心法》之左金丸，乌药、青皮、川楝子的组合取自《圣济总录》之天台乌药散。复诊时患者腹痛减轻，又见恶心吐酸，矢气较多，口干粘，舌质有齿印，苔腻，脉滑等水湿内停之征，徐老考虑为"肝郁脾虚，痰湿内阻"所致，气郁易于生痰，痰阻则气机更滞，故化湿祛痰药配以理气之品，调畅气机，气顺则痰消，随诊屡加竹茹、路路通、地枯萝等祛湿化痰之药，配以陈皮、枳壳等理气化痰之品，佐以太子参健脾益气等。

【体会】《素问·通评虚实论》有载"邪气盛则实，精气夺则虚"，《医宗必读·积聚》提出"屡攻屡补，以平为期"，治疗上始终要注意顾护正气，攻伐药物不可过用，本案虚实夹杂，故治实当顾其虚，补虚勿忘其实，在活血化瘀、通腑泻浊的同时，亦需益气养阴、健脾和胃，共奏扶正祛邪之效。

3. 医案3：胰腺癌肝转移

曹某，男，65岁，江苏南通人。2010年1月25日初诊：患者嗜酒数十年，2009年10月突发满腹剧烈疼痛，临床诊断为胰腺癌，行动脉灌注化疗，疼痛一度消失，1个月后腹痛又起，位在右胁及剑突下，初为隐痛，后转为阵发性剧痛，并放射到背部腰肾区，曾用多种中西医疗法，效果不著。同年12月8日腹部CT复查示：胰腺癌动脉灌注化疗后改变，胰头、肝右后叶（310mm×214mm）占位。考虑胰腺癌肝转移。刻下：形体消瘦，面色萎黄，疲劳乏力，须家属扶持来诊，腹痛阵作，痛势有时甚剧，腰背疼痛，食纳不馨，腹部气胀，睡眠欠安，口干，舌质偏红，苔右部有块状黄腻，脉弦兼滑。辨证分析：肝脾不和，湿热毒蕴，瘀阻气滞，腑气不调。诊断：中医诊断为积聚（肝经湿热郁毒，久病瘀结），西医诊断为胰腺癌。治法：清化热毒，祛瘀散结。药用：黄连3g，生甘草3g，吴茱萸2g，乌梅5g，赤芍12g，白芍12g，白花蛇舌草20g，石打穿20g，炒延胡索10g，川楝子10g，莪术10g，炙僵蚕10g。14剂。

2010年2月14日二诊：药进14剂后，腹痛显减，发作次数亦减少，右侧腰背部疼痛基本控制，但有束带感，二便调，口干较甚，舌质黯红，苔薄黄腻，脉弦缓滑。2010年1月25日方去甘草、白花蛇舌草，加姜黄10g、石斛10g。28剂。

2010年3月16日三诊：前次诊后，曾外出办事疲劳，右上腹疼痛一度发作，前来咨询，考虑病机同前，遂嘱原方加白花蛇舌草20g续服。现上腹部已半月未痛，背后有紧束感，纳寐均好转，可独自前来。口唇发绀，舌质偏黯，苔右边浮腻，脉小弦缓。治宗原法再进。黄连3g，吴茱萸2g，乌梅5g，炒延胡索10g，川楝子10g，莪术10g，姜黄10g，炙僵蚕10g，石斛10g，天花粉10g，石打穿20g。28剂。

2010年4月24日四诊：因腹痛大减，平时基本不发作，遂思想麻痹，活动过多，近2日病情有反复，腹痛隐隐，矢气频频，舌质偏黯，苔黄薄腻，脉弦缓。2010年3月16日方去石斛，改川楝子为15g，加白花蛇舌草20g。

2010年7月10日五诊：前方一直服用至今，胁、腹、腰背疼痛完全缓解已2个半月，精神振作，生活自理，无明显不适。2010年7月3日再次复查腹部增强CT示：胰头、肝右叶（310mm×119mm）占位，腹后腔未见淋巴结肿大，病情无进展。病灶获得控制稳定，症状缓解消失。嘱原方继续服用，定期随访。

【按语】 中医对胰腺癌的病症表现及病因病机的认识在《黄帝内经》及以后的历代医籍中都有记载和描述，如《难经·五十五难》所说"积者，阴气也，其始发有常处，其痛不离其部，上下有所始终，左右有所穷处。聚者，阳气也，其始发无根本，上下无所留止，其痛无常处，谓之聚"。根据其病机、部位、形态等确立五脏之积，其中"脾之积为痞气"，在胃脘部，覆大如盘，可以出现黄疸，饮食不为肌肤，与胰腺癌有所相似。

从辨证角度看，胰腺癌多表现为肝脾（胃）不和、湿热瘀结、气滞血瘀，治宜调和肝脾（胃）、清热化湿、消肿散结、理气活血。因其病机表现为厥阴阳明木土不调，故取辛开苦降酸收复法并用，以黄连泻肝火清胃热，吴茱萸解郁止痛，乌梅取其味酸，既能补其本体之脏，又合黄连酸苦泻热，兼以理气活血，清热解毒，和胃化湿，着力祛除瘀结之湿热痰浊，较快缓解了腹痛，获得比较满意的近期疗效；方中白芍和赤芍为对药，赤芍凉血散瘀、散而不补，白芍养血敛阴、补而不泻，二药配伍，散瘀之力增强，尤宜于腹痛坚积；患者腹痛明显，难以缓解，以川楝子、延胡索行气止痛。需要重视的是，本病是恶性肿瘤，发展迅速，因此，抗癌解毒之品如莪术、石打穿、白花蛇舌草等须重用，以加强治疗的针对性。而虫类药物，因其常为血肉有情之物，能外达皮肤，内通经络，临床常用来软坚散结、破积消瘀、熄风通络、解毒生肌等。因此，徐老又加僵蚕以祛风通络，《临证指南医案》提出"每取虫蚁，迅速飞走诸灵，俾飞者升，走者降，血无凝着，气可宣通"，使用虫药时须注意剂量,应根据患者病情轻重缓急酌量使用,"凡虫蚁皆攻,无血者走气,有血者走血",药性较强所以往往量少而专,而肿瘤患者部分虫药用量可较常人适量增加。二诊时症见腰背部有束带感、口干较甚,属湿热瘀阻,肝胃不和,故加姜黄、石斛,以活血行气,滋阴养胃。三诊时患者腹痛明显减轻,口干较甚,故去生甘草、赤芍、白芍、白花蛇舌草,加姜黄破血行气,石斛、天花粉养阴生津。四诊时患者因活动过多病情反复,腹痛隐隐,故去石斛,加大川楝子用量,加白花蛇舌草,加强行气活血、清热解毒之力。五诊时患者诸症减轻,病灶得以控制,嘱原方继服。

【体会】胰腺癌确诊时病情多已至晚期,80%~90%的患者已有扩展和转移,其中以肝转移为多,因肿瘤压迫或侵犯腹腔神经丛,疼痛常较剧烈;化疗缓解率不超过12%,因此本病患者常较痛苦且生存期很短。本例患者经中药辨证治疗半年,胰头、肝后叶占位虽未消退,但病情得到控制,CT复查肝转移灶有缩小,顽固性疼痛消失,精神振作,生活质量改善。

(整理者:季 漪 周 舟)

六、肝癌

1. 医案 1:肝细胞癌

李某,女,60岁,江苏南京人。2011年12月19日初诊:患者1个月前体检时发现右肝占位,查AFP 30.12μg/L,乙肝两对半(-)。后于2011年11月7日在上海肝胆外科医院行"右肝肿瘤切除+脾切除+食管胃底周围静脉离断术"。术后病理示:(肝右叶)肝细胞癌,粗梁型,Ⅲ级,小结节型,肝硬化,慢性瘀血性脾大。术后恢复可。2011年12月3日复查肿瘤指标,AFP 1.71μg/L,CEA 0.58μg/L。血生化检查:ALT、AST基本正常,DB 6.4μmol/L,AKP 1510U/L,γ-GT 570U/L;腹部CT未见明显异常。既往史:有"原发性胆汁性肝硬化、脾大、胃底静脉曲张"病史8年余。刻下:患者胃纳少,食后上腹部胀满,夜寐一般,大便干结,小便正常。舌质红,苔薄黄腻,脉小弦。辨证分析:肝肾阴虚,湿热蕴结。诊断:中医诊断为肝岩(肝肾阴虚,湿热蕴结),西医诊断为肝细胞癌。治法:益气养阴,健脾养肝。药用:南沙参10g,北沙参10g,佩兰10g,川朴10g,白芍

10g、白术 10g、生薏苡仁 20g、仙鹤草 20g、石打穿 20g、茵陈 20g、白花蛇舌草 30g、枸杞子 15g、桑椹 15g、怀山药 15g、生地黄 12g、制黄精 15g、炒枳壳 12g、山萸肉 10g、山慈菇 10g、地骨皮 15g、甘草 3g。14 剂，水煎服，每日 1 剂，早、晚分服。

2012 年 1 月 2 日二诊：服药以后病情尚稳定，进食无恶心，大便转畅，日行 1~2 次，夜寐欠佳，入睡较难。舌质红，苔薄白，脉细。2011 年 12 月 19 日方去佩兰、川朴、白芍、怀山药、生地黄、制黄精，加川石斛 12g、炒黄芪 15g、党参 10g、丹参 12g、陈皮 12g、猪苓 15g、茯苓 15g、炒谷芽 12g、炒麦芽 12g。14 剂，水煎服，每日 1 剂，早、晚分服。患者后于当地医院守方继服。

2012 年 3 月 12 日三诊：目前一般情况可，进食尚可，无恶心呕吐，小便略黄，夜寐尚可。舌边尖红，苔薄白，脉细。2011 年 12 月 19 日方加郁金 10g、女贞子 12g、炒谷芽 12g、炒麦芽 12g。14 剂，水煎服，每日 1 剂，早、晚分服。

【按语】肝癌属于中医"肝岩""积证""痞满""黄疸""胁痛"等范畴。徐老认为，其主要与湿、热、瘀、毒、虚有关。饮食不节、劳倦内伤等易引起脏腑功能失调，导致湿热、血瘀、邪毒等实邪积聚，最终导致癥积，形成癌肿，究其病理仍为邪实正虚。本例患者原发性胆汁性肝硬化 8 年余，朱丹溪《格致余论》提出"司疏泄者肝也"，戴启宗《脉诀刊误》所载"胆之精气，则因肝之余气溢于胆"，说明肝气疏泄正常是胆汁排泄的前提，肝失疏泄则导致胆汁淤积。肝与胆相表里，患者病程日久，胆汁淤积，肝气疏泄失调，又有肝气乘脾，肝郁脾虚，气滞血瘀，积结成块，留于胁下，更兼平素摄生不慎，情志失调，饮食不节，肝脾不和，日久恶变为癌毒而发为本病。《金匮要略》云："见肝之病，知肝传脾，当先实脾。"又云："实脾则肝自愈，此治肝补脾之要妙也。"肝、脾在病理上互相传变，五脏理论中，肝气有余，木盛乘土，或平素饮食不节，脾气亏虚，土虚不运，肝气乘脾而致肝脾不和。患者年届六旬，脏腑功能亏虚，脾为气血生化之源，脾气亏虚则生化无源，肝藏血不足，肝体失养，治疗当益气养阴，补肝肾、健脾和胃、清热解毒。方中黄芪、白芍、白术、南沙参、北沙参、茯苓、生薏苡仁以益气健脾和胃；枸杞子、桑椹、黄精、山茱萸、怀山药、地骨皮以补肝益肾；佐以仙鹤草、白花蛇舌草、石打穿、山慈菇等品以清热解毒抗癌，川朴、薏苡仁、茵陈、佩兰等清热化湿。二诊患者未见明显恶心呕吐,去佩兰此芳香化湿和胃之品,加用党参、陈皮、茯苓等益气健脾等品成异功散。异功散出自《小儿药证直诀》,《脾胃论》曰:"异功散,治脾胃虚冷,腹鸣,腹痛,自利,不思饮食。"《医学心悟》论述其"补脾土而生肺金",《幼科证治大全》曰:"快脾和气最妙。"徐老认为,患者恶心呕吐症状虽减,但脾胃之气尚未完全恢复,予异功散以益气健脾,吸取水谷精微之精华,滋养和胃,兼以行气化滞,遂达补而不滞之功。三诊患者一般情况可,以主症为重,加用郁金、女贞子以解郁疏肝、滋补肝肾。

【体会】 肿瘤的治疗要从整体上进行把握,辨证论治,病证结合,既要考虑局部次症,也要兼顾整体。本案患者有"原发性胆汁性肝硬化、脾大、胃底静脉曲张"病史8年余,病程日久或干预不良至癌肿形成,在治疗过程中也需要关注患者既往病史,综合考虑其证型。

2. 医案2:肝癌

钱某,男,44岁。江苏南京人。2008年9月13日初诊:患者近2周出现上腹胀痛,至外院就诊查上腹部CT提示肝占位,行进一步检查确诊肝癌(具体病理不详),后于1周前行介入化疗(TACE),药用"阿霉素+顺铂"(具体剂量不详)。检阅近日实验室报告为:CT示肝内多发性占位,肝动脉化疗栓塞术,AFP大于1000μg/L,CEA 2.8μg/L,ALT 97.6U/L,AST 87.1U/L,AKP 198U/L,GGT 142U/L,TBIL 23.4μmol/L,HBDH 287U/L,余血生化指标正常。既往史:乙肝史十余多,并有十二指肠球溃疡病史。刻下:患者左胁肋胀塞不舒,右胁肋亦有不适感,隐痛,口淡,食纳无味,疲劳乏力,大便日行2~3次,质地欠实,尿黄,肌肤瘙痒,燥热,手足心热,夜寐常伸手足于被外,口干欲饮,舌质红,有紫气,苔薄黄腻,脉小弦。辨证分析:瘀热互结,肝脾两伤。诊断:中医诊断为肝岩(瘀热互结,肝脾两伤),西医诊断为肝癌。治法:滋阴疏肝健脾,清热解毒化瘀。药用:银柴胡10g,白薇15g,炙鳖甲(先煎)15g,丹皮10g,丹参10g,地骨皮12g,川楝子10g,炒玄胡12g,九香虫5g,莪术10g,土鳖虫5g,八月札12g,白花蛇舌草15g,石打穿20g,半枝莲20g,龙葵20g,炙鸡金10g,焦山楂10g,炒神曲10g,砂仁(后下)3g,青皮10g,煅瓦楞子(先煎)20g,沉香3g(后下),漏芦12g,枸杞子10g,仙鹤草10g,生白术10g,太子参10g。

7剂，水煎服，每日1剂，早、晚分服。

2008年9月20日二诊：1周来上腹疼痛减轻，精神稍好转，手足心热多汗仍作，手掌鱼际红赤，口干，皮肤瘙痒，睡眠尚可，尿黄，大便时欠实，舌质红，苔中部黄腻前剥，脉左滑右小弦。2008年9月13日方加山慈菇15g、天冬12g、麦冬12g、天花粉10g。7剂，水煎服，每日1剂，早、晚分服。

2008年9月27日三诊：肝区右上腹疼痛疼痛程度、发作次数均较前减轻，口干略减，食纳佳，手足心热略减，小便淡黄，大便日行2次、成形，舌质隐紫，苔薄黄中部剥脱，脉细。2008年9月13日方加白薇15g、山慈菇15g、天冬10g、麦冬10g、天花粉10g。21剂，水煎服，每日1剂，早、晚分服。

2008年10月18日四诊：复查血常规，血小板$69×10^9$/L，余正常，AFP大于1000μg/L。肝功能：ALT 143U/L，AST 109.6U/L，AKP 142U/L，GGT 131.6U/L，LDH 319U/L，HDBH 241U/L，余正常。胸部时有绞痛感，肝区疼痛不明显，口淡无味，食纳一般，最近脱发明显。舌质红，苔黄薄腻，中部仍有抽芯，脉细滑。2008年9月13日方去丹皮、莪术，加山慈菇15g、天冬12g、麦冬12g、红豆杉10g。7剂，水煎服，每日1剂，早、晚分服。

【按语】 原发性肝癌致死率很高。大多数患者因合并肝硬化或因发现时为中、晚期而错失最佳的手术机会，故肝动脉栓塞术因其创伤性小、不良反应小而成为首选的肝癌治疗方式。而肝动脉栓塞术被徐老认为是一种外在的有形热毒，热毒居于体内，致肝胆之气疏泄不畅，气机郁滞，积结不通，而致腹痛、恶心呕吐、嗳气等；甚则肝郁化热，炼津为痰，痰阻脾虚，而纳差、腹胀、舌苔腻；或肝阳上亢，热邪上攻而头晕头痛、昏愦、不省人事等。患者乙肝病史10余年，因"肝占位性病变"而就诊，诊前1周及治疗过程中行多次介入化疗。纵观患者诊疗过程，从尿黄，肌肤瘙痒，大便日行2~3次、欠实，以及苔黄腻质红等表明热毒壅盛；左胁肋胀塞不舒、隐痛、舌有紫气说明气滞血瘀；从燥热、手足心热，夜寐常伸手足于被外，手掌鱼际红赤，苔中部大块剥脱，表明热毒阴伤；疲劳乏力、口干欲饮示气血亏虚，阴伤气耗。尤其介入手术之后，患者多种不适症状突出，肝损伤严重。在本病中以实邪壅积为主，有热毒、湿热、气滞、血瘀等，故治疗以祛邪为主，兼顾阴伤证。方用自拟养阴疏肝健脾汤加减。方中银柴胡、白薇、丹皮、丹参、地骨皮、制鳖甲滋阴清热凉血，川楝子、炒玄胡、九香虫、莪术、土鳖虫、八月札疏肝理气、活血止痛，白花蛇舌草、半枝莲、石打穿、龙葵、漏芦、仙鹤草清热解毒、散瘀消肿，炙鸡金、焦山楂、炒神曲、砂仁、青皮、煅瓦楞子、沉香健脾理气、化痰散结，太子参、生白术、枸杞子补益脾肾，气血并补，共奏滋阴疏肝健脾、清热解毒化瘀之功。二诊手足心热不减，口干明显，苔薄黄前剥，提示患者阴伤仍明显，加用天花粉、天冬、麦冬滋阴生津。至四诊，手足心热未作，口干不显，虚热已清，遂去丹皮；而阴伤仍见，苔中部仍有抽芯，复加天冬、麦冬滋阴润燥。薛己《本草约言》载天冬"致津液能止燥渴，强骨髓能补精源。肺受火邪而喘嗽可疗，血热侵肺而吐衄可蠲"，宋代寇宗奭在《本草衍义》云麦冬"治心肺虚热，并虚劳客热"。可知天冬、麦冬为滋阴清热之佳品。

【体会】 肿瘤疾患往往具有多因素致病、多证候集成、多症状并存的特点，采用复合多种治法的大方是治疗的有效途径。本案患者有乙肝病史10年，同时多次行肝动脉栓塞术，病程日久且热毒居滞体内，证候复杂，故采用复合之大方，又不失主次症之偏重，多角度分析，全方面考量。

3. 医案3：肝细胞癌

郭某，男，74岁。江苏南京人。2010年10月25日初诊：患者因体检发现肝占位。1998年5月27日于外院行"肝右叶切除术＋胆囊切除术"，术后病理示：肝细胞癌。后于2006年6月7日、2007年3月9日、2008年7月14日行"肝癌灌洗探查术＋肝动脉栓塞术"。2008年8月27日行射频消融术。后于北京行两次介入手术（具体不详）。2010年6月22日于军区总院行介入治疗，具体用药不详。检阅近日实验室检查示：肿瘤标志物AFP 10.10μg/L。刻下：近来进食尚可，大便日行1~2次。舌质红，苔白腻，脉细弦。辨证分析：气阴两虚，癌毒内结。诊断：中医诊断为肝岩（气阴两虚，癌毒内结），西医诊断为肝细胞肝癌。治法：益气养阴，解毒散结。药用：南沙参15g，北沙参15g，川石斛12g，黄芪12g，白芍12g，茵陈20g，生薏苡仁20g，天冬15g，麦冬15g，仙鹤草15g，石打穿20g，白花蛇舌草30g，猪苓15g，茯苓15g，枸杞子15g，桑椹15g，怀山药15g，制黄精15g，土茯苓20g，丹皮12g，丹参12g，郁金10g，女贞子12g，墨旱莲12g，山萸肉10g，山慈菇10g，炒谷芽12g，炒麦芽12g，炙甘草3g。30剂，水煎服，每日1剂，早、晚分服。患者后于当地医院守方继服。

2010年12月27日二诊：目前一般情况可，进食尚可，无恶心，肝区无疼痛感，无腹胀，大便日行2次，夜尿多，夜寐差。舌边尖红，苔白腻，脉细数。近日查肿瘤指标：AFP：11.20μg/L。2010年10月25日方去白芍、黄芪、土茯苓、墨旱莲，改枸杞子为30g，丹皮为15g，加佩兰10g、白术10g、蒲公英15g、天花粉15g、桑螵蛸10g、垂盆草20g、红景天12g、五味子6g。30剂。

【按语】 肝细胞癌在原发性肝癌中占85%～90%，对于中、晚期患者来说，虽然目前肝动脉栓塞术是治疗肝内病灶的治疗首选，但对于转移病灶及一些术后残留病灶，仍未有明显有效的治疗措施。西医方面有一线、二线等相关治疗方式，但仅能较短地延长生存时间，而运用中医与西医治疗相结合的方式已经被广泛认可。本案患者未诉特殊病史，纵观治疗全程，其多次行介入治疗，损其气血，精气大伤。察其舌苔，苔白腻，为脾虚湿困；二诊见其舌象增见舌边尖红，考虑内体有热。药用南沙参、北沙参、川石斛、黄芪、白芍、天冬、麦冬等益气养阴，仙鹤草、石打穿、白花蛇舌草、山慈菇解毒散结，枸杞子、桑椹、怀山药、制黄精、山萸肉、女贞子、墨旱莲等补益肝肾，丹皮、丹参、郁金活血化瘀，猪苓、生薏苡仁、炒谷芽、炒麦芽、茵陈等健脾化湿，炙甘草调和诸药。其中女贞子、墨旱莲为二至丸以补益肝肾，出自《医便》。《医方集解》曰："此足少阴药也，女贞甘平，少阴之精，降冬不凋，其色青黑，益肝补肾；旱莲甘寒，汁黑入肾补精，故能益下而荣上，强阴而黑发也。"又曰："二至丸，补腰膝，壮筋骨，强阴肾，乌髭发，价廉而功大。"较为全面地概括了二至丸的功效主治。二诊见夜尿多，夜寐差，《诸病源候论》云："诸淋者，由肾虚而膀胱热故也……肾虚则小便数。"肾的功能正常，则膀胱约束有力，开阖有度。若肾阳虚衰，失于温煦，固摄无能，膀胱收缩失司，气化不行，或肾阴不足，相火旺盛，虚热内扰，灼伤脉络，渗出脉外，则夜尿频多；又见肾主水，肾阳虚弱，肾水难以上泛濡养心神，或肾阴不足，阴火亢盛，上扰心神，而见心烦意乱、夜寐不安。《本草备要》记载桑螵蛸"入肝、肾、命门，故能益精气而固肾"，《药性论》记载"畏戴椹，主男子肾衰，漏精，精自出，患虚冷者能止之。止小便利，火炮令热，空心食之。虚而小便利，加而用之"。故加桑螵蛸以固精缩尿、益肾填精，五味子以益肾宁心，蒲公英、天花粉、垂盆草等以清热解毒。

【体会】 辨证论治应以整体观念为主，需关注疾病治疗全程，重视舌苔脉象的变化。肝癌在不同分期时会出现不同的证候，皆需灵活辨证，谨记同病异治，分期论治。同时也要注意个别单药的使用，如桑螵蛸被称为"止遗之王"，患者出现遗精、遗尿时，加之疗效显著。

（整理者：季　漪　徐佳林）

七、胆囊癌

杨某，女，50岁，江苏南京人。2012年10月22日初诊：患者2011年10月在鼓楼医院行胆囊切除术，术后发现胆囊癌。2011年11月19日再次手术行楔形切除肝组织，肝十二指肠淋巴结切除，病理见：肝组织、肝周脂肪组织内见多发纤维组织增生，肉芽组织形成，大量嗜酸性细胞及慢性炎症细胞浸润。胆囊中见一低分化腺癌伴大量淋巴组织增生，术后未行放、化疗。刻下：患者进食量较前减少，厌油腻，腹胀，乏力，大便日行1次，夜寐较差，苔薄白边尖红脉细。辨证分析：气阴两虚，痰湿毒蕴。诊断：中医诊断为胆囊癌（气阴两虚，痰湿毒蕴），西医诊断为胆囊癌术后。治法：疏肝理气，健脾祛湿。药用：南沙参10g、北沙参10g、川石斛12g、白术12g、仙鹤草15g、白花蛇舌草15g、蒲公英15g、生薏苡仁20g、枸杞子15g、桑椹15g、怀山药15g、制黄精15g、茵陈20g、丹参12g、山慈菇10g、红景天12g、郁金10g、茯苓15g、炒麦芽12g、炒谷芽12g、甘草3g。30剂。患者后于当地医院守方继服30剂。

2012年12月22日二诊：服药2个月后精神有所改善，饮食增加，腹胀减轻。2012年10月22日方去南沙参、北沙参、川石斛、蒲公英、生薏苡仁、制黄精，加党参15g、生黄芪15g、天冬10g、麦冬10g、八月札10g。30剂。

【按语】 胆囊癌在临床上较为少见，约占所有消化系统肿瘤的3%，全球发病率居消化系统肿瘤第六位。目前胆囊癌全球发病率呈现上升趋势，以亚洲国家最为常见。胆囊癌绝大多数为腺癌，侵袭性强，由于胆囊癌早期缺乏特殊的临床症状，大多数患者早期难以发现，确诊时肿瘤已发展至中、晚期。中、晚期胆囊癌患者的预后极差，生存期也较短，其5年生存率为5%～15%。多数患者确诊时已发生周围器官的早期侵袭，肝脏、神经受累及，淋巴结转移以及远处转移等。临床上胆囊癌的治疗方案主要是基于规范化外科手术根治性切除，联合化疗、放疗、靶向治疗及免疫治疗等的综合治疗，但仅有少部分患者可获得根治性治疗，如何治愈胆囊癌，仍是临床难点。

胆囊癌属中医"积聚""胁痛""黄疸"等范畴。中医认为，本病可由外感湿热、内伤忧怒、嗜肥酗酒等因素引起，病理机制为胆与肝相表里，湿热邪毒瘀结于胆，累及肝脏，导致气血疏泄不通。癌症患者素体虚弱，需要顾护脾肾。因此，疏肝利胆、健脾滋肾为基本治法。同时辨证论治配以清热利湿化痰、祛瘀散结降浊。临床上根据患者具体症状、体征，辨证分为不同证型。对于瘀滞型、湿热型及火毒型，以大柴胡汤为主方，随证加减；而对正气亏虚型，则以八珍汤加减为主方治疗。胆囊癌常用的抗癌中药有白花蛇舌草、半枝莲、蚤休、土茯苓、八月札、山豆根、蛇莓、龙葵、雷公藤、藤梨根、水杨梅根、野葡萄根、虎杖、肿节风等。目前中医治疗胆囊癌大部分是在手术治疗之后用药，或配合化疗、放疗、靶向治疗及免疫治疗一起进行。但也有因患者身体状况不能承受手术，或因不愿接受手术而仅用中药来缓解黄疸胁痛，防止恶化。胆囊癌运用中医药治疗提高了机体的免疫力，有助于防止肿瘤复发。采用中西医结合的方法攻邪与扶正兼施，取长补短，是现在治疗胆囊癌较为理想的途径。

本案初诊症见进食减少，厌油腻，腹胀，乏力，夜寐差，苔薄白边尖红脉细等主要表现，该患者胆囊癌经历两次手术，正气损伤明显。徐老辨识病机为"以气阴两伤为主，兼痰湿毒蕴"，治疗当祛邪与扶正并举。患者前期以阴虚为主，予以滋肾养阴为主的南沙参、北沙参、石斛、黄精、枸杞子、桑椹。二诊食纳增、腹胀减，仍乏力，总体阴得养而湿邪祛，方中去以滋阴为主的南沙参、北沙参、川石斛、制黄精及化湿的蒲公英、生薏苡仁，治疗以健脾益气为主的党参、黄芪、白术、怀山药，继续辅以天冬、麦冬、枸杞子、桑椹养阴，总体益气养阴兼顾；如《医宗必读》所说"正气与邪气，势不两立，若低昂然，一胜则一负"，祛湿则针对痰湿瘀毒之结聚，酌用化痰除湿解毒的仙鹤草、白花蛇舌草、蒲公英、生薏苡仁、茵陈、山慈菇或辅以行气活血化瘀的丹参、郁金、红景天；总体扶正尤重气阴、调理脾肾，祛邪尤重痰湿，贯穿治疗全程。

【体会】 徐老在辨治全过程中皆以益气养阴、化痰除湿解毒为主要治法，并随证加减，体现了针对基本病机的辨病治疗和随证加减和临时治标的辨证治疗的灵活性。

（整理者：邢海燕　陈　晨）

八、乳腺癌

1. 医案1：右乳腺癌根治术后

樊某，女，66岁，江苏南京人。2014年11月20日初诊：患者2009年因体检发现右乳腺占位，后行乳腺癌根治术，术后病理：右乳浸润性导管癌Ⅱ级，大小约3.5cm×1.5cm×1.0cm，腋窝淋巴结0/16，ER（-），PR（-），Her-2（++），2009年11月至2010年4月行注射用紫杉醇脂质体联合环磷酰胺化疗6个疗程，2012年3月发现肝内多发转移灶，胸骨骨质破坏，后行曲妥珠单抗治疗4个疗程，末次用药时间为2013年3月。刻下：两侧腰背部及右侧胁肋部酸痛，肛门坠胀感，大便偏烂，纳谷正常，寐差，舌红，苔薄黄，脉弦细。辨证分析：气阴亏虚，肝郁脾虚，瘀毒内结。诊断：中医诊断为乳岩（气阴亏虚，肝郁脾虚，瘀毒内结），西医诊断为乳腺癌。治法：益气养阴，疏肝健脾，化瘀解毒。药用：南沙参15g，北沙参15g，麦冬10g，石斛10g，太子参15g，丹参15g，檀香（后下）3g，砂仁（后下）3g，茯神15g，龙骨（先煎）25g，牡蛎（先煎）25g，夜交藤15g，炒白术10g，焦山楂15g，焦神曲15g，芡实10g，枸杞子15g，酸枣仁20g，青皮6g，陈皮6g，郁金10g，黄芪15g，山萸肉10g。14剂。

2014年12月4日二诊：患者大便较前好转，近日感头晕，仍有胁肋部疼痛，肛门坠胀感明显，苔薄白，舌质黯红，脉细数。2014年11月20日方加升麻6g、柴胡6g、罗布麻叶10g。42剂。

2015年1月18日三诊：患者肛门坠胀不显，右胁肋部时有针刺样疼痛，腰部酸痛，连及下肢，纳寐如前，寐差，苔薄黄，舌质黯红，脉弦。药用：柴胡6g，枳壳6g，香附6g，炙甘草5g，陈皮10g，八月札12g，潼蒺藜10g，白蒺藜10g，党参15g，炒白术15g，炒白芍10g，炒杜仲15g，苍术6g，法半夏10g，白花蛇舌草15g。14剂。

【按语】 乳腺癌主要涉及肝、脾、肾三脏，中医辨证本虚多见脾肾气虚、脾肾阳虚、肝肾阴虚、气阴亏虚4种类型，其主要集中在脾肾气虚和气阴亏虚两个证型，在本虚的基础上兼有血瘀、气滞、痰湿、热毒；肝、脾、肾亏虚是本病发病的主要内在因素。乳岩多因郁怒伤肝，思虑伤脾，以致气滞痰凝而成；或冲任二经失调、气滞血凝而成。正如《丹溪心法》中对乳岩的描述"妇人忧郁积怒，时日积累，脾气消阻，肝气横逆，遂成隐核，如鳖棋子，不痛不痒，十数年后方为疮陷，名曰乳岩"。该患者年届六旬，脏腑功能亏虚，平素情志失调，肝失疏泄，肝郁脾虚，气滞血瘀，积结成块，日久恶变为癌毒而发为本病。徐老治予益气养阴，疏肝健脾，化瘀解毒。方中柴胡、枳壳、香附、青皮、郁金疏肝，白术、焦山楂、炒神曲、芡实健脾，佐以白花蛇舌草等以清热解毒，患者因疼痛而夜不能寐，故方中以煅龙骨、煅牡蛎、夜交藤重镇养心安神。初诊患者以气阴亏虚为重，故方中益气养阴药居多；复诊时患者自述肛门坠胀感知其脾气不升，又合胁肋疼痛等肝气郁滞现象并未完全缓解，故加柴胡、升麻等疏肝解郁，升阳健脾，正如《知医必读·论肝气》所载"五脏之病，肝气居多，而妇人尤甚"。情志不遂，肝郁气滞，致气机阻滞，血流不畅，气滞血瘀阻于乳络，使乳络不通、乳汁分泌不畅而成肿成块。肝木太过，克脾土，以致肝郁脾虚，气滞痰瘀内阻使结肿愈大；三诊时气阴两虚现象明显好转，而肝郁脾虚仍在，故以疏肝行气之法配合护胃，药用柴胡、香附、枳壳、陈皮、白蒺藜疏肝理气。《本经逢原》称白蒺藜为"治风明目要药"，是眼科常用之品，长于疏散肝经风热而明目退翳，用于风热上攻之目赤肿痛、翳膜遮睛。潼蒺藜为蒺藜子的另外一种，又名沙苑子、沙蒺藜、潼蒺藜，偏于补益肝肾，对虚实挟杂、肝郁风动、血瘀络阻、心肾不交者，此处白蒺藜与潼蒺藜作为药对使用，潼蒺藜又与炒杜仲同用，补肝益肾，精血津液得以生化有源，养肝疏肝，使其胁肋疼痛得舒，神清寐安。

【体会】徐老在治疗过程中始终保持辨证论治的核心思想，充分分析机体在致病因素作用下发生的阴阳、气血、脏腑、经络等病理变化的总过程，面对复杂、多变的疾病，坚持整体观念，综合运用各种治法，根据病情的变化调整治疗方法，密切观察病证变化。

2. 医案2：右乳腺癌改良根治术后

陈某，女，66岁，江苏镇江人。2014年10月30日初诊：患者2013年11月因右乳腺癌于省肿瘤医院行右乳腺癌改良根治术，术后病理：不整形组织

4cm×3cm×2cm，切开见一灰红色区域2.0cm×2.0cm×0.8cm，质硬，右乳腺癌：内下象限乳腺癌，浸润型为主，浸润型导管癌Ⅲ级，伴大量炎症细胞浸润，癌周浸润Ⅲ级，右乳头及底切（－），腋窝（5/12）淋巴结见转移，术后予AC-T方案化疗8个疗程。刻下：患者胸痛明显，偶有胸闷、心悸，服用"麝香保心丸"后缓解，时有咽干，患者平素善急易怒，纳食、睡眠可，大小便正常。舌薄黄，质黯，脉弦细。辨证分析：肝郁气滞，瘀血内阻。诊断：中医诊断为乳岩（肝郁气滞，瘀血内阻），西医诊断为乳腺癌。治法：疏肝理气，化瘀散结。药用：柴胡6g，白芍15g，枳壳6g，炙甘草6g，香附6g，山豆根6g，木蝴蝶6g，薄荷（后下）6g，玄参6g，南沙参12g，北沙参12g，白花蛇舌草15g，桃仁10g，红花6g，蜀羊泉15g，仙鹤草15g，炒麦芽15g，炒谷芽15g，玄胡10g，旋覆花（包煎）6g，茜草10g，丹参15g，檀香（后下）6g。14剂。

2014年11月20日二诊：患者上腹部胀满不适，口干苦，时有恶心欲吐，纳谷可，夜寐正常，大小便如常。舌薄黄，质红，脉弦滑。2014年10月30日方去旋覆花、白芍、檀香，加丹皮10g，焦山栀10g、姜半夏10g。28剂。

2014年12月18日三诊：患者上腹部胀满不适好转，胸闷，偶有心悸，纳谷可，寐安，二便调，舌薄黄，质红，脉弦滑。2014年10月30日方去旋覆花、茜草、白芍，加丹皮10g、姜半夏10g、南沙参15g、北沙参15g、黄连3g、杏仁10g。14剂。

【按语】乳岩，现代医学称为乳腺癌，是女性常见肿瘤之一。该病早期被称为"（乳）石痈"，指痈疽之至牢有根而硬如石者，出自《肘后备急方》卷五。本病的发生与痰瘀互结、冲任不调关系密切。本病患者平素急躁易怒，郁怒伤肝则气机不畅，肝伤则肝失疏泄，气血瘀滞，阻于乳络，忧虑过甚，脾伤则脾失健运，聚结成痰，进而渐结小核，结于乳房而发病。疾病日久，元气虚损，阴津亏虚。大部分医家认为乳岩的形成是一个或因外邪入里或因七情内伤或因他经传变（包括六经传变和五行生克传变），使足厥阴或足阳明经气运行不畅，故痰湿、瘀血等病理产物不断化热堆积于乳络，期间正邪不断交争，邪气有余，正气奋勇抗邪则易成脓，脓成即溃，溃后能收口，且不发生转移，预后较好，正衰则不易成脓，或脓成不溃，溃后久不敛，且易伤及它脏，精气溃败的过程。本案中患者平素急躁易怒，有胸闷心悸，徐老辨其病机为肝郁气滞，故将疏肝解郁作为治疗乳腺病的一项重要治法。

《外证医案汇编》言："治乳症，不出一气字定之矣。若治乳从一气字著笔，无论虚实新久，温凉攻补，各方之中，夹理气疏络之品，使乳络舒通……"因此，在本案例中，尤注重疏理气机、舒通乳络之法的应用，用柴胡、白芍、香附、薄荷、木蝴蝶等疏肝解郁，调达气机，使肝气正常疏泄，助脾之运化，以防脾气壅滞，加炒麦芽、炒谷芽消食健脾，使肝脾和调，佐以仙鹤草、白花蛇舌草、山豆根、蜀羊泉清热解毒；又考虑患者年余六旬，气阴不足，故加南沙参、北沙参、玄参滋肾养阴；患者自诉胸闷心悸，考虑其瘀血内阻，不通而痛，故予丹参、桃仁、红花、茜草活血化瘀。二诊时患者胃气上逆，恶心欲吐，上腹部胀满，故去檀香、白芍等行气止痛之药，加姜半夏降逆止呕、焦山栀消食和胃、丹皮凉血化瘀。三诊时患者上腹不适好转，故去行气止痛之白芍、茜草，降逆和胃止呕之旋覆花，胸闷、心悸仍在，加用丹皮与原方桃仁、红花配伍，增其活血化瘀之效，苔薄黄、舌质红、脉弦滑体现患者郁而化热，予黄连、牡丹皮清热除湿、泻火解毒。

【体会】徐老在辨证论治过程中始终以疏肝理气、化瘀散结为主要治法，并随证加减，从而调整机体阴阳、气血、脏腑、经络达到协调与平衡，使正气恢复，"正气存内，邪不可干"，防止乳腺癌转移和复发，体现病证结合、因病加减的多样性与灵活性。

3. 医案3：左乳腺癌术后放化疗后

曹某，女，65岁，安徽马鞍山人。2011年2月17日初诊：患者2003年因左乳腺癌ALNM术后放化疗，服用三苯氧胺半年。因卵巢囊肿，行子宫、双侧卵巢切除术，术后病理示：浸润性导管癌Ⅱ～Ⅲ级，肿块大小4cm×4cm，同侧腋下淋巴结8/16。免疫组化示：ER（+/-）、PR（+）、HER-2（+）。于2010年7月17日至2010年9月19日采用AC方案（CTX 1.0g 第1日，E-ADM 0.1g 第1日）化疗4个疗程；2010年9月13日予多西他赛100mg；2010年11月3日予多西他赛120mg化疗2个疗程；2010年11月26日起予多帕菲120mg化疗，2011年1月5日至2011年2月11日行放疗25次。刻下：一般情况尚可，偶觉乏力，纳便可，睡觉可，舌苔薄白质红，脉细。辨证分析：肝肾阴虚，瘀毒内结。诊断：中医诊断为乳岩（肝肾阴虚，瘀毒内结），西医诊断为乳腺癌。治法：滋阴扶正、化瘀解毒。药用：北沙参10g，天冬10g，麦冬10g，石斛10g，黄芩10g，重楼

10g，白花蛇舌草 15g，广郁金 10g，仙鹤草 15g，猪苓 15g，茯苓 15g，枸杞子 10g，生薏苡仁 30g，补骨脂 10g，焦楂曲 15g，炒白术 10g，炒白芍 10g，丹参 15g，莪术 10g，青皮 6g，山茱萸 10g，黄精 15g，生地黄 10g，生甘草 3g，红景天 10g，山慈菇 6g。28 剂。

2011 年 3 月 11 日二诊：患者目前一般情况尚可，进食尚可，口干、易盗汗、夜寐尚可，苔薄白。2011 年 2 月 17 日方加浮小麦 20g、五味子 6g、碧桃干 10g。14 剂。

【按语】近年来，随着社会的发展，快节奏的生活方式以及精神心理压力增大等因素的影响，我国乳腺癌的发病率呈逐年上升趋势。目前，乳腺癌的治疗方式西医仍以手术、放疗、化疗为主，但复发率较高。而中医作为乳腺癌综合治疗手段之一，在减轻乳腺癌术后的并发症、减轻放化疗以及内分泌治疗带来的不良反应、防治术后乳腺癌的复发转移、治疗特殊类型的乳腺癌等方面都具有明确的优势。

乳岩是指乳房部的恶性肿瘤，其特点是乳房部出现无痛、无热、皮色不变而质地坚硬的肿块，推之不移，表面不光滑，凹凸不平，或乳头溢血，晚期糜烂，凹如泛莲，日久溃烂，破溃后状如岩穴或菜花或莲蓬。相当于西医学中的乳腺癌，是女性最常见的恶性肿瘤之一。本案患者年老体虚，正气不足，肝失调达，气机不畅，气血瘀滞于乳络，脾阳不足，蒸腾运化失司，聚而生痰凝滞于乳络，初诊乳腺癌术后，气随血脱，血虚气亦虚，见患者乏力、脉细，又加放、化疗，耗气伤津更甚，徐老辨其病机为肝肾阴虚，瘀毒内结，故调治重在扶正与祛邪。明代张介宾在《景岳全书》中载"乳岩……其人内热夜热，五心发热，肢体倦瘦，月经不调"，认为"阳常有余，阴常不足"，而女性以阴血为本，经、带、胎、产等每易耗伤阴血，故女性病阴虚是常态，气血虚弱，阴液亏损，脉道更易涩滞，故治疗当以滋阴扶正为主。因此，本案患者，徐老首诊使用北沙参、天冬、麦冬、石斛、生地黄、黄精、补骨脂等益气养阴生精之药配伍重楼、白花蛇舌草等化瘀解毒药，使气血充足，正气存内，得以与邪气相抗，扶正抗癌。又以生薏苡仁、焦山楂消食和胃，丹参、莪术、红景天活血化瘀，广郁金、青皮疏肝解郁，以使气机通畅、肝脾得和，行气可以增进活血通络的功效，有使结节肿块缩小、质地变软的作用。二诊时患者阴虚内热甚，夜卧汗出即盗汗，故加浮小麦、五味子、碧桃干收敛止汗，与原方中北沙参、天冬、麦冬、石斛等益气养阴药相合，补敛并用，兼潜心阳，共奏益气固表、敛阴止汗之功，可使气阴得复，汗出自止。

【体会】徐老在治疗肿瘤过程中，并非一味祛邪，而是意识到扶正和祛邪的相关性，将扶正祛邪定为乳岩的主要治疗原则，并根据病因、病理、病程发展的不同阶段、当下所处的环境和季节、邪正之间的关系及患者的体质强弱来灵活运用。

4. 医案4：乳腺癌根治术后

莫某，女，43岁，江苏南京人。2009年6月8日初诊：患者2003年4月29日于南京市妇幼保健医院行右乳腺癌根治术，术后病理示：浸润性导管癌，分化中度，淋巴结转移（1/19），免疫组化：ER（+），PR（+），C-erbb2（+++），p53（+），PCNA（+）。术后化疗6个疗程，放疗1个疗程，并服三苯氧胺治疗5年。2008年12月又发现左乳肿块，12月15日于江苏省肿瘤医院行左乳腺癌根治术，术后病理示：左乳浸润性导管癌，未见淋巴转移（0/14），免疫组化示：ER（+）10%，PR（+）5%，p53（-），VEGF（+++）>80%，EGFR（-）。术后于2008年12月29日至2009年4年17日予DP方案化疗6个疗程。性激素检测示已绝经，目前服来曲唑2.5mg，每日1次。刻下：胃纳可，夜寐一般，二便正常，盗汗，手关节、左髋关节总胀痛，苔薄白。辨证分析：肝肾亏虚，痰湿互结。诊断：中医诊断为乳岩（肝肾亏虚，湿毒内蕴），西医诊断为乳腺癌。治法：补肝益肾，化湿解毒。药用：太子参15g，黄芪15g，白术12g，天冬12g，麦冬12g，仙鹤草20g，白花蛇舌草15g，蒲公英15g，生薏苡仁20g，枸杞子15g，桑椹15g，怀山药15g，制黄精15g，浮小麦20g，碧桃干10g，伸筋草20g，络石藤20g，炒谷芽12g，炒麦芽12g，甘草3g，山萸肉10g，山慈菇10g。30剂。

2009年7月13日二诊：患者偶有乏力，双上肢疼痛，双下肢酸胀，神疲，胃纳一般，二便调，苔薄白。2009年6月8日方加桑寄生15g、杜仲15g、补骨脂12g。21剂。后于就近医院守方继服1年。

2010年9月19日三诊：患者目前一般情况可，进食尚可，关节疼痛较前好转，已行卵巢切除术，二便正常，夜寐尚可，苔薄白。2009年7月13日方去太子参、桑寄生、补骨脂，加南沙参15g、北沙参15g、川石斛12g、桑枝15g、红景天15g、地骨皮15g、五味子6g。42剂。

2010年10月30日四诊：病史同前，汗出减少，口稍干，苔薄白质偏红脉细滑。2010年9月19日方加太子参15g、生地黄15g、蜀羊泉12g，改碧桃干为20g。14剂。

【按语】乳腺癌中医常称为"乳岩"，亦名"石榴翻花""乳栗"等，病变与肝、脾、肾以及冲任密切相关，可粗略归纳为：患者情志不遂，肝气郁滞，素食失节或肝气犯脾，脾失健运，则痰湿内生；患者肝肾不足则冲任失调，血行不畅，气滞血凝，故几种病理因素相兼夹杂，聚而为乳岩。乳腺癌患者的根治术治疗，尤为耗伤气血，甚则迁延至脏腑，若长时间没有得到纠正，即中医所谓的"失治"，易导致病情加重，或逐渐衍生出一系列的其他症状。同时，术后患者通常面临手术的创伤，对疾病预后的恐惧等生理与心理的双重痛苦。忧思郁结，脾气失司，易致肝气失调达之性，疏泄不及，郁而化火，久则气血暗耗，病久及肾。

因患者术后出现盗汗、关节疼痛，徐老辨其病机为肝肾亏虚，湿毒内蕴。《素问·上古天真论》有云："女子七岁肾气盛……七七任脉虚，太冲脉衰少，天癸竭，地道不通，故形坏而无子也。"天癸属先天之精气，肾藏精，此患者已绝经，肾气渐衰，肾中精气调节全身阴阳功能减退。《傅青主女科》言："夫经水出诸肾，而肝为肾之子，肝郁则肾亦郁矣。"肝肾同源，内寄相火，现脏气损，元气亏，阴阳互斥，寤寐难安。又乳腺癌术后，正气大虚，各种毒邪循经入犯，正气不能与之抗争，而使毒邪留滞，气血津液代谢失调，则生痰与湿。徐老选用太子参、黄芪大补元气合枸杞子、桑椹、制黄精、怀山药补肝益肾，配伍伸筋草、络石藤祛风除湿，以缓关节疼痛，白花蛇舌草、蒲公英清热解毒，天冬、麦冬养阴生津，仙鹤草收敛补虚，碧桃干、浮小麦收敛止汗，《本草纲目》有载"浮小麦，益气除热，止自汗盗汗，骨蒸虚热，妇人劳热"。炒谷芽、炒麦芽健脾开胃，白术健脾祛湿，《本草经集注》中提到白术可"逐皮间风水结肿"，乳腺癌肿块位置正好在皮肉之间，用之病位相宜。二诊时患者关节疼痛未缓解，故以杜仲、补骨脂、桑寄生加强补肝肾、强筋骨之效。三诊时患者缓解疼痛缓解，故去补骨脂、桑寄生；徐老考虑其卵巢已切除，气血阴津不足，加用南沙参、北沙参、川石斛益气养阴，地骨皮补气活血。四诊时口干汗少，徐老辨其津亏，加用碧桃干，使收涩敛汗之效增强，并加蜀羊泉、生地黄清热养阴生津，有开源节流之效。

【体会】 徐老能够正确运用辨证论治和辨病论治的原则，辨证地看待病与证的关系，临床上针对病机，掌握"同病异治"与"异病同治"，灵活化裁，遣方用药之中更是统筹兼并，既整体把握，又细致入微，抽丝剥茧，主次明晰，治则明确。

（整理者：季　漪　周苏皖）

九、卵巢癌

1. 医案1：卵巢癌术后

吴某，女，59岁，江苏南京人。2009年9月14日初诊：患者2009年2月28日于六合人民医院行扩大全子宫＋双附件＋大网膜＋阑尾切除术＋盆腔淋巴结清扫术。术后病理示：右卵巢腺癌（中－低分化），至省肿瘤医院就诊，术后予TP方案化疗6个疗程（紫杉醇210mg＋卡铂400mg），末次化疗时间为2009年6月30日。6月29日复查腹部CT未见明确异常。8月18日查CEA、CA125、CA199均正常。刻下：目前一般情况可，胃纳可，夜寐安，大便不成形，日行1～2次。辨证分析：肝肾亏虚，癌毒内结，气阴两伤。诊断：中医诊断为卵巢癌（肝肾亏虚，癌毒内结，气阴两伤），西医诊断为卵巢癌术后。治法：益气养阴，解毒抗癌，兼补肝肾。药用：南沙参15g，北沙参15g，太子参15g，黄芪12g，白术12g，天冬15g，麦冬15g，仙鹤草15g，蛇六谷15g，蜀羊泉20g，枸杞子15g，桑椹15g，怀山药15g，制黄精15g，红景天15g，杜仲15g，山萸肉10g，山慈菇8g，芡实15g，茯苓15g，炒谷芽12g，炒麦芽12g，炙甘草3g。25剂。患者后于当地医院守方继服6个月。

2010年4月12日二诊：目前一般情况可，进食可，有时腰酸，大便日行2次，CEA 0.8ng/mL，CA125 5.1U/mL，CA199 13.8U/mL，夜寐可。2009年9月14日方去太子参、天冬、麦冬、蛇六谷，改黄芪为15g、山慈菇为10g、芡实为12g，加川石斛12g、蒲公英15g、薏苡仁20g、马齿苋20g、伸筋草12g。14剂。

2010年4月26日三诊：目前一般情况可，进食可，腰酸，大便日行1次，质地正常，夜寐可。2009年9月14日方去太子参、天冬、麦冬、蛇六谷、芡实，改黄芪为15g、山慈菇为10g，加川石斛12g、蒲公英15g、马齿苋20g、薏苡仁20g、伸筋草12g。14剂。

【按语】卵巢癌是女性生殖系统最常见的恶性肿瘤之一，死亡率高居妇科恶性肿瘤之首。目前西医的治疗首选全面分期手术或肿瘤细胞减灭术，辅以铂类药物联合紫杉醇化疗，即使行标准治疗后，20%～30%的早期患者和50%～75%的晚期患者会出现肿瘤复发。近年来，中医药在治疗卵巢癌方面显示出较好的疗效，研究显示，其可以抑制癌细胞的增殖、配合化疗减毒增效、提高患者免疫功能、延长患者生存期等。

中医学卵巢癌可归于"石瘕""肠蕈""癥瘕""积聚"范畴。中医认为，卵巢恶性肿瘤病因是本虚标实，正气不足，机体气血阴阳失去原有平衡，冲任带脉失调为疾病发生的根本。又因外感风、燥、暑、寒、热、湿邪气、饮食不节、内伤七情、起居劳累过度而诱发痰、瘀、毒等病理产物，胶着于胞宫而发病。病位在胞宫，与本病有紧密关系的脏腑为肝、脾、肾三脏。由于病位于胞宫，深入盆腔，不易被发现，病邪久久不祛，耗气伤阴，耗精伤血，进一步损伤正气，损害人体脏腑，使疾病迁延不愈。本案患者年过五旬，处于肝肾冲任衰少的阶段，肝肾亏虚，胞宫失养，无力抗邪于外，湿、痰、瘀结于下腹部，日久变生癌毒。患者既病之后接受手术、化疗等治疗措施，气血阴精受损。卵巢处于盆腔深部，癌毒其性深伏，易耗散气血、伤人体阴液。该患者经手术、化疗，影像学检查评估肿瘤消失，但机体正气受损，余毒未清，徐老辨识病机为"肝肾亏虚、癌毒内结、气阴两伤"。药用南沙参、北沙参、太子参、黄芪、白术、天冬、麦冬、仙鹤草、红景天益气养阴，枸杞子、桑椹、怀山药、制黄精、杜仲、山萸肉补肝益肾，蛇六谷、蜀羊泉、山慈菇解毒抗癌、炒谷芽、炒麦芽、茯苓、芡实健运脾胃，则血充气畅，阴阳气血调和，补而不滞。二诊患者肿瘤指标稳定，一般情况可，大便稍溏，为脾虚湿阻，去蛇六谷、天冬、麦冬寒凉之品，加薏苡仁渗湿止泻，马齿苋、蒲公英清热利湿，并加山慈菇清热解毒以增加抗癌力量。徐老对于养阴生津中药的选择多为甘凉平补、清轻灵动之品，平补之品既能维持人体阴阳平衡又可常用久用，既不滋腻又不留寇，可有细水长流之效。

【体会】本案患者处于术后化疗后恢复期，毒微正虚，临床表现并无特殊，但机体的脏腑功能失调已久，阴阳失衡一时难以纠正，徐老治疗上强调抓住疾病本质，重视整体观念，以养阴益气作为扶正的基本方法，缓缓纠正，减少肿瘤转移和复发。

2. 医案2：卵巢癌肝转移

田某，女，66岁，江苏南京人。2011年2月23日初诊：患者曾患有子宫肌瘤于1988年在妇幼保健医院外科手术切除。2011年2月17日至鼓楼医院妇科检查CT确诊为卵巢癌，合并有肝转移，腹腔积液，已引流约750mL。刻下：腹胀稍好，睡眠差，纳谷一般，大便日行1次，质地成形，小便较少，夜寐正常，口干，舌质红苔少而红。辨证分析：脾虚胃弱，肝肾亏虚，癌毒流注。诊断：中医诊断为卵巢癌（脾虚胃弱，肝肾亏虚，癌毒流注），西医诊断为卵巢癌肝转移。治法：补中健脾，补益肝肾，抗癌解毒。药用：党参15g，黄芪12g，白术12g，白芍12g，仙鹤草15g，蜀羊泉20g，蛇六谷10g，茯苓15g，生薏苡仁20g，枸杞子15g，桑椹15g，怀山药15g，制黄精15g，青皮10g，陈皮10g，红景天12g，女贞子12g，车前草15g，红豆杉6g，炒谷芽12g，炒麦芽12g，甘草3g。14剂。

2011年3月7日二诊：目前一般情况可，进食可，偶有恶心，腹胀好转，夜寐略差，双下肢无水肿，腹腔积液已消，大便日行3～4次，苔薄白，边尖红。2011年2月23日方去党参、生薏苡仁、红豆杉，改黄芪为15g、蛇六谷为30g，加南沙参15g、北沙参15g、川石斛10g、猪苓15g、当归10g、鸡血藤20g、荷叶15g、玉竹10g。14剂。

2011年3月21日三诊：目前一般情况可，进食可，恶心减轻，无腹胀，夜寐一般，大便日行3次。2011年2月23日方去党参、红豆杉，改黄芪为15g、蛇六谷为30g，加南沙参15g、北沙参15g、川石斛10g、猪苓15g、荷叶15g、玉竹10g。14剂。

【按语】卵巢癌的病位居于盆腔深部，发病极具隐匿性，卵巢恶性肿瘤早期筛查及诊断困难，约70%的患者诊断时已为晚期，经减瘤手术和药物治疗后晚期患者的5年生存率仍不足30%。目前西医的治疗方法首选卵巢癌细胞减灭术加铂类药物联合紫杉醇化疗，随着多腺苷二磷酸核糖聚合酶（PARP）抑制剂的问世，治疗效果出现质的飞跃，但仍存在弊端。

本案卵巢癌患者分期较晚，可见肝转移灶，治疗以抑制转移灶、缩小瘤体、缓解症状、延长患者生存期为主。癌毒既生，积毒日盛，夺水谷精微以自养，致脏腑虚弱、正气亏耗，治疗重在固本培元，顾护胃气，滋肾养肝，兼以抗癌解毒、理气活血。患者病在肝、脾、肾经，肝经疏泄失调，中焦气机不利，湿邪困脾，肾阴亏虚，故见腹胀、纳谷不佳、口干等症，扶正药多用健脾益气与培补肝肾之品。其中，黄芪、白术、茯苓、甘草、陈皮、山药、黄精、炒谷芽、炒麦芽、生薏苡仁、青皮为异功散加减，共奏补中健脾化湿之功。异功散是由四君子汤加陈皮组成，明代吴昆《医方考》载："人参甘温质润，能补五藏之元气；白术甘温健脾，能补五藏之母气；茯苓甘温而洁，能致五藏之清气；甘草甘温而平，能调五藏愆和之气。四药皆甘温，甘得中之味，温得中之气……前之四君子也，所以补气……陈皮则利气以行痰耳。"顾护脾胃，使脾胃不败，则生化有源，机体得充，能抵御癌毒对机体的侵害，也为其他治疗奠定基础。卵巢作为女子的性腺，与肾关系密切，肝肾乙癸同源，久病及肾，耗竭精血，则肝肾阴虚，冲任失养，故用枸杞子、桑椹、女贞子补益肝肾，其中枸杞子甘寒滋润，色赤入走血分，为补养肝肾精血之品，女贞子甘平，补肾滋阴，养肝明目，《本草新编》曰："女贞子，入肾经，黑须乌发，壮筋强力，安五脏，补中气，除百病，养精神。"三药相伍，滋水涵木，使精血共化，气血充足。癌毒侵袭走注，故加仙鹤草、蜀羊泉、蛇六谷、红豆杉抗癌解毒。二诊时，患者症情较前缓解，稍减健脾渗湿之品，加用南沙参、北沙参、石斛、玉竹养阴生津，当归、鸡血藤活血养血，荷叶、猪苓化湿利水。

【体会】 调护胃气乃医家临证之所重，李东垣在《脾胃论》曰："历观诸篇而参考之，则元气之充足，皆由脾胃之气无所伤，而后能滋养元气。"徐老强调在治疗肿瘤的过程中，当时刻维护患者后天之本，使患者能进水谷。用药质平性缓，少用苦寒及毒性猛烈之品，清热解毒、祛邪散结但求稳求缓，不可贪攻妄进。

（整理者：邢海燕　吴晓倩）

十、宫颈癌

1. 医案 1：宫颈癌子宫切除术后

时某，女，77 岁，江苏南京人。2010 年 5 月 13 日初诊：患者 2009 年 4 月在省肿瘤医院进行体检，确诊为宫颈癌，全身麻醉下行子宫全切除＋双侧附件切除术，手术后未放、化疗，术后病理提示高级别上皮内瘤广泛累及腺体，伴微灶早期浸润。后复查提示病情进展，入住省肿瘤医院进行放、化疗。证见阴道偶有黄白带，无腰痛，夜尿多，大便日行 1 次，胃脘部偶有不适，泛吐酸水，苔薄白，舌质黯红，脉弦细。诊断：中医诊断为宫颈癌（肝肾亏虚，气阴两虚，痰瘀互结），西医诊断为宫颈癌。治法：补益肝肾，益气养阴，化痰消瘀。药用：南沙参 15g，北沙参 10g，佩兰 10g、白术 10g、白芍 15g、生薏苡仁 20g、仙鹤草 20g、白花蛇舌草 15g、蜀羊泉 20g、茯苓 15g、土茯苓 20g、枸杞子 15g、桑椹 15g、炒杜仲 15g、怀山药 15g、制黄精 15g、法半夏 10g、红景天 18g、夜交藤 20g、五味子 6g、山萸肉 10g、炒麦芽 18g、炒谷芽 18g、甘草 3g。14 剂。患者后于当地医院守方继服 14 剂。

2010 年 6 月 10 日二诊：患者纳谷尚可，夜寐正常，小便日行次数尚可，夜尿 3 次左右，无恶心呕吐，泛吐酸水缓解，阴道黄白带减少，大便日行 1 次，苔薄白，舌边尖略红，脉细。在原方的基础上去佩兰、生薏苡仁、法半夏，改仙鹤草为 30g、白花蛇舌草为 30g，加川石斛 12g、生黄芪 15g、天冬 15g、麦冬 15g、丹参 12g、天花粉 15g、女贞子 12g、芡实 15g、马齿苋 20g。21 剂。

2010 年 7 月 3 日三诊：患者目前一般情况尚可，进食正常，无泛吐酸水，阴道黄白带如前，夜间睡眠尚可，耳鸣，冬天手足冰凉，无腰酸，苔薄白，舌质淡红，脉细。改原方为太子参 15g，南沙参 10g，北沙参 10g，生黄芪 30g、白术 12g、白芍 12g、仙鹤草 30g、白花蛇舌草 15g、蒲公英 15g、枸杞子 15g、桑椹 15g、怀山药 15g、制黄精 15g、炒杜仲 15g、菟丝子 15g、茯苓 15g、猪苓 15g、女贞子 12g、旱莲草 12g、生山楂 15g、天花粉 15g、红景天 15g、金毛狗脊 10g、炒麦芽 12g、炒谷芽 12g、葛根 15g、甘草 3g。30 剂。

【按语】 宫颈癌是由于调节细胞生长、分化及凋亡的基因和表观遗传出现变化而引起的一种以细胞异常增殖为特征的癌症，相关调查显示，年轻女性患宫颈癌的概率以每年 2%～3% 的速度增长。中、晚期主要以不规则阴道流血或下肢肿痛为主要症状，肿瘤压迫或累及输尿管时，可引起尿毒症等疾病，危及患者健康。本案患者在手术及放、化疗的基础上加用中药治疗，预后良好，说明中医药在治疗宫颈癌方面具有显著疗效。

本案初诊症见夜尿多、胃脘不适、泛吐酸水、阴道黄白带等临床表现，徐老辨识病机为"肝肾亏虚、气阴两虚、痰瘀互结"，药用南沙参、北沙参、白芍、五味子、夜交藤、仙鹤草益气养阴，白术、生薏苡仁、茯苓、法半夏化痰浊渗水湿，桑椹、炒杜仲、怀山药、制黄精、山萸肉补益肝肾，蜀羊泉、土茯苓、红景天化瘀散结，甘草调和诸药。二诊时阴道黄白带症状已缓，故去佩兰、生薏苡仁、法半夏，加生黄芪、天冬、麦冬、天花粉、丹参、女贞子、芡实、马齿苋，加强益气养阴、补益肝肾和祛痰利水之功。三诊时改原方为新方，立足于根本，扶正补虚培元以达治疗之功。太子参、生黄芪益气，南沙参、北沙参、白芍滋阴，枸杞子、桑椹、怀山药、制黄精、炒杜仲、菟丝子、女贞子、旱莲草补肾培元，白术、猪苓、茯苓健脾渗湿，生山楂、红景天、金毛狗脊化瘀，炒麦芽、炒谷芽消积，甘草调和诸药，共达扶正补虚培元之功。中医学认为"治病必求于本"。本，本质、本原、根本、根源之谓。治病求本，就是在治疗疾病时，必须寻找出疾病的根本原因，抓住疾病的本质，并针对疾病的根本原因进行治疗。它是中医辨证论治的一个根本原则，也是中医治疗中最基本的原则。在治疗患者的过程中，不可一味只顾表面之证，而是应该先辨别其起病之根本，再根据病因和证型采用不同的治疗方法。本案患者虽见夜尿多、胃脘不适、泛吐酸水等肝肾亏虚的临床表现，但论其根本，皆是因为患者久病体虚，卫气不能抵御外邪，故在治疗时除缓解患者急症之外，更应着眼于其疾病之根本，方能达到调和之功。

【体会】 徐老在辨证论治的过程中，先立足于患者症状，待症状缓解后再从根源上扶正补虚培元，来改善患者体质以达到治疗的最终目的。这体现了徐老在疾病治疗的过程中，对治标还是治本的辨证论治选择的灵活性，说明在疾病治疗过程中需着眼于患者的全部病因。

2. 医案2：子宫内膜癌切除术后

王某，女，73岁，江苏南京人。2011年11月21日初诊：患者因出现阴道不规则出血，量多，色鲜红，间断性下腹部酸胀而就诊。诊断：病理经省肿瘤医院会诊，为子宫内膜不典型增生，局灶考虑癌变。于2010年5月26日全身麻醉下行子宫+双附件+盆腔淋巴结清扫+腹腔冲洗术。术后病理示：子宫内膜样腺癌中分化，局部低分化，累及肌层深部，术后行紫杉醇为主化疗1次，后于2010年6月10日至2010年7月28日共行放疗25次。后又行化疗4次，化疗方案为注射用紫杉醇脂质体素240mg（第1日）+卡铂450mg（第2日），于2010年12月结束。2011年8月复查肿瘤标志物，血常规未见明显异常。证见患者腹部隐痛，手术切口不适，膀胱胀满，胃脘部隐隐不适，泛吐酸水，嗳气，周身隐痛，纳谷一般，夜寐欠安，大便日行1~2次，舌淡，苔薄白，脉小细。诊断：中医诊断为子宫内膜癌（脾肾亏虚，气阴不足，痰瘀互结），西医诊断为子宫内膜癌。治法：补脾益肾，益气养阴，化痰散瘀。药用：南沙参12g，北沙参12g，生黄芪20g，白芍15g，白术12g，天冬12g，仙鹤草15g，白花蛇舌草15g，蜀羊泉20g，茯苓15g，枸杞子15g，桑椹15g，怀山药15g，马齿苋15g，制黄精15g，炒杜仲15g，菟丝子12g，女贞子12g，红景天12g，炒谷芽12g，炒麦芽12g，夜交藤20g，甘草3g。30剂。患者后于当地医院守方继服30剂。

2012年1月30日二诊：目前一般情况可，进食略差，腹部不适，略有泛吐酸水，大便日行1次，双侧下肢水肿，夜寐欠安，苔薄白，边尖有齿痕，脉细。原方调整为：党参15g，黄芪15g，白芍15g，白术10g，仙鹤草15g，蒲公英15g，生薏苡仁15g，乌贼骨（先下）20g，法半夏10g，枸杞子15g，桑椹15g，怀山药15g，制黄精15g，猪苓15g，茯苓15g，青皮10g，陈皮10g，炒杜仲15g，鸡内金10g，车前草15g，合欢皮15g，甘草3g。30剂，水煎服，每日1剂。

【按语】子宫内膜癌为女性生殖道常见三大恶性肿瘤之一，占女性生殖道恶性肿瘤20%~30%，对于FIGO分期Ⅳ期患者的5年无进展生存率为38.8%。约90%的子宫内膜癌患者有不规则阴道流血，有的患者表现为浆性液或血性分泌物的异常排液。子宫内膜癌可溯源至古籍记载的"癥瘕""崩漏""五色带下"等疾病范畴。《诸病源候论》言："带下病者……伤动冲任脉，致令血与秽液兼带而下也。"《医宗金鉴》云："带下皆湿热所化也。"本案患者在手术及放、化疗的基础上加用中药治疗，预后良好，说明中医药在治疗子宫内膜癌方面具有一定的疗效。

本案初诊症见嗳气、泛吐酸水、胃脘不适、膀胱胀满、周身及腹部隐痛等临床表现，徐老辨识病机为"脾肾亏虚、气阴不足、痰瘀互结"，药用南沙参、北沙参、生黄芪、仙鹤草、天冬以益气养阴，枸杞子、桑椹、怀山药、制黄精、炒杜仲、菟丝子和女贞子以补脾益肾，炒谷芽、炒麦芽以顾护脾胃，仙鹤草、马齿苋以缓膀胱胀满，夜交藤以改善患者睡眠，白花蛇舌草、蜀羊泉、红景天以化瘀散结。二诊时患者初诊症状有所缓解，又见双侧下肢水肿，遂用党参、黄芪、白芍、仙鹤草以益气养阴，枸杞子、桑椹、怀山药、制黄精、炒杜仲以补脾益肾，青皮、陈皮、鸡内金以顾护脾胃，猪苓、茯苓、生薏苡仁、车前草以利湿化浊、缓解水肿，合欢皮、乌贼骨以改善睡眠。中医认为，肾为先天之本，脾为后天之本。肾中精气的盛衰影响子代的先天禀赋与生长发育，与遗传物质关系密切；而脾之精气来源于水谷精微，其功能易受环境、饮食影响。脾与肾在维持女子冲任调达上起着相辅相成的作用，二者功能失调在临床上亦常相互影响。肾气亏虚，则精血虚少，冲任血虚；脾气不足，则血失统摄，冲任不固。由于患者先天不足，机体抵抗力低下，时易感外邪，再无脾肾之正气共同作用抵御外邪，则影响患者体健。患者可见嗳气、泛吐酸水、胃脘不适等脾胃虚弱之症，又可见下肢水肿、膀胱胀满等肝肾亏损的临床表现，因此徐老在辨证论治的过程中，既注意顾护脾胃，又注意补益肝肾，以扶正补虚培元而起到改善患者临床症状的作用。

【体会】徐老在辨证过程中始终以补脾益肾、益气养阴、化痰散瘀为主要治法，在缓解患者之急的同时着眼于患者得病之根本并随证加减，体现徐老在疾病治疗过程中，对基本病机的充分把握和对辨证论治的灵活运用。

（整理者：季　漪　江雨静）

十一、前列腺癌

1. 医案 1：前列腺癌术后化疗后

杜某，男，68 岁，江苏南京人。2011 年 8 月 9 日初诊：患者 2010 年 9 月因尿血至当地医院就诊，查前列腺活检提示前列腺癌，后行前列腺切除术，术后予 ECT 放化疗（具体方案不详）。刻下：偶有咳嗽，少量白痰，腰膝酸痛，尿少而频，夜尿 2～3 次，夜寐一般，时有盗汗，大便干结，2～3 日 1 次，饮食尚可，略有口干，苔薄黄质淡边齿痕，脉沉细弦。诊断：中医诊断为癃闭（脾肾亏虚，湿毒内蕴），西医诊断为前列腺癌。治法：健脾补肾，化湿解毒。药用：南沙参 12g，北沙参 12g，佩兰 10g，党参 10g，白术 10g，仙鹤草 15g，白花蛇舌草 15g，生薏苡仁 20g，枸杞子 15g，桑椹 15g，天花粉 15g，怀山药 15g，制黄精 15g，杜仲 15g，补骨脂 10g，骨碎补 10g，金荞麦 20g，红景天 12g，茯苓 15g，女贞子 12g，炒麦芽 12g，炒谷芽 12g，山慈菇 10g，山茱萸 10g，甘草 3g。7 剂。

2011 年 8 月 19 日二诊：患者夜寐较前改善，盗汗仍存但较前改善，尿频好转，偶有气短，大便1～2日1次，苔薄白质淡红，脉沉细弦。2011年8月9日方去党参、白术、生薏苡仁、杜仲、女贞子、炒麦芽、炒谷芽，加石斛12g、黄芪15g、天冬15g、麦冬15g、猪苓15g、浙贝母10g、苏梗10g、土茯苓15g、炒神曲12g。21剂。

2011年9月9日三诊：患者一般情况可，夜寐尚可，尿频尿急较前明显改善，咳嗽较前改善，偶有盗汗。苔薄白质淡红，脉沉弦。药用：南沙参15g，北沙参15g，石斛12g，生黄芪10g，生薏苡仁20g，白及12g，白术12g，仙鹤草15g，白花蛇舌草15g，地骨皮15g，赤芍12g，枸杞子15g，怀山药15g，制黄精15g，猪苓15g，茯苓15g，女贞子12g，旱莲草12g，金荞麦20g，补骨脂12g，骨碎补10g，红景天12g，山慈菇10g，山茱萸10g，天花粉15g，五味子6g，炒麦芽12g，炒谷芽12g，丹参12g，甘草3g。14剂。

2011年9月26日四诊：患者饮食、睡眠可，偶有咳嗽，盗汗较前改善，大便日行1～2次，夜尿1～2次，苔薄白质淡红，脉沉弦。2011年9月9日方去白及、地骨皮、赤芍、女贞子、旱莲草、红景天、五味子，加天冬12g、蒲公英15g、桑椹15g、川芎10g。14剂。

【按语】 前列腺癌是男性中第二常见的实体肿瘤，也是癌症死亡的第五大原因，西医以手术、放疗、化疗和内分泌治疗为主。晚期前列腺癌内分泌治疗敏感中位时间为18～24个月，后患者转变为去势抵抗性前列腺癌，中位生存期仅12个月，因此，联合手术、放疗、化疗和中医药治疗等方式的综合治疗模式是目前前列腺癌的最佳治疗方案。本案患者在手术和放、化疗的基础上加用中药辅助治疗，提高了患者生存治疗，减轻症状，预后良好，说明中医药干预发挥增效减毒的作用。

徐老认为，前列腺癌的产生主要以正虚为本，邪实为标。肝、脾、肾三脏与前列腺癌的发病关系密切，脾肾两虚是本病发展的根本因素，先天不足，后天失养，致使人体内气机失调，痰、湿、瘀等有形实邪趁虚而入，日久则变生癌毒。而肝失疏泄，气机不得通畅全身，气机不利则气血津液代谢失常，日久则形成癌毒，反之癌毒日久，加重脾肾亏虚，二者相互作用则进一步耗伤气血阴阳。本病发于老年男性，其特征为肾精不足，阳气亏虚，脏腑气血失和，日久则津液不布变痰，内外合邪则化为癌毒，加之手术、放疗、化疗等耗伤人体气阴，因此，治疗上既要重视祛除邪气，又要考虑患者素体亏虚的本质，扶正为本，虚实兼顾。本案初症见腰膝酸痛，尿少而频，夜尿多，时有盗汗，徐老辨识病机为"脾肾亏虚，湿毒内蕴"，药用南沙参、北沙参、佩兰、党参、白术益气健脾祛湿，扶助后天气血生化之源，茯苓、杜仲、枸杞子、怀山药、制黄精、女贞子、补骨脂、骨碎补、山茱萸滋阴益肾填精，巩固先天之本，茯苓、薏苡仁加强健脾利水渗湿。吴昆所著《医方考》有云"下焦之病，责于湿热"。因此，徐老配以金荞麦、天花粉、白花蛇舌草等清热解毒、利尿消肿，全方共奏健脾补肾、化湿解毒之功。《医述》曰："肾气虚者，脾气必弱；脾气弱者，肾气必虚。"《医宗必读》曰："脾肾者，水为万物之元，土为万物之母，二脏安和，一身皆治。"脾为生痰之源，肺为贮痰之器，患者有咳嗽咳痰之症状，徐老在治疗过程中始终坚持健脾益气祛湿为治疗根本，脾气得以健运，气机得以通畅运行全身，水液代谢恢复正常则痰浊自消。在随诊中，患者诸症均有改善，徐老始终守法守方，扶正祛邪相交为用，以健脾补肾、扶助正气为基本原则，辅以清热利湿解毒之法。

【体会】 徐老在辨治全过程中始终以补脾益肾、化湿解毒为主要治法，并随证加减，体现针对基本病机的辨病治疗和针对随证加减和临时治标的辨证治疗的灵活性。除了对癌毒本身的治疗，徐老还强调对放、化疗不良反应的调制以及对患者情志的疏导，诸法合用，药符病机，疗效显著。

2. 医案 2：前列腺癌术后化疗后

姜某，男，80岁，江苏南京人。2012年2月20日初诊：患者2008年5月无明显诱因出现尿频、尿急、排尿不畅至当地医院就诊，查前列腺活检提示前列腺癌，后行前列腺切除术，术后予化疗（具体方案不详）。刻下：神疲乏力，动则气喘，腰膝酸痛，尿频，夜尿2～3次，夜寐尚可，大便日行1次，饮食尚可，苔薄黄质淡，脉弦。诊断：中医诊断为癃闭（脾肾两虚，瘀毒内结），西医诊断为前列腺癌。治法：健脾补肾，化瘀解毒。药用：南沙参12g，北沙参12g，佩兰10g，苍术10g，白术10g，法半夏10g，仙鹤草15g，白花蛇舌草15g，生薏苡仁20g，白芍15g，蒲公英15g，猪苓15g，茯苓15g，丹参15g，川芎10g，桑椹15g，生地10g，山茱萸10g，山慈菇10g，补骨脂12g，骨碎补10g，益智仁12g，杜仲10g，炒麦芽10g，炒谷芽10g，甘草3g。14剂。

2012年3月5日二诊：患者一般情况可，神疲乏力、腰膝酸痛较前改善，夜寐尚可，大便日行1次，饮食尚可，苔薄黄质淡红，脉弦细。2012年2月20日方去苍术、法半夏，加黄芪10g、党参10g、土茯苓15g。14剂。

2012年3月21三诊：患者一般情况较前均有改善，夜寐、食纳可，夜尿2～3次，苔薄黄质淡红，脉沉弦细。药用：南沙参12g，北沙参12g，生地黄15g，熟地黄15g，山茱萸12g，杜仲15g，车前子15g，土鳖虫5g，土茯苓20g，半枝莲15g，白花蛇舌草30g，补骨脂15g，骨碎补15g，狗脊15g，乌药10g，益智仁12g，六月雪10g，生薏苡仁15g，炒薏苡仁15g，黄芪10g，党参10g，桑椹15g。14剂。

【按语】 前列腺癌是男性常见的恶性肿瘤之一，其早期症状并不明显，随着疾病进展可出现排尿不畅、尿频、尿血等症状，超过半数的患者在确诊时已经处于晚期。手术、放疗、化疗和内分泌治疗等是前列腺癌的标准治疗手段，但是存在耐药率高、不良反应明显等问题，而中医药在增效减毒、改善生活质量和延长生存期方面具有独特优势，本案患者联合中医药治疗后，生活质量明显改善，说明中医药在前列腺癌治疗中发挥重要作用。

《素问·刺法论》言："正气存内，邪不可干。"《医宗必读》曰："积之所成，正气不足，而后邪气踞之。"《外科启玄·明疮疡当分三因论》曰："人有七情，喜怒忧思惊恐悲，有一伤之，脏腑不和，营气不从，逆于肉理，则为痈肿。"徐老认为，该患者为老年男性，正气亏虚，邪气乘虚而入，致使气血、阴阳失于调和，脏腑功能失调，气血运行失常，痰湿、瘀血盘踞于前列腺，最终变生癌毒，而癌毒盘踞日久，损伤气血精津，进一步加重正虚，终成虚实夹杂之证。因此，徐老在治疗中始终坚持标本兼顾，扶正和祛邪兼施的治疗原则。本案初诊见神疲乏力，动则气喘，腰膝酸痛，尿频，徐老辨识病机为"脾肾两虚，瘀毒内结"，药用南沙参、北沙参、苍术、白术、佩兰、半夏以益胃生津、健脾祛湿化痰，脾气健运则气血生化有源，气机运行有度，桑椹、山茱萸、乌药、骨碎补、益智仁等以滋阴补肾纳气，充实本源，脾肾得以充养则正气得以恢复，配以白花蛇舌草、仙鹤草、丹参、川芎等以解毒化瘀，白花蛇舌草最早记载于《广西中药志》，其主要功效为清热利湿、解毒消痈，现代药理学证实，白花蛇舌草具有影响肿瘤细胞增殖和凋亡，调节免疫系统，以及抑制炎症反应等抗肿瘤疗效，再以猪苓、茯苓通阳化气利尿，全方以滋补肾阴之六味地黄丸为基础，辨证加减，共奏健脾补肾、化瘀解毒之功。二诊、三诊时，患者诸症皆有改善，因此徐老守法守方，在扶正抗癌解毒的基础上，加用黄芪、党参等益气养血之品，加强对脾胃的充养，进一步扶助正气以抗邪。

【体会】徐老在治疗过程中，始终坚持健脾补肾化瘀的基本治疗原则，以健脾益肾、益气扶正为本，以化瘀解毒、软坚散结为标，症证结合，药随症调。

（整理者：季　漪　顾佳麟）

十二、血液系统肿瘤

1. 医案1：弥漫大B细胞淋巴瘤

张某，男，48岁，江苏南京人。2013年11月25日初诊：患者2012年11月因发现颈部肿块，在南京市第一医院进行胃镜及颈部淋巴结穿刺检查，确诊为"弥漫大B细胞淋巴瘤"，免疫组化示：CD20（+++），pax-5（++），bcl-6（++），mum-1（++），cd10（-），cd138（+），Ki-67（50%）。PET/CT示：颈部、胃部及腹膜后淋巴结异常代谢。予以R-CHOP方案化疗8次，具体用药：CTX 1.2g（第1日）+VCR 2mg（第1日）+E-ADM 80mg（持续静脉滴注24小时，第1日）+PDN 100mg（第1～5日）+R 600mg（化疗前1日）。疗效评价不详，末次化疗时间为2013年11月10日。刻下：患者精神萎，胃纳欠佳，无恶心呕吐，无发热、盗汗、明显体重减轻，夜寐欠安，舌质淡，苔薄白根白腻，脉细。辨证分析：肝郁脾虚，湿毒内结。诊断：中医诊断为痰核（肝郁脾虚，湿毒内结），西医诊断为弥漫大B细胞淋巴瘤。治法：健脾养肝，化湿解毒。药用：党参12g，黄芪15g，白术12g，天冬12g，麦冬12g，仙鹤草15g，白花蛇舌草15g，蒲公英15g，生薏苡仁20g，枸杞子15g，桑椹15g，女贞子12g，山药15g，黄精15g，红景天12g，制首乌10g，山慈菇12g，山萸肉15g，炒麦芽12g，炒谷芽12g，甘草3g。30剂。

2013年12月25日二诊：服药1个月后精神明显改善，胃纳较好，无明显腰痛腰酸，夜寐较前有所好转，舌质淡，苔薄白，脉细。2013年11月25日方去天冬、麦冬、白花蛇舌草、蒲公英、制首乌，加白芍12g，炙鳖甲10g，莪术15g，夏枯草10g。30剂。

【按语】弥漫大B细胞淋巴瘤是成人恶性淋巴瘤中最常见的一种类型，临床表现、组织形态和预后等方面具有异质性。在我国弥漫大B细胞淋巴瘤占所有恶性淋巴瘤亚型的54%，主要累及50～70岁的中老年人，且发病率随年龄增长呈上升趋势。在中医学中属于"痰核""石疽""筋疬""失荣"等范畴。徐老认为，弥漫大B细胞淋巴瘤以正气亏虚、脏腑功能失调为本，以痰凝结滞为基本病理，痰湿内蕴，阻闭经络，气血瘀滞，痰凝血瘀，相互胶结，癌毒内生，渐积肿核，遂发本病。

本案初诊症见精神、胃纳欠佳，夜寐欠安等主要表现，徐老辨识病机为"肝郁脾虚，湿毒内结"，而脾为后天之本、气血生化之源，亦为生痰之源。故药用党参、黄芪、白术补气健脾，中气足则气血生化有源。《汤液本草》记载生黄芪实乃"上中下内外三焦之药"。生白术则主入中焦脾胃而具益气健脾燥湿之效，近代医家张锡纯言白术"具土德之全，为后天资生之要药"。党参为补中益气要药。山药、黄精益肾气健脾胃、先后天并补。炒谷芽、炒麦芽以醒脾开胃，消积化食，增进食欲，中焦土运得健，后天得养，正气即可来复。仙鹤草、白花蛇舌草、蒲公英、山慈菇为徐老常用抗肿瘤药物，补虚清热，解毒散结，配伍生薏苡仁以去毒邪之势，徐老认为，在淋巴瘤诊治过程中应祛邪与扶正兼顾。天冬、麦冬养阴益胃、清肺生津。天冬归肾，清火润燥；麦冬入心，除烦安神。枸杞子、桑椹、女贞子均入肝、肾二经，为徐老常用滋阴药物，均可滋补肝肾、明目乌须、润燥生津。制首乌、山萸肉协助补肝肾益精血，红景天益气活血。患者二诊时精神、食欲、睡眠明显改善。徐老认为，肿瘤发生根本在于"正虚毒结"，因此在治疗上，宗《张氏医通·积聚》"善治者，当先补虚，使气血壮，积自消也"之观点，注重顾护气血生化之源。《血证论》曰："木之性主于疏泄，食气入胃，全赖肝木之气以疏泄之，而水谷乃化。"肝疏泄功能正常是脾胃升降正常的重要条件，故药用白芍柔肝养血敛阴，夏枯草清肝明目、散结解毒，炙鳖甲滋阴潜阳，莪术行气破血、消积止痛。

【体会】该患者多次化疗后，正气损伤明显，兼痰湿蕴结，治疗当祛邪与扶正并举。如《医宗必读》所说"正气与邪气，势不两立，若低昂然，一胜则一负"，祛湿则针对痰湿瘀毒之结聚，酌用化痰除湿解毒或活血化瘀解毒之法；扶正尤重气血，调理脾肾，贯穿治疗全程。

2. 医案 2：嗜血细胞综合征

颜某，女，41 岁，江苏南京人。2013 年 3 月 18 日初诊：患者 2012 年 9 月因持续发热，体温峰值达 39℃，血常规检查发现白细胞增多。骨髓检查提示：嗜血细胞综合征。刻下：持续发热，体温在 38～39℃，消瘦，恶心，乏力懒言，纳差，寐不安，大小便偏少，舌淡，苔少，脉细数。辨证分析：脾肾亏虚，气血不足。诊断：中医诊断为发热（脾肾亏虚，气血不足），西医诊断为嗜血细胞综合征。治法：健脾补肾，益气养血。药用：南沙参 12g，北沙参 12g，白花蛇舌草 30g，仙鹤草 15g，薏苡仁 20g，猪苓 15g，茯苓 15g，杜仲 15g，茜草 15g，青蒿 10g，白薇 15g，地骨皮 15g，银柴胡 15g，龙葵 20g，炒谷芽 12g，炒麦芽 12g，女贞子 12g，桑椹 15g，枸杞子 15g，青黛 10g，鸡血藤 20g，山慈菇 10g，蜂房 10g，延胡索 15g，炙甘草 3g。28 剂。

2013 年 4 月 15 日二诊：服药后精神有所改善，体温峰值明显下降，以低热为主，无明显畏寒，胃纳有所增加，夜寐较前好转，舌淡，苔薄白，脉细。2013 年 3 月 18 日方去南沙参、北沙参、女贞子、薏苡仁、猪茯苓、杜仲、茜草、银柴胡、青黛、鸡血藤、山慈菇、蜂房、延胡索，改白花蛇舌草为 15g，加太子参 15g、生黄芪 15g、白术 12g、怀山药 15g、制黄精 15g、红景天 15g。28 剂。

【按语】嗜血细胞综合征是由多种因素导致的以单核巨噬细胞异常活化并吞噬大量自身血细胞为特征，引起严重甚至致命的全身炎症反应综合征。以持续发热，肝、脾淋巴结肿大，全血细胞减少，高铁蛋白血症和高甘油三脂血症为主要表现。本病凶险，可并发感染性休克、多器官功能障碍等，死亡率较高。

本案初诊症见高热，消瘦，乏力懒言，恶心，纳差，寐不安等表现，徐老辨识病机为"脾肾亏虚，气血不足"，认为该患者脾肾亏虚，气血生化不足，脏腑经络无以充养，血虚失于濡养，阴不配阳，发为本病。药用青蒿、白薇、地骨皮、银柴胡清虚热退骨蒸，其中青蒿清透并具，以清为主，轻中有透，既退虚热，又清实热、凉血热，既能解暑热，又清泻肝胆热，既除疟热，又透营热，既透阴分伏热，又透解表热，虚热、实热两清；《本草正义》记载青蒿"能散风火，善解暑热，气味清芬，则宣利血滞而清血热，尤有专长"。猪苓和茯苓利水渗湿、给热邪以出路，白花蛇舌草、仙鹤草、薏苡仁、山慈菇、蜂房、龙葵补虚清热、解毒散结，南沙参、北沙参养阴生津、退虚热。叶天士对温热病治疗提出"入血就恐耗血动血，直须凉血散血"。药用茜草凉血活血，茜草炒炭行中有止，善化瘀、凉血而止血，生用则专于凉散，善凉血活血而化瘀通经，有止血而不留瘀、活血而不动血之长，凡出血无论属于血瘀夹热还是血热夹瘀者皆可选择，尤以血热血瘀兼出血者最适合。而凉血之品易生瘀滞，血遇寒则凝，故于凉血之中加强散血之药，防其寒凝，伍用鸡血藤、延胡索补血行血。二诊时患者精神、食欲和睡眠均改善，提示虚热情况好转，去清虚热、清热解毒药物，加太子参、生黄芪、白术益气健脾，脾为气血生化之源，中气足则气血生化有源。山药、黄精益肾气健脾胃、先后天并补。《本经》记载山药"主伤中，补虚，除寒热邪气，补中益气力，长肌肉，久服耳目聪明"。红景天味甘苦泄，平而偏凉，补兼行散，能益气平喘，活血通脉，善治气虚体倦、久咳虚喘，以及气虚血瘀、血脉不畅所致诸证，兼热者尤宜，合山药能益气健脾。

【体会】 嗜血细胞综合征治疗时若一味发散则易于耗气伤阴，使用大量苦寒药则易伤败脾胃以及化燥伤阴，而使病情缠绵或加重。徐老在辨治过程中皆以调补脾肾、益气养阴活血为主要治法，佐以养阴退热之品，体现针对基本病机的辨病治疗。

3. 医案3：急性髓系白血病

邵某，女，61岁，江苏南京人。2012年3月19日初诊：患者因右上腹不适伴发热3日于2011年12月9日至东南大学附属中大医院就诊。血常规检查：白细胞$3.54×10^9$/L，中性粒细胞百分比54.7%。骨髓穿刺：急性淋巴细胞白血病，免疫组化偏向髓系。诊断为急性髓系白血病。于2011年12月30日行DA诱导缓解治疗1次，于2012年2月8日行CAG方案化疗1次。既往冠心病史。刻下：精神偏萎，面色无华，乏力，胃纳一般，大便日行1次，夜寐可，舌质偏紫，苔薄白，脉细。辨证分析：肝脾两虚，气阴亏虚。诊断：中医诊断为虚劳（肝脾两虚，气阴亏虚），西医诊断为急性髓系白血病。治法：健脾养肝，益气养阴。药用：南沙参10g，北沙参10g，川石斛12g，白芍12g，白术12g，蒲公英15g，白花蛇舌草15g，仙鹤草15g，龙葵草15g，茯苓15g，牡丹皮15g，地骨皮15g，青黛10g，生地黄 12g，红豆杉 6g。28 剂。

2012 年 4 月 16 日二诊：服药后精神明显改善，胃纳可，夜寐安，大小便正常。2012 年 3 月 19 日方去南沙参、北沙参、川石斛、白芍、蒲公英，加太子参 15g、生黄芪 15g、天冬 10g、麦冬 10g、八月札 10g、枸杞子 15g、桑椹 15g、怀山药 15g、谷芽 12g、麦芽 12g、生甘草 3g。14 剂。

【按语】急性髓系白血病因白血病细胞大量增殖，使正常造血受抑制并浸润骨髓、肝、脾、淋巴结及皮肤软组织等，临床主要表现为贫血、出血、感染和浸润等征象，患者常因恶性细胞增殖所致的严重并发症而死亡。患者 5 年生存率低于 25%，老年患者低于 10%。虽然规范化化疗或造血干细胞移植能明显提高急性髓系白血病的治疗效果，但大多数患者的复发仍是其治疗的一个难点，化疗加上免疫治疗被认为是最有希望的治疗手段，但免疫治疗过程中易发生的免疫逃逸，所以急性髓系白血病的治疗依然是亟待解决的问题。中医学将急性髓系白血病归为"急劳""虚劳""血证""温病""髓毒""癥积"等范畴。

本案初诊症见面色无华、乏力等主要表现，该患者年老，脏气内损，肺脾肾受损，内生邪气，伏火外发，内外之邪互结而发病，损及骨髓，耗气伤津，形成虚劳，故辨识病机为"肝脾两虚，气阴亏虚"，药用南沙参、北沙参养阴清肺、益胃生津，川石斛入胃、肾二经，益胃生津、滋阴清热，《神农本草经》称其独具"强阴"之功。三者配伍，养肺阴，益胃津，滋肾阴，退虚热。蒲公英、白花蛇舌草、仙鹤草为徐老治疗肿瘤常用角药，三者相伍，补虚清热，解毒散结，且仙鹤草清中具补，实为治瘤佳药。龙葵草、红豆杉协同祛邪解毒。茯苓、白术健脾和胃，生白术主入中焦脾胃而具健脾益气、燥湿利水之效，近代医家张锡纯言白术"具土德之全，为后天资生之要药"。地骨皮、青黛、生地黄清热凉血、活血祛瘀，牡丹皮性凉，以泻相火，协助清虚热。徐老认为，肝肾之阴为一身阴气之统帅，二诊时患者精神已明显改善，故加强滋肝肾阴药物，以期阴复阳生。天冬、麦冬养阴益胃、清肺生津。天冬归肾，清火润燥；麦冬入心，除烦安神，两药配伍，上养心肺，中益脾胃，下滋肝肾，可使三焦得润，阴液得复。枸杞子、桑椹均入肝、肾二经，均可滋补肝肾、润燥生津。黄芪大益脾肺之气，中气足则气血生化有源，肺气充则固表御邪之力强，加之太子参益气生津，可使气阴具复。炒谷芽、炒麦芽可醒脾开胃，消积化食，增进食欲，且与补阴之药成动静结合之势，使补而不腻。

【体会】《景岳全书》曰："凡欲察病者，必须先察胃气，凡欲治病者，必须常顾胃气，胃气无损，诸可无虑。"徐老在治疗中强调胃气为元气之本，脾胃为气机升降之枢纽、化生精微之根本，特别重视保护中焦脾胃的健运功能，禁忌一味苦寒攻伐之品，强调补而不腻，补中有运，攻图以缓，攻不伤正。

4. 医案 4：多发性骨髓瘤

韩某，男，72 岁，江苏南京人。2012 年 8 月 1 日初诊：患者 2 年前因骨痛至江苏省人民医院就诊，经 CT、MRI 及骨髓活检明确为多发性骨髓瘤。患者曾接受 4 个疗程化疗（具体不详），后因不能耐受难以完成全程化疗，转而求治于中医。刻下：腰节酸冷，腰痛连及两胁肋，两下肢无力麻木，难以直立，可以勉强慢步，大便时干时溏，小便偶有失控，口干，舌质淡紫，苔淡黄薄腻，脉小弦滑数。辨证分析：风痰瘀阻，肾督受损。诊断：中医诊断为骨痹（风痰瘀阻，肾督受损），西医诊断为多发性骨髓瘤。治法：祛痰熄风，通络止痛。药用：制白附子 10g，制南星 15g，炙全蝎 5g，地鳖虫 6g，露蜂房 10g，炙僵蚕 10g，炙蜈蚣 3 条，川断 20g，制川乌 6g，制草乌 6g，炒玄胡 15g，九香虫 5g，川楝子 12g，巴戟肉 10g，金毛狗脊 20g，当归 10g。7 剂。

2012 年 8 月 8 日二诊：近来腰痛明显减轻，但仍腿软，手足麻木，大便日行 1 次，偏溏，舌淡紫，苔黄腻，脉细弦。2012 年 8 月 1 日方改制南星为 20g，加生甘草 3g、生黄芪 15g、片姜黄 10g。14 剂。

2012 年 8 月 22 日三诊：服药后腰部疼痛明显缓解，但晨起腿有麻痛，食纳尚可，二便正常，舌质紫，苔薄腻，脉细弦。2012 年 8 月 1 日方改制南星为 20g，加生黄芪 15g、细辛 4g、骨碎补 10g。21 剂。

2012 年 9 月 12 日四诊：偶觉脊背痛感，腰不能挺直，左髋酸痛，起步时明显，食纳好，二便正常，舌质黯，苔淡黄腻，脉细滑。2012 年 8 月 1 日方去川楝子，改制南星为 20g，加威灵仙 10g、千年健 15g、生黄芪 15g、细辛 5g、骨碎补 10g。30 剂。患者自觉症状好转，后于当地医院守方继服 26 剂。

2012 年 11 月 7 日五诊：腰部疼痛，自觉凉感已完全缓解，无任何不适主诉，原法继进，效不更方，继以上方调治。

【按语】 多发性骨髓瘤是一种具有高度细胞遗传学异质性的恶性克隆性浆细胞病。其主要是由于骨髓中浆细胞的恶性增殖所导致，属于血液系统恶性疾病范畴。当属中医"骨蚀""骨痹""虚劳"等范畴。《素问·长刺节论》言："病在骨，骨重不可举，骨髓酸痛，寒气至，名曰骨痹。"徐老认为，多发性骨髓瘤病骨质损害多因先天禀赋不足、后天失养或久病体虚，肾之精气亏虚，督脉虚损，风寒湿毒之邪或风湿热毒之邪，侵袭机体，导致气血运行不畅，痰瘀内生，痰瘀邪毒相互搏结，痹阻经络，经脉筋骨失于濡养而发病。

本案初诊症见腰节酸冷，下肢无力麻木，舌质淡紫，苔淡黄薄腻，脉小弦滑数等主要表现，徐老辨识病机为"风痰瘀阻，肾督受损"，药用制白附子、制南星、露蜂房、炙僵蚕祛风燥湿化痰、通络散结，其中白附子祛风痰，解毒散结，止痛。具有清热散结、祛风解毒、消肿止痛、杀虫止痒之功效。《本草汇言》载："驱风攻毒、散疬肿恶毒。"《本草求真》指出："蜂房味苦咸辛，气平有毒，为清热软坚散结要药。"炙全蝎虫、炙蜈蚣、地鳖虫等虫类药通络散结，虫类药效猛力强，能深入经髓骨骼剔邪，活血化瘀，化痰通络，为软坚消症散结，活血通络之重剂，配合中药辨证论治，以毒攻毒，缓攻散结，搜痰逐瘀，攻补兼施，在临床中实现改善症状，控制病情，抑制肿瘤，防止复发和转移，延长生存期。巴戟肉、九香虫温阳除湿，制川草乌、金毛狗脊祛风除湿止痛，炒玄胡、川楝子两药相使而伍，组成金铃子散，与上药组合不仅行气止痛之功倍增，合当归又兼清热活血之效，可缓解腰痛症状。脾为生化之源，肺主一身之气，肺脾气虚则出现乏力、便溏，故二诊加黄芪、炙甘草补肺脾之气，配伍片姜黄增加行气通经止痛之功。三诊便溏改善，以腿麻痛为主，予骨碎补活血补肾，细辛芳香气浓、行善走窜、有较好的祛风散寒止痛之功。四诊时腰不能挺直，左髋酸痛，加千年健、威灵仙祛风湿、通经络、健筋骨，《本草正义》言："千年健，今恒用之于宣通经络，祛风逐痹，颇有应验。盖气味皆厚，亦辛温走窜之作用也。"

【体会】 徐老在诊治过程中抓住"因虚致瘤"这一根本病因，临证时倡导消补兼施，扶正为先，扶正与祛邪相辅相成，根据疾病的不同阶段、机体的病理状态动态地调整扶正与祛邪的轻重，使邪正盛衰得到纠正，阴阳失衡得以恢复。

（整理者：邢海燕　秦凤霞）

十三、鼻咽癌

1. 医案1：鼻咽癌化放疗后

丁某，男，38岁，江苏南京人。2008年5月12日初诊：患者2007年1月右颈淋巴结肿大，于2007年12月在鼓楼医院查出鼻咽癌，于2008年1月15日在江苏省肿瘤医院先行1个疗程化疗，后行放疗32个照光（具体不详），反应较大，口干，咽痛，吞咽困难，化疗4个疗程后，鼻塞，无头痛，寐差，大便干结，苔薄白。血常规检查：血红蛋白95g/L，红细胞$3.0×10^{12}$/L，中性粒细胞$3.4×10^{9}$/L。辨证分析：气阴两伤，湿毒阻窍。诊断：中医诊断为鼻咽癌（气阴两伤，湿毒阻窍），西医诊断为鼻咽恶性肿瘤。治法：益气养阴，解毒通窍。药用：南沙参12g，北沙参12g，川石斛12g，天冬12g，麦冬12g，石上柏20g，白花蛇舌草15g，蒲公英15g，生薏苡仁20g，枸杞子12g，桑椹12g，怀山药12g，制黄精15g，红景天12g，茯苓15g，元参12g，辛夷10g，苍耳子12g，垂盆草20g，鸡血藤20g，炒谷芽12g，炒麦芽12g，甘草3g。20剂。

2008年6月1日二诊（代诉）：病史同前，二便调。治守原法，中药续方。20剂。

2008年6月21日三诊：病史同前，近日纳较差，睡眠尚可，大便日行1次，质地成形，小便正常，口干，脉细平，苔白厚而腻。药用：南沙参12g，北沙参12g，川石斛12g，佩兰10g，天冬12g，麦冬12g，仙鹤草15g，白花蛇舌草15g，石上柏20g，蒲公英15g，生薏苡仁20g，枸杞子12g，桑椹12g，怀山药12g，制黄精15g，杜仲15g，生山楂15g，泽泻10g，红景天12g，丹参12g，川芎10g，山慈菇8g，垂盆草20g，法半夏10g，甘草3g。21剂。

【按语】鼻咽癌多见于中国南部城市，尤其广东、广西、湖南及福建等地最为常见，发病率位于耳鼻咽喉科恶性肿瘤之首。大多数患者初诊时已为中、晚期，同期放化疗及诱导化疗后同期放化疗虽为中、晚期鼻咽癌有效治疗方式，但此两种放化疗治疗方案不良反应较大，患者常因耐受性降低而影响疗效。本案患者仅在放化疗的基础上加用中药治疗，预后良好，显示中医药在减少放疗、化疗不良反应，改善患者生存质量等方面有确切疗效。

本案初诊症见口干，咽痛，吞咽困难，鼻塞，大便干结等主要表现，徐老辨识病机为"气阴两伤，湿毒阻窍"，药用南沙参、北沙参、川石斛、仙鹤草、天冬、麦冬、元参、红景天养阴益气，其中北沙参、石斛为滋阴润燥常用药对，沙参和麦冬配伍，出自沙参麦冬汤，清代吴鞠通《温病条辨》云："燥伤肺胃阴分，或热或咳者，沙参麦冬汤主之。"方中沙参、麦冬有甘寒养阴、清热润燥之功。桑椹味甘，性寒，入心、肝、肾经，为补阴药物，具有补血滋阴、生津润燥之效；枸杞子味甘，性平，入肝、肾、肺经，具有滋补肝肾、明目之效。二药配伍，增强滋阴补肾的功效。生薏苡仁、怀山药、制黄精、茯苓、炒谷芽、炒麦芽补肾健脾祛湿，辛夷、苍耳子出自《证治准绳》苍耳子散，苍耳子和辛夷配伍，苍耳子上行脑巅、散风除湿、宣肺通窍，辛夷轻清上行、散风解表、宣通鼻窍。二药合用散风宣肺而通鼻窍的力量增强，是通鼻窍的常用药对。适用于风寒感冒、鼻渊等，现代疾病如各类鼻炎、鼻窦炎、额窦炎等。石上柏、蒲公英、垂盆草清热解毒抗癌，鸡血藤舒经活络。二诊患者大便转畅，余一般情况可，遂守方继续治疗。三诊患者纳差、口干，徐老加用杜仲、生山楂、泽泻健脾利湿，增强脾胃功能，改善脾胃气血不足，增强法消化吸收功能。丹参、川芎联用增强活血祛瘀通络的功效。

【体会】徐老在辨治全过程中始终以益气养阴为主要治法，常用石上柏、蒲公英、白花蛇舌草、山慈菇等清热解毒抗肿瘤，辛夷联合苍耳子为宣通鼻窍常用药对，用于治疗鼻渊等症。全方体现针对基本病机的辨病治疗和针对随证加减和临时治标的辨证治疗的灵活性。

2. 医案2：鼻咽癌肝肺转移

丁某，男，42岁，江苏宿迁人。2011年2月28日初诊：患者于2008年1月因左侧颈部包块查为鼻咽癌。在当地（宿迁）医院行颈部淋巴结清扫、放疗、化疗（具体剂量不详）。2010年9月发现肝、肺转移，期间行西妥昔单抗治疗8次，多西他赛注射液治疗2次（具体不详），评估病情较前进展，后改行"亚叶酸钙0.2g（第1～5日）+氟尿嘧啶1.0g（第1～5日）+顺铂40mg（第1～3日）"方案化疗5个疗程，后在上海455医院行肝肺伽马刀治疗。刻下：目前一般情况可，二便正常，饮食可，寐安，苔白腻。辨证分析：湿邪中阻，气阴两伤。诊断：中医诊断为鼻咽癌（湿邪中阻，气阴两伤），西医诊断为鼻咽恶性肿瘤。治法：燥湿健脾，益气养阴。药用：党参12g，佩兰10g，苍术10g，白术10g，石上柏

20g、白花蛇舌草15g、蒲公英15g、生薏苡仁20g、枸杞子（另包）15g、桑椹15g、怀山药15g、制黄精15g、茯苓10g、红景天12g、丹参12g、女贞子12g、金荞麦20g、炒谷芽12g、炒麦芽12g、甘草3g。30剂。

2011年3月30日二诊：于3月28日进行胃镜检查，胃窦部黏膜组织慢性炎症，表面坏死和肉芽组织形成，无呕吐酸水，无咳嗽，鼻腔无分泌物，口干，苔白腻。药用：南沙参10g、北沙参10g、佩兰10g、白术10g、生薏苡仁20g、石上柏20g、仙鹤草15g、白花蛇舌草15g、蒲公英15g、枸杞子（另包）15g、桑椹15g、怀山药15g、制黄精15g、女贞子12g、旱莲草12g、红景天12g、炒谷芽12g、炒麦芽12g、甘草3g。60剂。

【按语】　中医学中并没有关于"鼻咽癌"病名的相关描述，故现代医家多根据其临床主要及次要症状，如鼻衄、鼻塞流涕、耳鸣耳胀、头痛、淋巴结肿大及癌性消瘦等临床表现进行探讨，古医籍将鼻咽癌的病因病机总结为正气虚弱、寒客经络，或肝气郁结、火毒痰凝血瘀等。

本案患者初诊时一般情况可，未见特殊不适，仅见舌苔白腻，提示体内湿邪偏盛，故重用佩兰、苍术、白术。其中白术味苦、甘，性温，归脾、胃二经，有燥湿健脾之效，侧重于健脾，为健脾益气运湿第一药；苍术味辛、苦，性温，归脾、胃、肝经，有芳香燥湿健脾、祛风散寒、明目之效，外可散寒湿，内可化湿浊，清化上下内外湿邪皆可用；佩兰味辛，性平，入脾、胃、肺经，有芳香化湿、醒脾开胃、发表解暑之效。三药合用，增强燥湿健脾的功效。此外，方中重用党参，补脾益气，气行则水行，水行则湿化。石上柏、蒲公英、仙鹤草、白花蛇舌草等清热解毒抗癌，益气养阴。桑椹味甘，性寒，入心、肝、肾经，为补阴药物，具有补血滋阴、生津润燥之效；枸杞子味甘，性平，入肝、肾、肺经，具有滋补肝肾、明目润肺之效。二药配伍，增强滋阴补肾的功效。生薏苡仁、怀山药、制黄精、茯苓、谷麦芽补肺益肾，健脾祛湿。患者鼻咽癌术后伴有肝、肺转移，体内癌毒流注，痰瘀互结，故徐老用红景天与丹参合用，可以起到益气活血、化瘀通络之效。方中还有金荞麦一药，其味酸、苦，性寒，入肺、胃、肝经。金荞麦具有清热解毒、清肺排痰、排脓消肿、祛风化湿的功效，用于肺脓疡、咽喉肿痛、痢疾、无名肿毒、跌打损伤、风湿关节痛等症。患者为放、化疗术后，大部分观点认为，放、化疗为热毒之邪，因此，二诊患者口干，无鼻腔分泌物，提示患者体内津亏阴伤进一步加重，故改党参为南沙参、北沙参，增强益气养阴的功效，此外，徐老用女贞子配伍旱莲草，除滋补肝肾外，还有养阴清热的功效。

【体会】徐老在辨治过程中始终以益气养阴、健脾燥湿为主要治法，同时兼顾肿瘤术后放疗、化疗患者诸脏俱虚，以补为主，在补法之中，放疗、化疗为热毒伤人，故又以补阴为主。由此体现出徐老针对病机的辨证治疗和标本兼治的思想。

（整理者：季　漪　刁婉婧）

十四、喉癌

1. 医案 1：喉癌术后

杨某，男，71 岁，江苏南京人。2008 年 2 月 18 日初诊：患者半年前因咽部不适伴咳嗽，查喉镜示：喉部肿物。后于 2007 年 12 年 6 日行手术，术后病理：鳞癌，浅表鳞癌Ⅱ级，累及黏膜下达软骨表面，四边切缘（－）。术后行放化疗（具体不详）。刻下：声嘶，咳嗽伴黄痰，无咳血，无胸闷，大便 3～4 日 1 行。舌质淡紫，苔薄及根部稍腻，脉细。辨证分析：气阴两伤，痰瘀毒结。诊断：中医诊断为喉痹（气阴两伤，痰瘀毒结），西医诊断为喉癌。治法：益气养阴，清热解毒，化瘀解毒。方拟益气养阴方加减。药用：南沙参 15g，北沙参 15g，川石斛 12g，佩兰 10g，天冬 15g，麦冬 15g，仙鹤草 15g，蒲公英 15g，白花蛇舌草 15g，生薏苡仁 20g，金荞麦 20g，杏仁 12g，浙贝母 10g，玄参 12g，枸杞子 15g，桑椹 15g，怀山药 15g，制黄精 15g，山萸肉 10g，猪苓 15g，茯苓 15g，红景天 15g，瓜蒌皮 15g，瓜蒌子 15g，炒神曲 12g，甘草 3g。14 剂。患者后于当地医院守方继服 14 剂。

2008 年 3 月 17 日二诊：B 超检查示左颈部淋巴结较前缩小。近来患者咳嗽已除，痰少，声音嘶哑，大便较前好转，进食尚可，无腹痛，进食量增，夜寐安，舌质淡黯，苔薄少，脉细弦。2008 年 2 月 18 日方去川石斛、金荞麦、杏仁、玄参、山萸肉、浙贝母、瓜蒌皮、瓜蒌子，改天冬为 12g，麦冬为 12g，加苍术 6g、旱莲草 12g、女贞子 12g、炒谷芽 12g、炒麦芽 12g。14 剂。患者后于当地医院守方继服 14 剂。

2008年4月14日三诊：血常规检查，血红蛋白46g/L。目前患者一般情况可。声嘶较前改善，咳嗽未作，无痰，纳谷可，夜寐安，二便调，舌质红，苔薄，脉细涩。2008年3月17日方去佩兰、炒神曲、苍术，改南沙参为10g、北沙参为10g、红景天为12g，加川石斛12g、炒白芍12g。14剂。

患者病情平稳，定期复查，此后每2个月左右来门诊按原方稍作调整后服用，如舌苔腻加用佩兰、苍术等化湿药物，兼瘀血表现如舌质紫黯加用川芎、红景天等活血化瘀药。

【按语】喉癌类似于中医的"喉痹""喉瘤""喉菌"等，中医认为多因忧思郁怒，气血流行不畅，经络阻塞，加受外邪所致。喉癌以声音嘶哑进行性加重为主要临床表现，患者多因喉部不适，吞咽困难或颈部出现肿块而就诊。用喉镜检查并取患处的活体组织做病理切片检查可以确诊。本病初起症状不明显，精神稍差，饮食和大小便均正常，感冒后咽喉部可有异物感、紧迫感及吞咽不适，或干咳痰中带血，进而声音嘶哑，或患侧头痛，耳痛，多被当作普通感冒而延误治疗。晚期可出现喉部阻塞症状加呼吸困难或咽部出现肿块（淋巴结转移）。

本案患者喉癌术后，正气已伤，毒瘀阻滞，阴津不足，土虚浊气郁阻中焦，痰火内蕴，考虑到该病的病程较长，治宜益气养阴、清热解毒、化瘀解毒。方中南沙参、北沙参、川石斛、玄参、天冬、麦冬等益气滋阴，令津液上乘；仙鹤草、蒲公英、白花蛇舌草清热解毒，化瘀抑癌；金荞麦、玄参、瓜蒌皮子、浙贝母清热涤痰，软坚散结，润肠通便；苦杏仁、浙贝母宣降肺气，调畅周身气机，令"气行则血行"；怀山药、制黄精、炒神曲培补中州脾胃，顾护后天之本，令水谷精微得以充养机体；甘草补脾益气，化痰止咳，调和诸药。全方益气养阴，扶正兼顾解毒，祛邪不忘固护脾胃。二诊时，患者咳嗽已除，痰少，气机条畅，遂去瓜蒌皮、瓜蒌子、浙贝母。患者药后进食尚可，大便较前明显好转，颈部淋巴结较前明显缩小。在原治法基础上，加女贞子、旱莲草补益肝肾；加苍术，与猪苓、茯苓、佩兰共奏理气化湿健脾之功，且令补而不滞；方中运用五仙散中的炒麦芽、炒谷芽、炒神曲，健脾开胃，增强食欲，以促气血化生。三诊时，患者血常规提示血红蛋白45g/L，声嘶较前改善，咳嗽未作，无痰，结合舌脉，痰热已除，脏腑气血亏虚，兼有瘀滞，去佩兰、苍术、炒神曲，调整南沙参、北沙参的用量，加川石斛、白芍，以补益脾肾，滋阴养血，促新血生成。三诊后患者病情平稳，以脾肾亏虚，瘀血内阻为主，在三诊方基础上加用健脾补肾、活血化瘀药。

【体会】喉属肺，肝肾经络循行喉部。外因以风热为多见；内因多为忧思郁怒、肝肾不足。徐老认为，本案主证为气阴两伤，痰火毒结，肺气失宣，导致声嘶；瘀毒结聚，阻塞气道，肺失肃降，热灼肺液故可见咳嗽伴黄痰；次证为热毒瘀结，可见舌质淡紫。徐老拟益气养阴方加减。本病的发生发展，是一个复杂的矛盾过程，故临床用药，当以辨证为主，辨明刻下主证及次证，灵活调整用药。

2. 医案2：喉癌术后

胡某，男，72岁，江苏南京人。2011年5月28日初诊：患者2个月前因"声嘶3个月加重1个月"就诊，2011年3月7日喉镜检查示：双声带部及前联合处见新生物，表面不平，双声带闭合不全。病理示：鳞癌。2011年3月21日于鼓楼医院行支撑喉镜CO_2激光喉癌切除术。术后病理：局限性中至重度不典型增生。刻下：声嘶，自觉咽中有痰，不咳痰，纳谷可，夜寐安，二便调，舌淡紫，苔薄，脉弦滑。辨证分析：肝肾阴虚，痰毒内蕴。诊断：中医诊断为喉瘖（肝肾阴虚，痰毒内蕴），西医诊断为喉癌。治法：滋补肝肾，化痰解毒。药用：南沙参15g，北沙参15g，川石斛12g，茯苓15g，白术12g，炒白芍12g，生薏苡仁20g，仙鹤草20g，蒲公英15g，五味子6g，枸杞子15g，桑椹15g，夏枯草10g，浙贝母10g，杏仁10g，苍术10g，山药15g，佛手10g，蝉衣3g，僵蚕10g，红景天12g，甘草3g。14剂。患者后于当地医院守方继服14剂。

2011年6月25日二诊：患者声嘶缓解，咽中有痰，痰少色黄，时有全身乏力，纳谷一般，二便调，口干苦，夜寐安，舌红苔薄，脉细弦。2011年5月28日方去五味子、佛手、红景天，加天冬15g，麦冬15g，白花蛇舌草15g，桑叶6g，制黄精15g，女贞子12g，山慈菇9g，谷芽12g，麦芽12g。14剂。

【按语】中医认为，喉乃肺系所属，为气息出入之要道，又为出音发声之器官。足阳明胃经，"其支者，从大迎前下人迎，循咽喉，入缺盆"；足太阴脾经，"上膈挟咽，连舌本，散舌下"。可见喉咙主要与肺、脾胃关系密切，其在生理病理上又与肝、肾等脏腑有着密切关系。

本案患者的症状与舌脉，可以判断为痰瘀互结于喉部，脉弦滑为痰凝血瘀，"脾为生痰之源"，湿聚酿痰，痰气相搏于喉，可见声嘶，咽中痰多。本案治疗原则为滋补肝肾，化痰行瘀。初诊时，予南沙参、北沙参、川石斛、枸杞子、桑椹滋阴养血、补肾益肝。在健脾化痰基础上，运用蝉衣、僵蚕等利咽之品，蝉衣利咽开音，症见声音嘶哑或咽喉肿痛者，尤为适宜。《本草纲目》言："治头风眩运，皮肤风热，痘疹作痒，破伤风及疔肿毒疮，大人失音，小儿噤风天吊，惊哭夜啼，阴肿。"蝉蜕、僵蚕配伍，相得益彰，共奏化痰利咽之功。气与津液相对而言，气属阳，津液属阴。气不行，痰湿阻遏气机，气郁日久，化热成毒，热毒为阳邪，促进肿瘤生长，"癌坚之处，必有伏阳"。佛手疏肝行气，燥湿化痰，与茯苓、薏苡仁、苍术相伍，行气化滞，令补而不滞。浙贝母、杏仁清热化痰。二诊时，患者声嘶缓解，痰少色黄，身倦乏力较著，口干苦，结合舌脉，考虑为正气未复、热毒内结之象。徐老在原方基础上加用清热解毒药，白花蛇舌草、山慈菇清热化痰，同时抑癌解毒，以防复发；加桑叶，与杏仁相配，取桑杏汤清肺润燥之意，因喉属肺，桑叶为桑科植物桑的干燥叶，杏仁，苦，微温，有小毒，主入肺经，配桑叶以增强清肺润燥之效，而《本草拾遗》记载："杀虫。以利喉咽，去喉痹、痰唾、咳嗽、喉中热结生疮。"在此即可清肺热，尤其是可利咽喉，去喉痹，治喉中热结，正合本证。徐老在原方基础上去佛手、红景天等行气活血药，加炒麦芽、炒谷芽健脾消食开胃，养后天脾土，以化生气血；加山慈菇清热解毒，化痰散结；二诊时虽痰少，但仍遗留阴液亏耗，加天麦冬，养阴润肺，生津润燥；加女贞子、制黄精补益脾肾，扶正固本，提高机体免疫功能。

【体会】徐老在诊治喉癌患者时，倡导消补兼施，扶正为先。根据患者的体质、并发症、舌苔、脉象等，结合喉癌病因病机，进行对症处理。正气亏虚为喉癌的发病基础，痰、瘀、湿等病理产物伴随疾病出现，同时推动疾病进展，提示在选方用药时，应注重固护正气，调整气血阴阳的平衡，增强患者抵抗癌毒的发展。

（整理者：季　漪　夏雪萍）

十五、口腔癌

叶某，男，52岁，江苏南京人。2012年7月2日初诊：患者因"右软腭溃疡"于2005年12月20日在江苏省肿瘤医院行右软腭癌扩大切除＋右侧选择性清扫+左前壁皮瓣修复术,术后病理示:右软腭鳞癌Ⅰ~Ⅱ级,累及黏膜层,淋巴结(0/6)未见转移,于2006年1月23日放疗1次,于2006年8月11日行左口底肿块切除术,术后病理示:鳞癌。于2009年4月24日行左颈改良根治术+淋巴结清扫术,2009年5月19日给予紫杉醇脂质体、奈达铂、氟尿嘧啶化疗5个疗程。2011年9月3日MRI检查示:左口咽壁病灶,术后复发。2011年9月16日予吉西他滨1.4g(第1~8日)、顺铂40mg(第1~3日)化疗4个疗程。于2012年1月起又行化疗8个疗程(其中服2次方药)。同2011年9月16日化疗药,后又改为紫杉醇、顺铂、贝伐珠单抗。2012年5月9日CT检查示(与2011年3月19日比):①左软腭及左舌根部软组织增厚及左颌下结节较前基本相似,未及局部复发及皮下转移灶;②左颈、左面部及喉部肿胀较前相似;③右腭骨上、左侧腋窝及纵膈淋巴结肿大,较前缩小不明显;④左甲状腺低密度结节较前相似,未见转移;⑤多发骨转移;⑥颅脑未见明显异常。刻下:患者颈项强直,活动不利,牵及腰背部,口干,咳嗽,纳食一般,夜寐可,二便可,舌质红,无苔,脉细。辨证分析:肝肾阴虚,瘀血阻络。诊断:中医诊断为口腔癌(肝肾阴虚,瘀血阻络),西医诊断为右软腭鳞癌。治法:补益肝肾,活血通络。药用:延胡索10g,浙贝母10g,补骨脂12g,骨碎补12g,女贞子12g,炒谷芽12g,炒麦芽12g,甘草3g。14剂。患者后于当地医院守方继服28剂。

2012年8月13日二诊:患者一般情况尚可,进食可,易咳嗽,有黏痰,黏稠状,痰为白色,近来进行靶向治疗,大便日行1次,舌质淡,苔少。药用:南沙参15g,北沙参15g,鲜石斛12g,白及12g,天冬10g,麦冬10g,仙鹤草15g,白花蛇舌草15g,蒲公英15g,石上柏20g,杏仁12g,浙贝母10g,山慈菇10g,枸杞子15g,桑椹15g,怀山药15g,制黄精20g,葛根20g,天花粉15g,山萸肉10g,玄参12g,炒谷芽12g,炒麦芽12g,甘草3g。14剂。

【按语】 口腔癌是指发生在口腔颌面部的恶性肿瘤总称,发病率占全身恶性肿瘤的8.2%,近年来,其发病率逐年上升。中医并无口腔癌病名,将口腔癌归属于"牙岩""舌岩""上石疽""茧唇""失荣症""口菌""牙菌""唇菌"等范畴。《证治准绳》记载:"肾虚唇茧,时出血水,内热口干,吐痰体虚……胃火血燥,唇裂为茧或牙龈溃烂作痛……思虑伤脾,血耗唇皱。"中医认为,口腔癌形成与"正气邪乘、气血失常、郁结壅塞、痰湿为阻、血瘀成痞"相关,外邪入侵、饮食失节、情志不畅、痰湿聚结、气滞血瘀、气血两虚、功能失调等均可导致患者发病,同时病机与心、肝、肾、胃密切相关。

本案初诊症见颈项强直,活动不利,牵及腰背部,口干、咳嗽等主要表现,徐老辨识病机为"肝肾阴虚,瘀血阻络",以补益肝肾、活血通络为治法,药用补骨脂温补脾肾,女贞子、骨碎补补肝益肾、通经和血,《本草经疏》谓女贞子"气味俱阴,正入肾除热补精之要品";延胡索活血利气,既可行血中之气,又可行气中之血,配骨碎补共奏行气止痛之功;患者咳嗽,加浙贝母宣肺止咳;患者口干,予炒谷芽、炒麦芽健脾行气和胃,甘草调和诸药。二诊时患者以咳嗽咳痰为主症,故在补益肝肾的基础上加天冬、麦冬、杏仁、浙贝母、玄参、甘草,有养阴清肺、化痰止咳之意;方中用山慈菇,既可清化粘痰,又有解毒散结之功,正如《本草新编》所载"山慈菇,玉枢丹中为君,可治怪病。大约怪病多起于痰,山慈菇正消痰之药,治痰而怪病自除也。或疑山慈菇非消痰之药,乃散毒之药也。不知毒之未成者为痰,而痰之已结者为毒,是痰与毒,正未可二视也"。患者初诊即诉口干,复诊时仍见少苔等伤阴之象,近来又行靶向治疗,阴伤更甚,故用南沙参、北沙参、山药、山萸肉、黄精、葛根、天花粉等益气生津,固肾止渴,有玉液汤之意,但更重滋阴补肾;另加解毒抗癌之品,亦助靶向药以祛邪;最后用炒谷芽、炒麦芽健脾和胃生津,既防药物伤胃,又可缓解靶向药物的消化道反应;诸药合用,共奏补益肝肾、活血通络、抗癌解毒之功。

【体会】徐老在辨证时注重肿瘤患者久病多虚,因此治疗过程中祛邪不忘扶正,亦强调随证加减,且徐老补益肝肾之时多配伍活血行气之品,以防"因虚致瘀",如此才能祛瘀生新,补而不滞,更助温阳补肾或滋阴补肾之效,体现了徐老辨证的整体性和统一性。

(整理者:邢海燕 李荣荣)

十六、颅内恶性肿瘤

1. 医案1:神经胶质瘤术后

章某,男,55岁,江苏南京人。2012年11月12日初诊:患者2011年2月行右颞胶质瘤术，术后 3～4 个月，行放疗及化疗（尼莫司汀）。2012 年 7 月复查提示颅内病灶复发，行化疗（替莫唑胺）后复查提示病灶有所控制。既往史：有心动过缓病史，1992 年垂体瘤手术切除，长期服用地塞米松。过敏史：无。体格检查：形体偏胖，神清，精神欠佳，全身浅部淋巴结未触及明显肿大，皮肤黏膜无出血点及黄染。苔薄白脉细。腹软，全腹无明显压痛反跳痛。双下肢可凹性水肿。辅助检查：术后病理示：右颞胶质瘤。刻下：尿频，入夜明显，血糖偏高（空腹血糖 8～10mmol/L），胸闷，纳食可，大便正常，发现下肢水肿，苔薄白，脉细。辨证分析：肝肾两虚，痰湿毒结。诊断：中医诊断为脑瘤（肝肾两虚，痰湿毒结），西医诊断为脑神经胶质瘤术后。治法：补益肝肾，化痰解毒。处方：南沙参 10g，北沙参 10g，石斛 12g，黄芪 15g，白芍 12g，白术 12g，天冬 10g，麦冬 10g，仙鹤草 15g，蒲公英 15g，半边莲 20g，丹参 12g，川芎 10g，猪苓 15g，茯苓 15g，土茯苓 15g，女贞子 12g，山慈菇 10g，杜仲 15g，葛根 12g，僵蚕 10g，牛蒡子 12g，红景天 12g，地骨皮 20g，甘草 3g。14 剂。患者后守方继服药 3 个月。

2012 年 2 月 23 日二诊：患者精神有所改善，胃纳增加，夜尿仍频，胸闷好转，双下肢仍有轻度水肿。原方调整为：太子参 15g，生黄芪 15g，白术 12g，仙鹤草 15g，白花蛇舌草 15g，泽泻 10g，枸杞子 15g，桑椹 15g，怀山药 15g，猪苓 15g，茯苓 15g，制黄精 15g，红景天 15g，菟丝子 15g，益智仁 12g，炒谷芽 12g，炒麦芽 12g，生甘草 3g。14 剂。

【按语】 中医学无"脑瘤"的记载，但在典籍中有脑瘤的类似症状的描述如"真头痛，头痛甚，脑尽痛，手足寒至节，死不治"《灵枢·厥病篇》。"头目久痛，卒视不明者，死"《中藏经》。本病属于中医学"头风""头痛""真头痛""呕吐"等范畴。其病因病机包括脾肾不足，脾虚酿生痰湿，乘虚上窜脑海，占据清阳之位；先天禀赋不足，后天房劳伤肾、惊恐伤肾导致肾精不足，肾虚不生髓，脑髓失养，肝肾阴亏，水不涵木，肝风易动，阴阳气血失衡，风、火、痰、瘀乘虚而入，痰瘀互结于脑，形成积块。《灵枢百病始生篇》载："凝血蕴里而不散，津液涩渗，著而不去，而积皆成也。"临床上与脾、肝、肾三脏有关，多属虚实夹杂之证。

本案初诊症见夜尿频、胸闷、下肢水肿等临床表现，徐老辨识病机为"肝郁脾虚，痰湿内结",当以补益肝肾、化痰解毒为治法。故药用南沙参、北沙参、黄芪、白术、天冬、麦冬、红景天养阴益气为主,猪苓、茯苓、土茯苓利水渗湿,茯苓、甘草补脾益气,石斛、地骨皮滋阴清热,白芍、丹参、葛根养血活血柔肝,川芎行气活血,使补而不滞,以助复中焦运化之功,僵蚕化痰散结,再酌加仙鹤草、蒲公英、半边莲、山慈菇、牛蒡子清热抗癌解毒之品,加女贞子、杜仲补益肝肾,兼顾扶正,全方共奏补益肝肾、化痰解毒之功。二诊时胸闷改善而夜尿仍频,下肢水肿,是患者脾虚失于运化之故,此时需以补脾益肾为主,少加抗癌祛邪之品。徐老以四君子汤为底方,《医方考》谓:"人参甘温质润,能补五脏之元气;白术甘温健脾,能补五脏之母气;茯苓甘温而洁,能致五脏之清气;甘草甘温而平,能调五脏怨和之气。四药皆甘温,甘得中之味,温得中之气,犹之不偏不倚之君子也,故曰四君子。"再加黄芪、红景天更助益气之功,红景天又有活血行瘀之效,可使"周身之气通而无滞,血活而不瘀"。方中白术、茯苓与泽泻、猪苓又成四苓散,出自《丹溪心法》,苓术相配,健脾祛湿之力更甚,猪苓苦而泽泻咸,苦者有渗利而无补益,咸者能润下而兼渗利。患者夜尿频多,徐老用枸杞子、桑椹、怀山药、制黄精、菟丝子、益智仁温补脾肾,缩尿固涩,颇有缩泉丸加味之意。最后酌加仙鹤草、白花蛇舌草抗癌解毒,炒谷芽、炒麦芽健脾和胃。数药合用,则脾肾及膀胱之功能得以复常,而症自蠲。

【体会】 徐老在辨治全过程中强调治病求本,以补益肝肾、化痰解毒为主要治法,多以经方为底,又重视患者的兼证而随证加减,补虚的同时兼顾祛邪,注重补益肝、脾、肾,又兼顾抗癌解毒,利湿化痰,且徐老用补益药时多配伍活血之品,以防补益太过而气滞,体现了辨证论治的统一性。

2. 医案2:星形细胞瘤术后

杨某,女,51岁,江苏南京人。2013年8月26日初诊:脑瘤术后8日。患者2013年8月18日因"左额及眶周疼痛,以胀痛为主"在常州市第一人民医院行颅内肿瘤切除术,次全切除肿瘤,左侧基底节区肿瘤未干预,术后病理:星形细胞瘤伴坏死,WHO Ⅳ级。术后恢复可。既往史:有"甲状腺功能亢进症"病史2年。刻下:头昏头痛,颜面部稍有水肿,胃纳差,以半流质饮食为主,夜寐可,小便正常,大便偏干,舌质红,苔少,舌下静脉曲张。辨证分析:气虚血瘀,肝肾不足。诊断：中医诊断为脑瘤（气虚血瘀，肝肾不足），西医诊断为星形细胞瘤术后。治法：补益肝肾，益气活血。药用：南沙参12g，北沙参12g，川石斛12g，生黄芪15g，天冬10g，麦冬10g，仙鹤草15g，白花蛇舌草15g，生薏苡仁20g，枸杞子15g，桑椹15g，怀山药15g，制黄精15g，女贞子12g，旱莲草12g，牛蒡子12g，猪苓15g，茯苓15g，红景天12g，炒谷芽12g，炒麦芽12g，甘草3g。14剂。患者后守方继服药3个月。

2014年12月10日二诊：患者头痛不显，纳谷可，二便正常，寐安，无特殊不适，替莫唑胺已服2周期，苔薄白。原方调整为：南沙参12g，北沙参12g，川石斛12g，生黄芪15g，佩兰10g，白花蛇舌草15g，蒲公英15g，白芍12g，潼蒺藜12g，白蒺藜12g，枸杞子15g，桑椹15g，生薏苡仁20g，怀山药15g，制黄精15g，山茱萸10g，八月札12g，郁金10g，丹参12g，川芎10g，僵蚕10g，牛蒡子12g，鸡内金12g，地骨皮15g，茜草15g，鸡血藤20g，甘草3g。14剂。患者后守方继服药3个月。

2014年3月23日三诊：患者已进行6次化疗，无头昏头痛，饮食睡眠可，未诉特殊不适，大便日行1次，苔薄白。原方调整为：南沙参12g，北沙参12g，生黄芪15g，川石斛12g，佩兰10g，天冬12g，仙鹤草15g，白花蛇舌草15g，蒲公英15g，潼蒺藜12g，白蒺藜12g，生薏苡仁20g，怀山药15g，制黄精15g，八月札12g，牛蒡子12g，山茱萸12g，红景天15g，枸杞子20g，桑寄生12g，炒谷芽12g，炒麦芽12g，甘草3g。14剂。此后病情平稳，继服上药。

【按语】 脑胶质瘤是起源于脑胶质细胞的恶性肿瘤，是最常见的颅内原发性肿瘤，占颅内肿瘤的60%～70%。"脑为髓海，肾主骨生髓"，肝脾肾不足是形成脑瘤的主要病机，气机运行失畅，无以行血而致瘀血阻滞，风、火、痰、瘀、虚是形成脑胶质瘤的主要原因，肝肾不足引动内风，挟痰、湿、瘀、毒等邪上犯于脑是脑胶质瘤产生的根本病机，治法上当以补益肝肾、化痰祛瘀为主。初起该病多以风痰瘀阻脑窍为主，易酿毒化热；病程日久，经手术及放、化疗后，常表现为脾肾两虚、气阴不足，或肾虚肝旺、肝风夹痰、瘀阻脑络；久病则气血阴阳俱损，多呈大虚大实之候。

本案初诊时症见头昏头痛，颜面部稍有水肿，胃纳差，结合苔脉，辨证属气虚血瘀，肝肾不足，治法当以补益肝肾、益气活血为主。药用南沙参、北沙参、黄芪、川石斛、天冬、麦冬益气养阴。方中女贞子、墨旱莲是为二至丸，《医方集解》有言："此足少阴药也，女贞甘平，少阴之精，降冬不凋，其色青黑，益肝补肾；旱莲甘寒，汁黑入肾补精，故能益下而荣上，强阴而黑发也。"《神农本草经》列女贞子为上品，甘苦而凉，墨旱莲甘酸而寒，二者皆归肝、肾二经，合用补养肝肾，滋而不腻，加桑椹则更增滋阴养血之力。黄精、枸杞子可作二精丸，黄精入肺、脾、肾三经，宽中益气，使五脏调和，与补肝肾之枸杞子配伍，可发挥助气、固精的功效；加红景天一味更加益气之效，又有活血之功，使补而不滞。二诊时患者头痛不显，以解毒散结祛瘀为主。药用鸡血藤行血补血，舒筋活络；茜草根凉血止血，活血祛瘀，疏风通络，二药配伍，鸡血藤温通，茜草根寒通，相须使用，更增祛风通络、活血止痛之效。川芎、丹参、郁金活血化瘀，行气止痛，其中川芎一味，《日华子本草》曰之"治一切风，一切气，一切劳损，一切血，补五劳，壮筋骨，调众脉，破癥结宿血，养新血，长肉，鼻洪，吐血及溺血，痔瘘，脑痈发背，瘰疬瘿赘，疮疥，及排脓消瘀血"。故可祛瘀生新而不伤正。少佐平补肝肾之山茱萸温肝经之血，补肾脏之精，性专而不杂。诸药共奏补肝益肾、行气活血之功。三诊时患者已行 6 次化疗，药毒易伤阴，此时以正虚为主，故治宜扶正而兼顾祛邪，药用怀山药、制黄精、山茱萸、枸杞子、潼蒺藜、桑寄生等滋养肝肾，少佐仙鹤草、白花蛇舌草、蒲公英、八月札、牛蒡子等抗癌解毒，以防复萌。

【体会】徐老在辨证时重视祛邪扶正之主次，扶正不忘祛邪，祛邪亦勿伤正。同时强调顾护脾胃，脾胃乃气血生化之源，注重平衡脾胃功能，强调补泻不可过度，又注意补益药与活血药配伍使用，以求"气旺血行以治本，祛瘀通络以治标"，如此才能调达气血，而使阴阳平衡。

（整理者：季 漪 冯妍琪）

十七、泌尿系统肿瘤

1. 医案 1：肾癌

夏某，女，61 岁，江苏南通人。2015 年 7 月 2 日初诊：患者肾癌术后伴两肺及胸膜多发转移，胸部 CT 示：两肺多发小结节灶；左侧胸膜局部增厚隆起，左侧少量胸腔积液；肝微小囊肿可能。刻下：腰腿酸痛，时有胸闷气短，咳白色泡沫痰，纳食睡眠尚可，舌苔厚白，边有齿痕，舌质红，脉细。辨证分析：脾肾亏虚，气阴两伤，痰瘀互结。诊断：中医诊断为肾癌（脾肾亏虚，气阴两伤，痰毒内结），西医诊断为肾癌。治法：补益脾肾，益气养阴，化痰解毒。方拟益气养阴方。药用：南沙参15g，北沙参15g，川石斛12g，天冬12g，麦冬12g，白芍12g，仙鹤草15，白花蛇舌草15g，金荞麦20g，杏仁12g，浙贝母12g，枸杞子15g，桑寄生15g，炒杜仲15g，桑白皮15g，诃子15g，马齿苋20g，芡实20g，制黄精15g，怀山药15g，炙甘草3g。14剂。患者后于当地医院守方继服30剂。

2015年8月19日二诊：患者腰腿酸痛较前好转，常感心悸，咳嗽时作，喉间有痰，进食略差，睡眠尚可，苔薄白，脉细数。症属心脾两虚，痰瘀阻滞。治予养心健脾，化痰活血消癌。药用：南沙参12g，北沙参12g，川石斛12g，生黄芪15g，白术12g，白芍15g，白花蛇舌草15g，蒲公英15g，猪苓15g，茯苓15g，生薏苡仁20g，桑白皮15g，枸杞子15g，桑椹15g，怀山药15g，制黄精15g，远志10g，石菖蒲10g，金荞麦20g，杏仁12g，女贞子12g，炒酸枣仁12g，红景天12g，浙贝母10g，玄参12g，百合12g，炒神曲12g，炙甘草3g。14剂。

【按语】 肾癌多属于中医学"血尿""腰痛""肾积"范畴，中医学对肾癌的认识源远流长。《黄帝内经》首次记载本病的症状，历代医家从不同的侧面对本病的认识和治法作了许多探索和补充，逐步形成了一套较完整的辨治体系。本病与肾、膀胱、脾、肝等关系密切。腰为肾之府，肾与膀胱互为表里；肾主水，脾主水湿之运化。本病起因多由房劳太过，损伤肾气；或饮食失调，脾失健运；或情志所伤，肝气郁结；或年老体衰，肾虚不足；或起居不慎，身形受寒，邪气自外乘之，以至水湿不化，脾肾两伤，湿毒内生，积于腰府。久而气滞血瘀，凝聚成积块。症见腰痛，少腹胁下按之有物，推之可移。湿毒化热，下注膀胱，烁灼经络、血热妄行，则可见溺血经久不愈。肾为真阴元阳所系，病之初期因溺血不止，而致肾阴虚损；久而阴损及阳，则可见面色㿠白、四肢不温等肾阳虚衰之症。而后日渐食少消瘦，阴阳俱损，终属败证。

肾癌的中医治疗，在抑杀癌细胞的同时，扶助正气，提高免疫力，保护机体正常功能，改善患者的临床症状。临床上常见的辨证分型为：湿热蕴毒证，表现为腰痛，腰腹坠胀不适，尿血，尿急，尿频，尿痛，发热，消瘦，纳差，舌红，苔黄腻，脉濡数，病机为湿热蕴结下焦，膀胱气化不利，治疗方法当以清热利湿，解毒通淋，方选八正散或龙胆泻肝汤加减；瘀血内阻证，表现为面色晦暗，腰腹疼痛，甚则腰腹部肿块，尿血，发热，舌质紫黯或有瘀点，瘀斑，苔薄白，脉涩，病机为瘀血蓄结，壅阻气机，治疗方法当以活血化瘀，理气散结，方选桃红四物汤加减；脾肾两虚证，表现为腰痛，腹胀，尿血，腰腹部肿块，纳差，呕恶，消瘦，气短乏力，便溏，畏寒肢冷，舌质淡，苔薄白，脉沉细，病机为脾肾气虚，气损及阳，治疗方法当以健脾益肾，软坚散结，方选大补元煎加减；阴虚内热证，表现为腰痛，腰腹部肿块，五心烦热，口干，小便短赤，大便秘结，消瘦乏力，舌质红，苔薄黄少津，脉细数，病机为肝肾阴亏，虚火内生，治疗方法当以滋阴清热，化瘀止痛，方选知柏地黄丸加减。

本案两次来诊有两个病理特点：首诊见脾肾亏虚，故取石斛、枸杞子、桑寄生、杜仲、芡实、制黄精、山药补益脾肾；二诊时表现为心脾两虚，心主血脉，推动血液在脉内运行，脾胃为气血生化之源，而运用健脾养心之药，药用远志、石菖蒲、酸枣仁、红景天、百合等。整个过程，不忘癌毒阻肺为致病之源，而施以白花蛇舌草、蒲公英解毒散结消癌，全方攻补兼施，祛邪而不伤正。

【体会】徐老在治疗肾癌中善用南沙参、北沙参、天冬、麦冬、石斛等益气养阴之品。辨证多属气阴两虚。肾癌后期肾气亏虚，阴津耗伤，表现为咽干，腰膝酸软，尿频，舌红，脉细等气阴两虚等症状。故选用枸杞子、山药、制黄精、女贞子等滋养肾阴。

2. 医案2：膀胱癌术后

黄某，男，66岁，江苏盐城人。2015年10月15日初诊：患者2014年3月出现血尿，无尿频尿急尿痛，后于上海交通大学医学院CT示：膀胱占位，于2014年8月19日全身麻醉下行左侧输尿管下段肿瘤切除+左侧膀胱肿瘤切术+输尿管膀胱再植术，术后病理示：左输尿管近端少量非浸润尿路上皮癌，高级别；肿瘤浸润至肌层的纤维脂肪组织，累及周围输尿管，脉管内是癌栓，术后予EC方案化疗后3个疗程，末次化疗结束时间为2015年1月2日。2015年9月6日复查CT示：结合病史，考虑膀胱癌，左侧输尿管上段及下段癌，左肾体积缩小，后腹膜及左侧髂外血管并发淋巴结转移，腹主动脉及两侧髂总动脉附壁血栓形成伴管壁钙化，升结肠并发憩室。前列腺B超：前列腺增大伴钙化；胸正位片：双肺纹理增多，主动脉迂曲壁钙化。刻下：小便正常，纳少，寐尚可，大便正常。苔薄白质淡黯，舌底脉络迂曲，脉左沉弦右细沉，两尺弱。辨证分析：肾虚湿毒蕴结下焦。诊断：中医诊断为膀胱癌（肾虚湿毒蕴结下焦），西医诊断为膀胱癌。治法：补肾利湿，解毒化瘀。方选金匮肾气丸加减。药用：生地黄15g，熟地黄15g，山萸肉10g，山药20g，生薏苡仁15g，枸杞子10g，茯苓15g，土茯苓15g，石斛10g，知母6g，黄柏6g，红景天10g，女贞子10g，砂仁（后下）4g，泽兰10g，泽泻10g，炒麦芽15g，炒谷芽15g，14剂。患者后于当地医院守方继服60剂。

2016年1月21日二诊：患者纳食较前好转，大便日行1～2次，成形，矢气频多，夜寐多梦，苔薄黄而淡红，舌底脉络增粗，两脉沉弦细尺弱。2015年10月15日方去泽兰泻、生薏苡仁、炒麦芽、炒谷芽，加厚朴10g、苍术6g、炒莱菔叶15g、焦山楂15g、炒神曲15g，14剂。患者后于当地医院守方继服30剂。

2016年3月10日三诊：患者夜寐多梦，二便畅，矢气多，苔薄白质淡红，舌底脉络增粗，两脉沉细尺部甚。2015年10月15日方去泽兰泻、黄柏，加厚朴6g、焦山楂15g、炒神曲15g、炒薏苡仁20g、炒莱菔叶15g、生龙骨（先煎）25g、生牡蛎（先煎）25g、炒白术15g、茯神15g、白花蛇舌草15g，改山萸肉为15g。14剂。

【按语】膀胱癌是在膀胱部位发生的恶性肿瘤，主要症状为尿频、尿急、尿痛、血尿等。中医认为，膀胱属于肾经的下行水道，肝、胆、脾、胃也与膀胱的健康息息相关。因此，中医治疗膀胱癌的方法着眼于整体调理，并注重针对个人情况制订个性化治疗方案。临床所见多为虚实夹杂，正虚而邪实，实证主要以湿邪或湿热下注、瘀毒内结为主，虚证则以脾肾两虚、血气双亏为主。膀胱湿热证，治疗当予清热利湿，凉血解毒，方选八正散加减；膀胱瘀毒证，治疗当予活血祛瘀，凉血解毒，方选少腹逐瘀汤加减；脾虚不摄证，治疗当予补气健脾，养血固摄，方选四君子汤或参苓白术散加减；肾虚不固证，根据阴虚及阳虚、气虚等分别予以滋阴、温阳、补气等，方选左归丸、右归丸、金匮肾气丸等加减；阴虚火旺证，治疗当予滋阴降火，凉血通窍，方选知柏地黄丸加减；气血双亏证，治疗当予益气养血，方选补中益气汤合归脾汤加减等。

本病以肾虚为主，余证为标，临证要抓住主要矛盾入手。初诊以肾虚为主，湿毒蕴结下焦为标，故在治疗上应以补肾为主，同时兼顾健脾渗湿，方选金匮肾气丸加减补肾利湿，同时患者舌质淡黯，舌底脉络迂曲，脉左沉弦右细沉，存在瘀血阻络的病机，治疗同时需兼顾化瘀活血，故加用红景天等活血通脉。二诊患者矢气频多，夜寐多梦，两脉沉弦，考虑脾虚湿盛，故加用苍术、厚朴、焦楂曲、莱菔叶健脾化湿、消食行气；三诊夜寐多梦仍存在，加用龙骨、牡蛎、茯神镇静安神。结合患者病程、症状、舌脉综合分析，本患者以肾虚为本病之根本，肾阳虚则温煦失职，水湿难化，潴留局部而为积水；肾阳虚则血行迟滞，水湿停则经隧难通，因而导致瘀阻脉络，病久可致阴阳两虚，治疗自当补肾利湿，解毒化瘀，病机的关键在于肾阳亏虚，气化不行，故主方选金匮肾气丸加减。

【体会】徐老在该病辨治全过程中以补肾为主要治法，并随证加减。出现脾虚予以健脾，如炒白术等；出现湿盛予以化湿，如苍术、厚朴等；出现夜寐多梦佐以安神，如茯神等。同时兼顾化瘀抗癌散结的治疗方法，体现辨病与辨证相结合的治疗理念。

（整理者：马　骏　李　丹）

第三章

徐老医事活动图集

一、徐老相关的大事记

1. 徐荷芬履历表（图3-1）

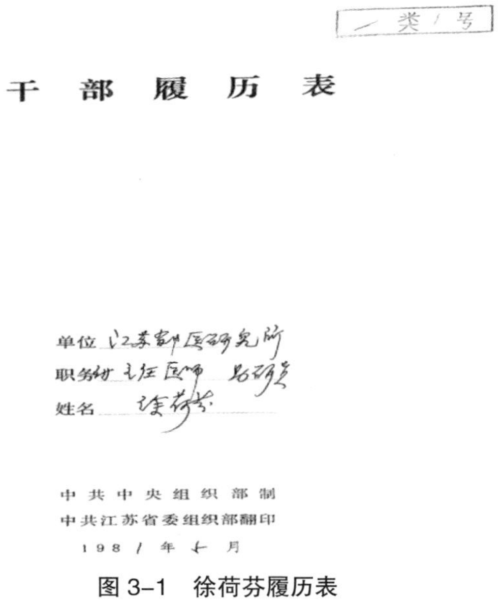

干 部 履 历 表

单位 江苏省中医研究所
职务职称 主任医师 名中医
姓名 徐荷芬

中 共 中 央 组 织 部 制
中共江苏省委组织部翻印
1981 年 七 月

图3-1 徐荷芬履历表

2. 江苏医学院学习，进入医学大门

1951年高中毕业后，徐荷芬遵从自己救死扶伤当医生的理想，选择至镇江，进入江苏医学院（现名为南京医科大学）医疗系学习。进入大学后徐荷芬学习认真，勤奋刻苦，1956年以优异的成绩从医学院毕业（图3-2），毕业后在江苏省工人

医院（现名为江苏省人民医院）工作。

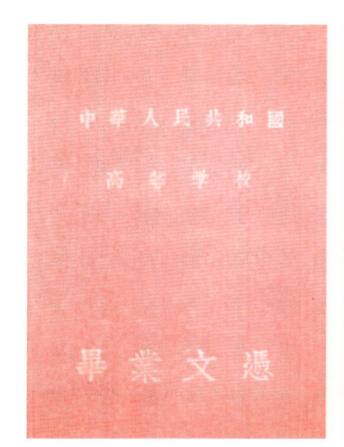

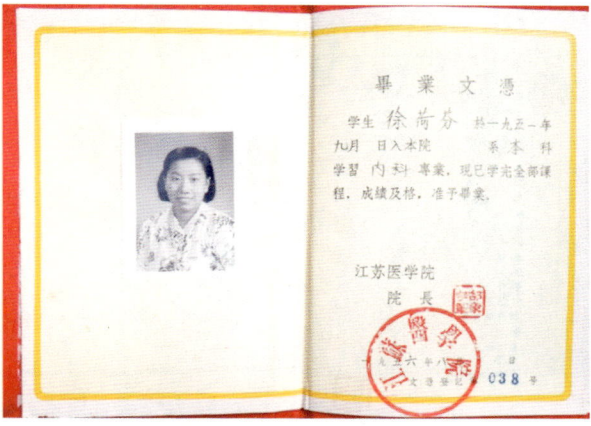

图 3-2　徐荷芬本科毕业证书

3. 南京中医学院"西医离职学习中医班"，结缘中医

1958年，已经在江苏省工人医院（现名为江苏省人民医院）内科工作2年的徐荷芬，得知国家为了大力发展中医，举办了"西医离职学习中医班"消息后，积极响应国家的号召参加了第一期南京中医学院"西医离职学习中医班"。在"西医离职学习中医班"徐荷芬系统地学习了中医药理论，并跟随张泽生、周仲瑛等优秀中医名家临床实习。也正是这个机会让徐荷芬结缘于中医，并为中医药事业奋斗了一生。1961年徐荷芬从"西医离职学习中医班"顺利结业（图3-3），返回江苏省工人医院（现名为江苏省人民医院）内科工作，在日常的诊疗工作中不断探索采用中西医结合的方法诊治患者，也是在临床应用的过程中不断加深了对中医的认识，看到了中医临床疗效。

4. 入职江苏省中医研究所，深耕中医

为了更好地研究和发展中医，1958年4月29日，江苏省中医研究所（后更名为江苏省中医药研究所，江苏省中医药研究院）成立（图3-4）。1966年徐荷芬应邀，进入江苏省中医研究所（当年与江苏省中医院合在一起办公，现名为江苏省中医药研究院，与江苏省中西医结合医院为同一单位）工作，至此，全身心地投入中医药临床和研究中。

161

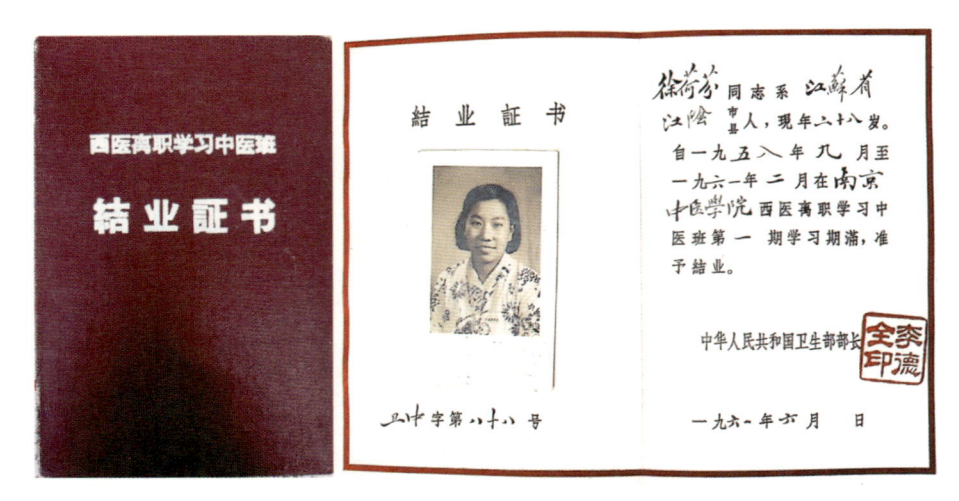

和调平衡：中医肿瘤辨治心法与案例赏析

图 3-3　徐荷芬"西医离职学习中医班"结业证书

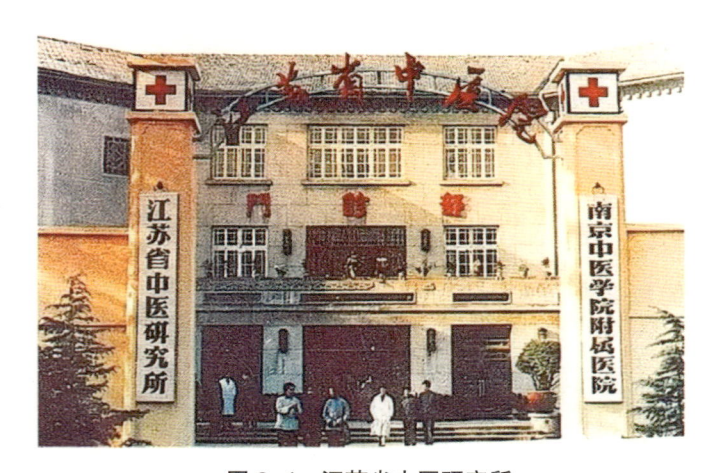

图 3-4　江苏省中医研究所

5. 建立中医肿瘤专科，是江苏省中医肿瘤专业的开拓者和奠基人

20世纪70年代，肿瘤的发病率逐渐升高，肿瘤的治疗效果差，患者生存期短，徐荷芬迎难而上，筹建了肿瘤科，在临床中积极探索利用中医的优势，发挥中医药抗肿瘤的作用，徐荷芬在临床工作的同时积极进行防癌科普宣传（图3-5）。徐荷芬是江苏省中西医结合医院及江苏省中医院肿瘤科的创始人，也是江苏省中医学肿瘤专业的开拓者和奠基人。

162

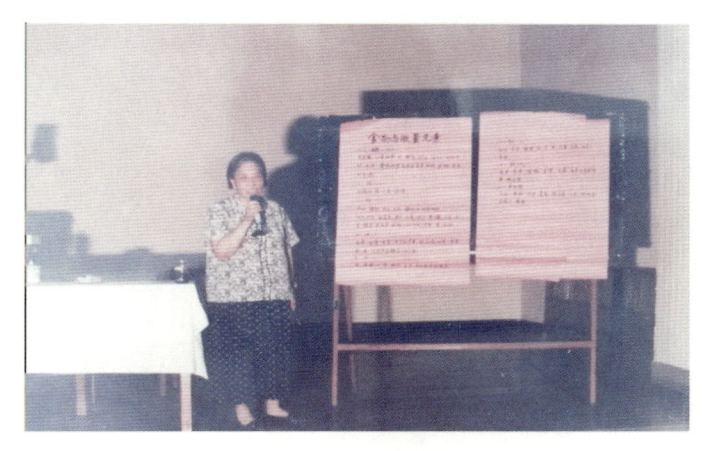

图 3-5　徐荷芬为患者进行防癌科普宣传

6. 参与肝癌研究，研究成果获得国家大奖

针对江苏省南通市启东县肝癌高发病率，1972～1973年，江苏省卫生厅成立了肝癌防治医疗队，深入启东开展肝癌研究，徐荷芬主动请缨，参加了由汤钊猷、吴孟超等专家学者组成的启东肝癌防治医疗队，深入启东各乡村进行肝癌的普查筛选。当时条件十分简陋，吃住在当地村赤脚医生（现在的乡村医生）的家里，一呆就是一年多，取得了宝贵的一手资料，为肝癌的病因分析及治疗方案的制订打下了坚实的基础。徐荷芬参与的"启东肝癌防治研究"研究获得1978年全国科学大会奖励（图3-6）。1994年，徐荷芬作为江苏医疗队和上海医疗队共同组织综合考察队员之一赴浙江仙居、广西扶妥市调查原发性肝癌高发区的生活习惯和环境污染等因素，与江苏启东的数据进行对比分析，为后来发现肝癌治病因素，打下了基础。

7. 研制新药槐耳颗粒，研究成果获得国家奖项

有了前期的启东肝癌防治研究的基础，徐老回到单位后继续从事中医药防治肝癌的研究，参与了抗肝癌新药槐耳颗粒剂的研制。1982～1986年联合江苏省中医院、启东肝癌防治研究所等5家医院开展了槐耳颗粒治疗原发性肝癌多中心临床研究，证实槐耳颗粒对原发性肝癌有较好的临床疗效。该研究工作获得了中华人民共和国科学技术部科技进步奖三等奖（图3-7）。"槐耳冲剂治疗肝癌"获得国家中医药管理局中医药科学技术进步奖二等奖（图3-8）。1997年槐耳颗粒成功上市，目前已被《CSCO原发性肝癌指南》推荐用于肝癌术后辅助治疗。

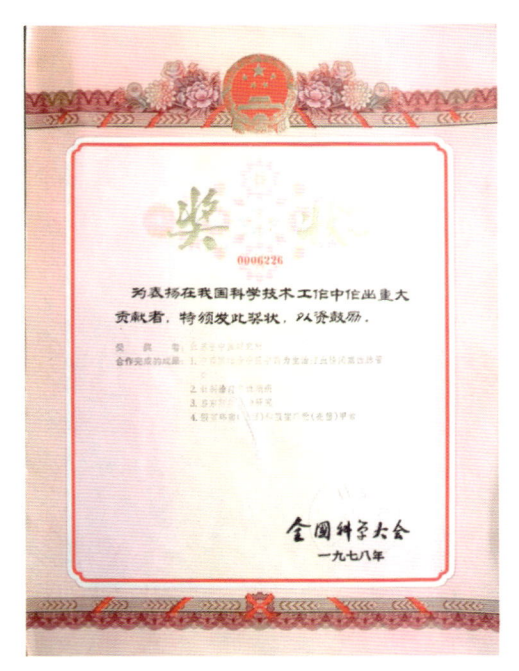

图 3-6 "启东肝癌防治研究"获得全国科学大会奖

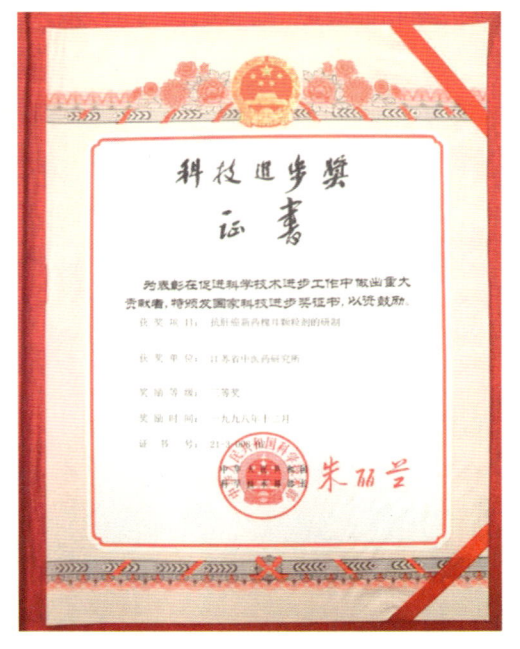

图 3-7 槐耳颗粒获得国家科技进步奖三等奖

第三章　徐老医事活动图集

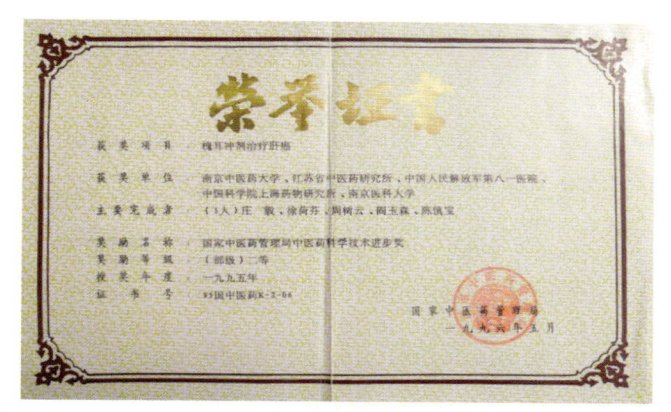

图 3-8　"槐耳冲剂治疗肝癌"获得国家中医药管理局中医药科学技术进步奖二等奖

8. 获批国务院政府特殊津贴

鉴于徐荷芬在临床和科研工作中的贡献，1992 年徐荷芬成为国务院政府特殊津贴获得者（图 3-9）。

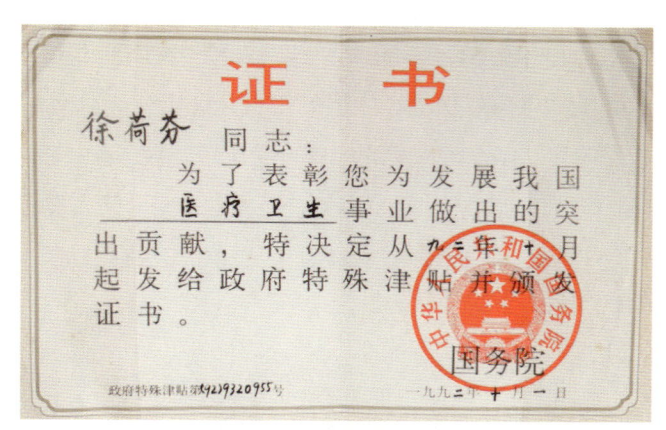

图 3-9　徐荷芬获批国务院政府特殊津贴

9. 获批江苏省名中西医结合专家

徐老进行的中医研究，推动了肿瘤中医药的研究进展，获得患者一致好评，1995 年被江苏省卫生厅、江苏省中医管理局评为江苏省名中西医结合专家。

10. 获批江苏省/国家老中医药学术经验继承工作指导老师，建立江苏省/国家名老中医药专家传承工作室

2009 年成为江苏省老中医药学术经验继承工作指导老师，先后指导学生霍

介格、方志军、邢海燕3人。2012年获批建立徐荷芬江苏省名老中医药专家传承工作室（图3-10）。2012年成为第五批国家老中医药学术经验继承工作指导老师。2013获批建立徐荷芬全国名老中医药专家传承工作室，2017年顺利通过验收。2018年获批建立了徐荷芬全国名老中医药专家传承工作室兰园社区服务中心基层工作站和丹阳中医药基层工作站。截止目前，徐老已培养博士生导师2名，硕士研究生导师8名，江苏省名中医1名，江苏省中医药领军人才1名，江苏省333高层次人才、江苏省六大高峰人才等6名，博士、硕士研究生40余名，中医肿瘤专科人才1000余人。

11. 获批江苏省首届"国医名师"

2016年获批江苏省首届"国医名师"（图3-11）。

12. 入选"中国好医生 中国好护士"月度人物

徐老虽然已经92岁高龄，但仍坚持在临床一线，继续为患者解除病痛。2024年4月8日，由中央精神文明建设办公室、国家卫生健康委员会主办，中国精神文明网、国家卫生健康委员会宣传司、江苏省精神文明建设办公室和江苏省卫生健康委员会承办的"中国好医生 中国好护士"现场交流活动在南京鼓楼医院举行，徐荷芬教授荣膺"中国好医生 中国好护士"月度人物（图3-12），徐老作为代表上台交流访谈，她说："百岁那年，还能进诊室为病人看病，是我最大的心愿。"在徐老心中，最高兴的事莫过于患者经过中西医结合治疗，继续健康存活30年、40年，甚至50年。

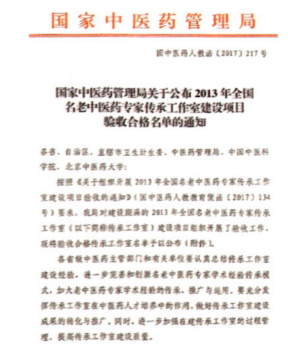

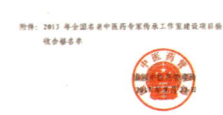

第三章 徐老医事活动图集

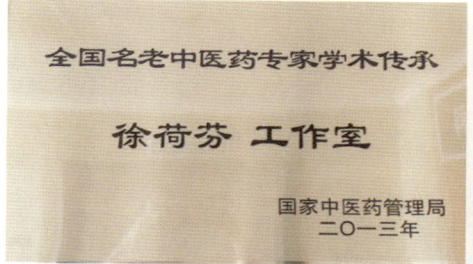

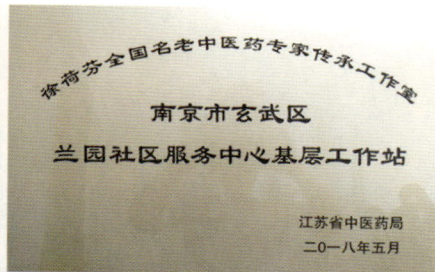

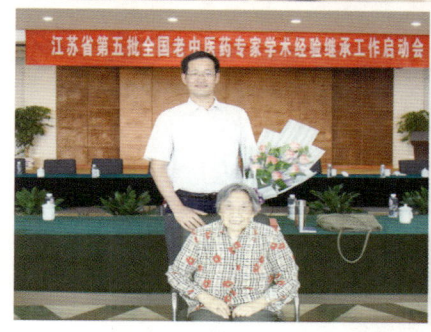

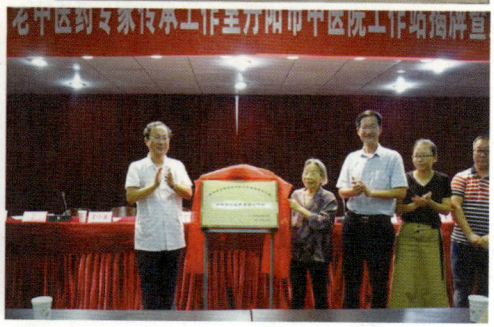

图 3-10　徐荷芬获批建立徐荷芬江苏省名老中医药专家传承工作室等

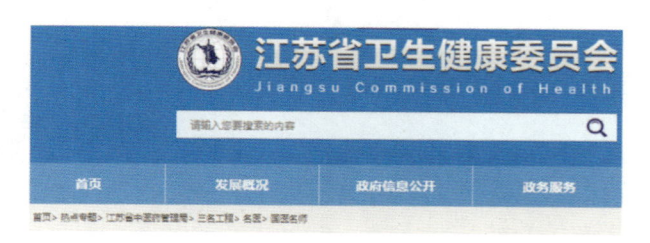

江苏省"国医名师"

序号	姓名	性别	单位
1	许芝银	男	江苏省中医院
2	邹燕勤	女	江苏省中医院
3	孟景春	男	南京中医药大学
4	唐蜀华	男	江苏省中医院
5	徐荷芬	女	江苏省中西医结合医院
6	徐福松	男	江苏省中医院
7	诸方受	男	江苏省中医院
8	盛灿若	男	江苏省中医院
9	王灿晖	男	南京中医药大学
10	孙浩	男	仪征市中医院

图 3-11　徐荷芬获批江苏省首届"国医名师"

167

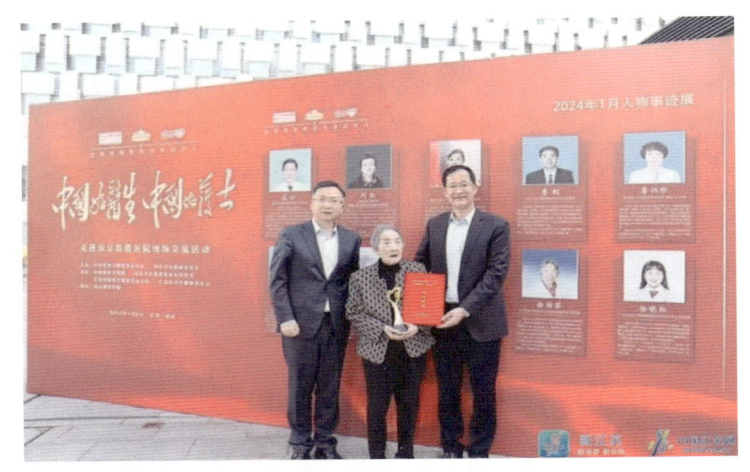

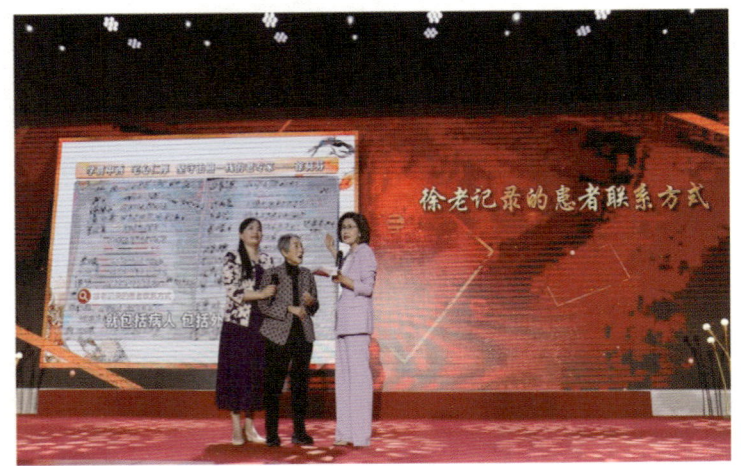

和调平衡：中医肿瘤辨治心法与案例赏析

图 3-12　徐荷芬入选"中国好医生　中国好护士"月度人物

二、徐老与同道、学生、患者、家人活动

1. 徐老与同道、学生

徐老非常重视与国内外同道的学术交流，1984 年 6 月，作为江苏省中医药学会肿瘤专业委员会主任委员，组织了全国第二次肿瘤扶正赔本暨肿瘤预测座谈会，通过学术交流推动了中医肿瘤治疗的发展（图 3-13）。工作之余，一有机会徐老就积极参加学术交流（图 3-14）。

第三章　徐老医事活动图集

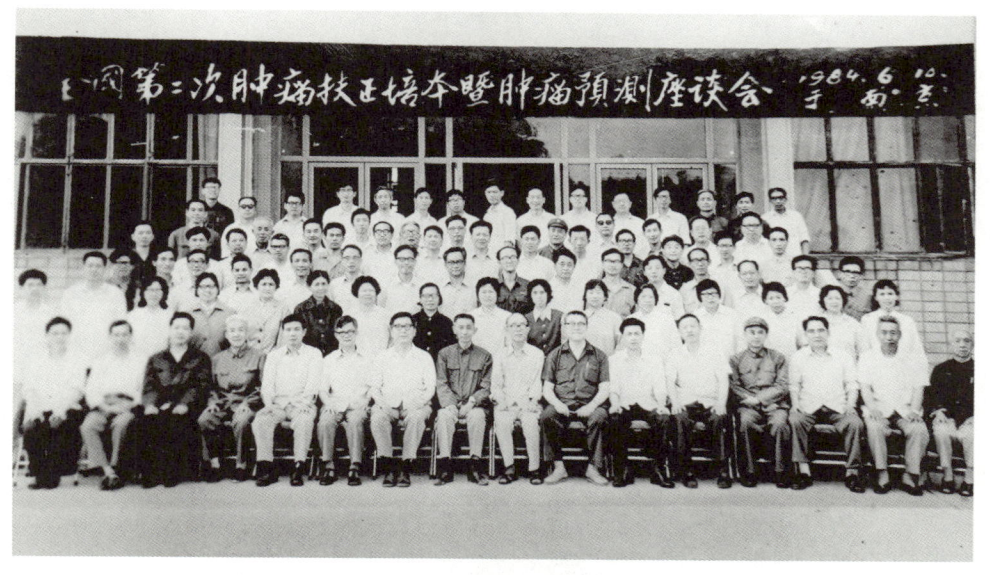

图 3-13　全国第二次肿瘤扶正赔本暨肿瘤预测座谈会（第二排右五为徐荷芬）

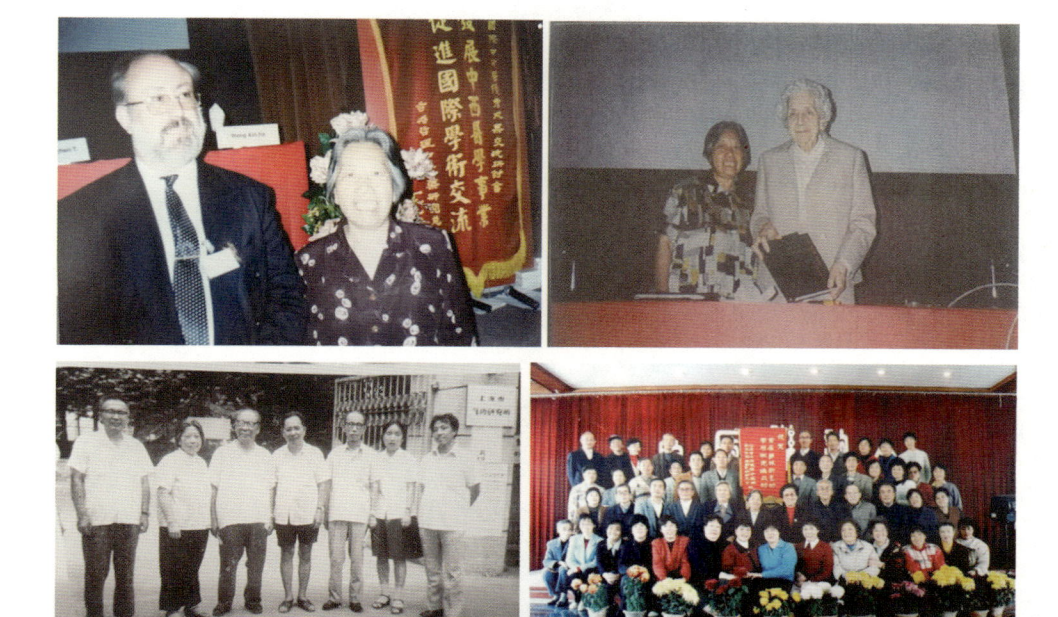

图 3-14

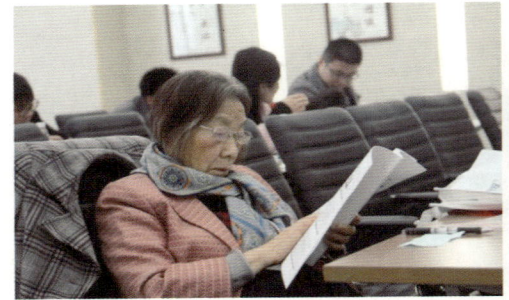

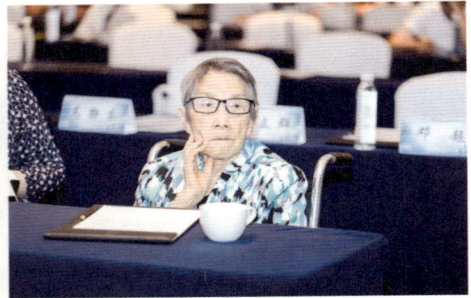

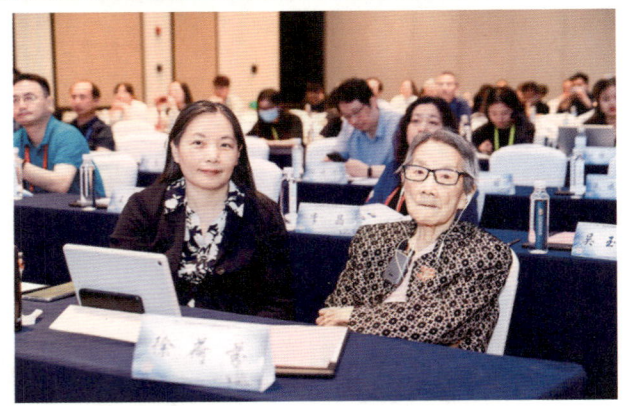

图 3-14　徐荷芬参加学术交流

　　同时徐老十分注重中医学术的传承工作，作为第五批全国名老中医药专家学术经验继承工作指导老师，江苏省名老中医药专家学术经验继承指导老师，徐老积极地开展中医传承工作，把自己的心得传给学生们，带领学生们参加学术交流，给年轻医生机会，让他们能更好地为患者服务，解决患者的痛苦（图 3-15）。

　　为了进一步推广徐老的学术思想和临床经验，继承人及徐荷芬江苏省 / 全国名老中医药专家传承工作室负责人，江苏省名中医、江苏工匠霍介格主任自 2013 年开始多次举办了徐荷芬教授学术思想研讨班（图 3-16～图 3-20）。国医大师周仲瑛教授对徐荷芬教授学术思想和临床疗效给予高度评价（图 3-21）。

第三章 徐老医事活动图集

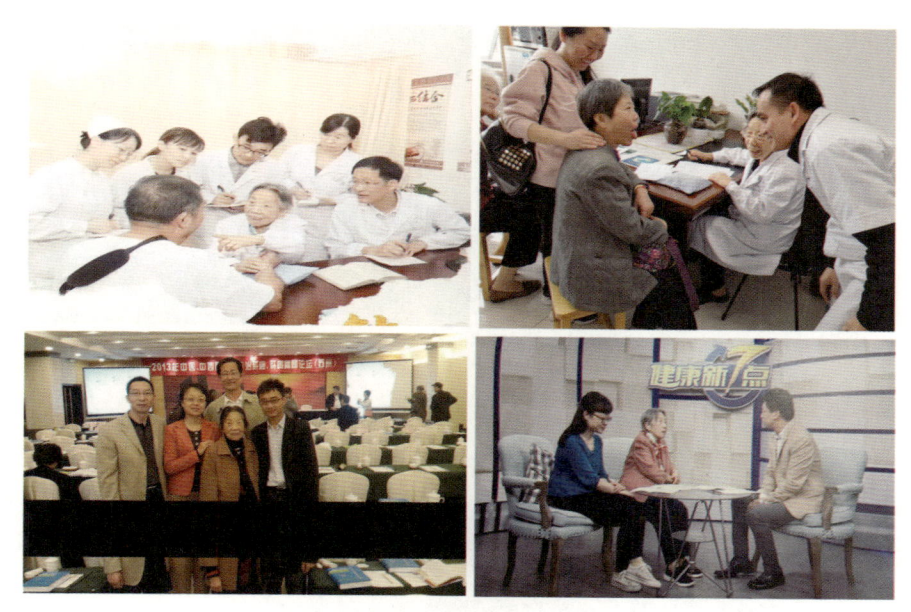

图 3-15 徐荷芬教授积极开展中医传承工作，带领学生参加学术交流

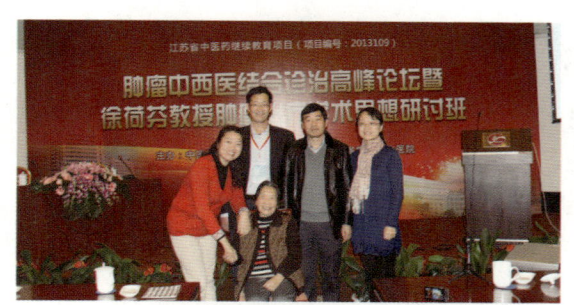

图 3-16 2013 年徐荷芬教授肿瘤治疗学术思想研讨班

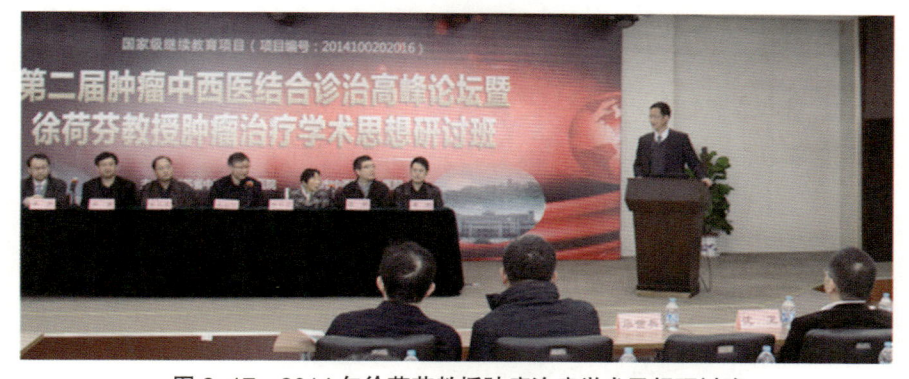

图 3-17 2014 年徐荷芬教授肿瘤治疗学术思想研讨班

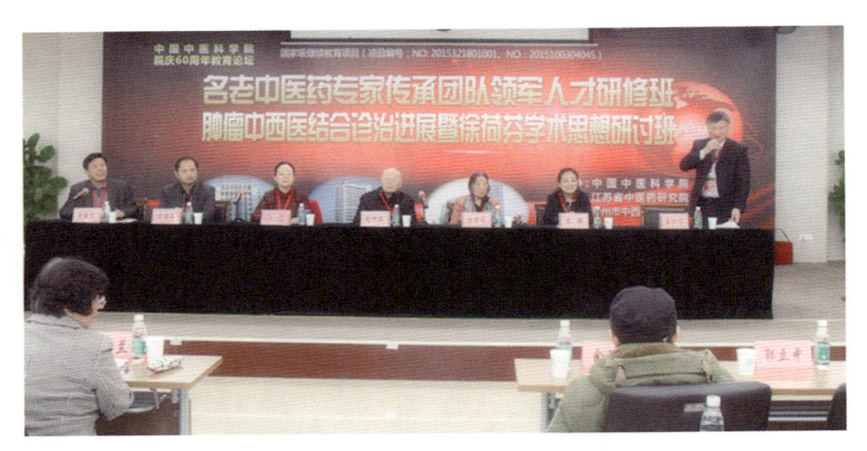

和调平衡：中医肿瘤辨治心法与案例赏析

图 3-18　2015 年徐荷芬教授肿瘤治疗学术思想研讨班

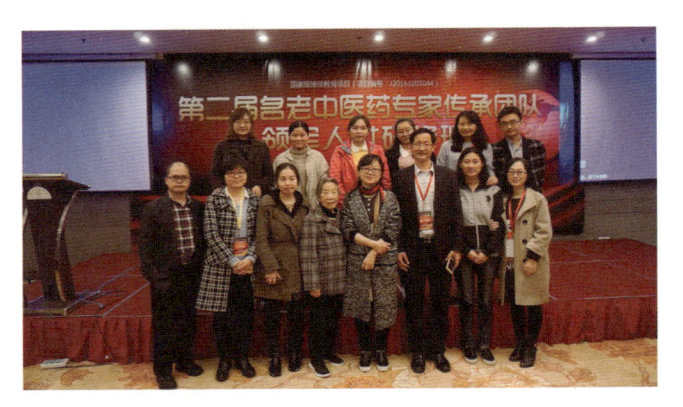

图 3-19　2016 年徐荷芬教授肿瘤治疗学术思想研讨班

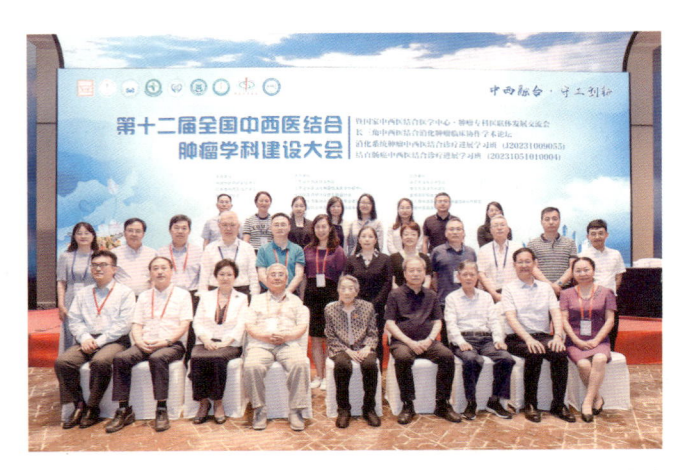

图 3-20　2023 年徐荷芬教授参加第十二届全国中西医结合肿瘤学科建设大会

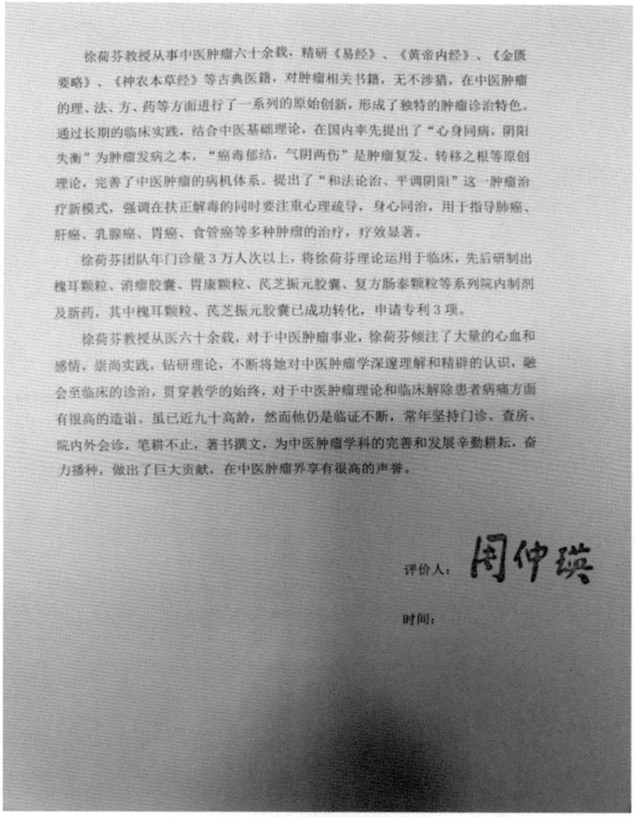

第三章　徐老医事活动图集

> 徐荷芬教授从事中医肿瘤六十余载，精研《易经》、《黄帝内经》、《金匮要略》、《神农本草经》等古典医籍，对肿瘤相关书籍，无不涉猎，在中医肿瘤的理、法、方、药等方面进行了一系列的原始创新，形成了独特的肿瘤诊治特色。通过长期的临床实践，结合中医基础理论，在国内率先提出了"心身同病，阴阳失衡"为肿瘤发病之本，"癌毒郁结，气阴两伤"是肿瘤复发、转移之根等原创理论，完善了中医肿瘤的病机体系。提出了"和法论治、平调阴阳"这一肿瘤治疗新模式，强调在扶正解毒的同时要注重心理疏导，身心同治，用于指导肺癌、肝癌、乳腺癌、胃癌、食管癌等多种肿瘤的治疗，疗效显著。
>
> 徐荷芬团队年门诊量3万人次以上，将徐荷芬理论运用于临床，先后研制出槐耳颗粒、消瘤胶囊、胃康颗粒、芪芝振元胶囊、复方肠泰颗粒等系列院内制剂及新药，其中槐耳颗粒、芪芝振元胶囊已成功转化，申请专利3项。
>
> 徐荷芬教授从医六十余载，对于中医肿瘤事业，徐荷芬倾注了大量的心血和感情，崇尚实践，钻研理论，不断将她对中医肿瘤学深邃理解和精辟的认识，融会至临床的诊治，贯穿教学的始终，对于中医肿瘤理论和临床解除患者病痛方面有很高的造诣，虽已近九十高龄，然而他仍是临证不断，常年坚持门诊、查房、院内外会诊、笔耕不止、著书撰文，为中医肿瘤学科的完善和发展辛勤耕耘，奋力播种，做出了巨大贡献，在中医肿瘤界享有很高的声誉。
>
> 评价人：周仲瑛
> 时间：

图3-21　国医大师周仲瑛教授对徐荷芬教授学术思想和临床疗效高度评价

2. 徐老与患者（图3-22）

六十余年的中医之路，徐老在临床上诊治了无数的肿瘤患者，有成功治愈患者后的喜悦，也有面对着患者病情发展的无奈。对于外地来的患者，徐老每次都给他们加号，经常要看到晚上十点多，最晚一次曾经看到夜里一点多！徐老经常讲："医生不能只看到人的病，而应更多地关注病的人，去更多地为病人考虑。"所以，徐老在看病期间经常要关心患者交通问题、饮食问题，患者每次就诊完都被徐老的医德所感动。

1995年南京成立癌友康复协会，徐老担任学术顾问，每次活动徐老都是有请必到，协会遇到的困难，她总会尽力协调沟通，每到年底还给予癌友康复协会栖霞分会经济上的赞助，去关心这个群体的每一位成员，义务为他们举办讲座，传授抗癌和防癌知识，不定期地为癌友义诊，还主动为社会爱心人士与癌友协会牵线，以帮助其中的困难群体，解决一些生活中的实际困难（图3-23～图3-25）。

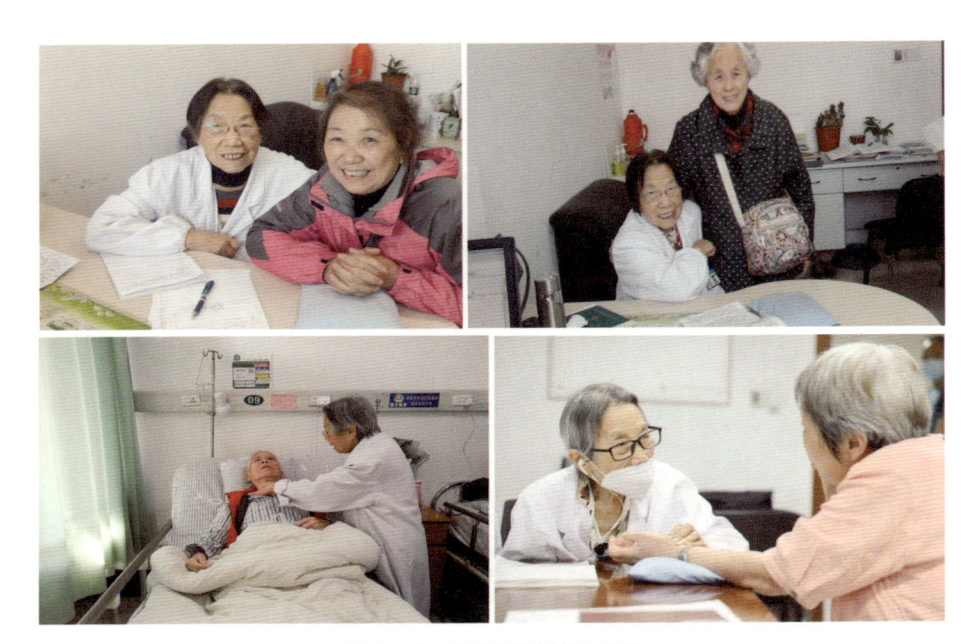

图3-22　徐荷芬教授与患者

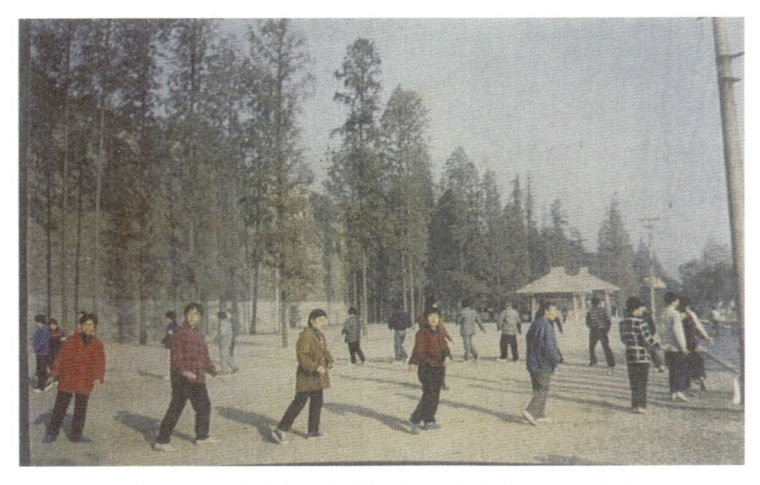

图3-23　徐荷芬教授带领肿瘤患者进行康复训练

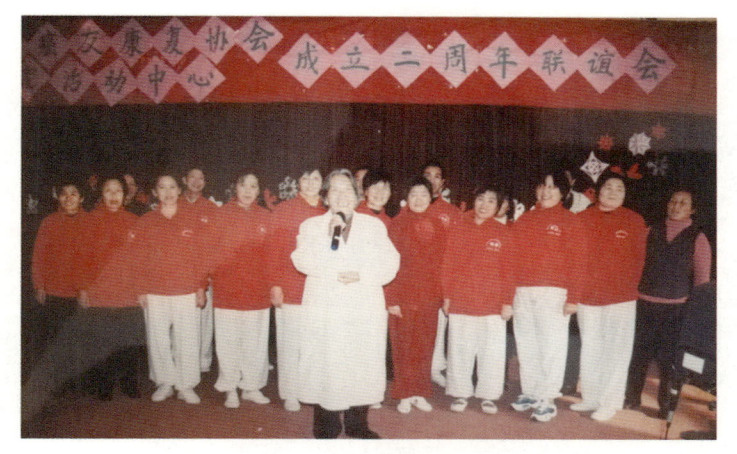

图 3-24　徐荷芬教授积极开展癌友康复活动

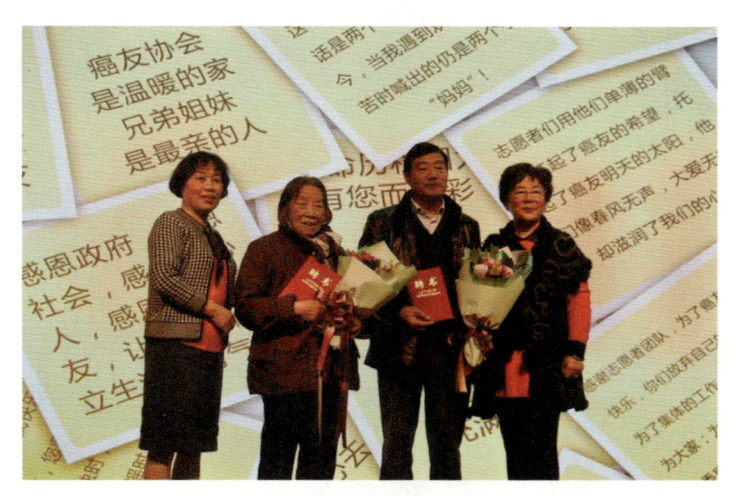

图 3-25　徐荷芬教授积极参加癌友康复协会活动并被嘉奖

2003年在徐老的倡议和广大癌友的响应下，在我院举行了癌友十周岁生日大会（图3-26），他们都是临床中坚持中医药治疗，疗效突出的病患，俞百名患者齐聚一堂，大家如家人般有说有笑，分享自己的抗癌历程。徐老也有一个笔记本和相册，里面记录了许多患者的信息及照片，虽然已过去多年，但徐老清晰地记得很多患者的名字、肿瘤类型、病情等，他们就像徐老的家人一样（图3-27）。

175

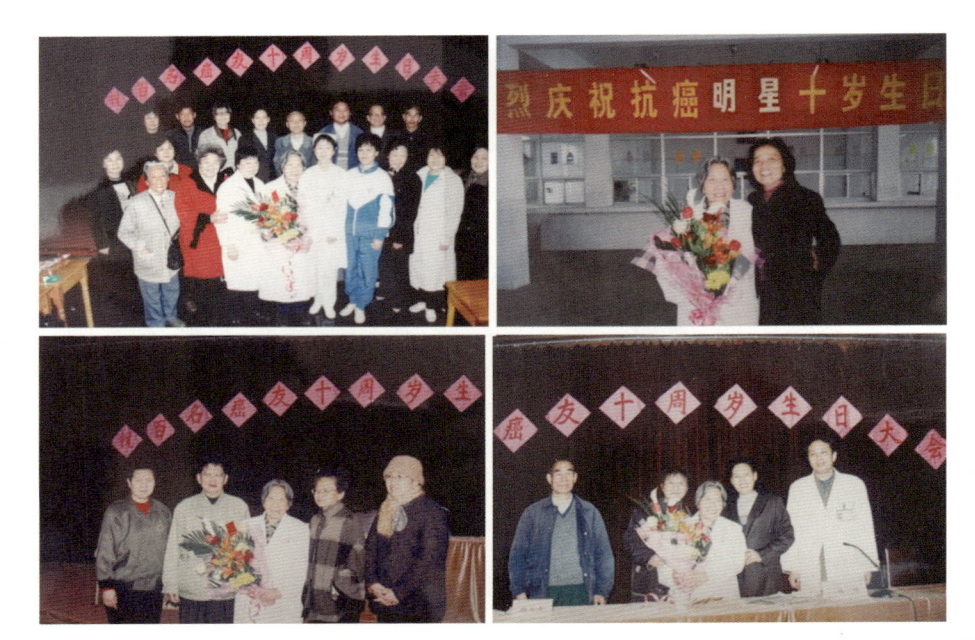

图 3-26　2003 年徐荷芬为 100 名通过中西医结合治疗生存超过 10 年的癌症患者过"生日"

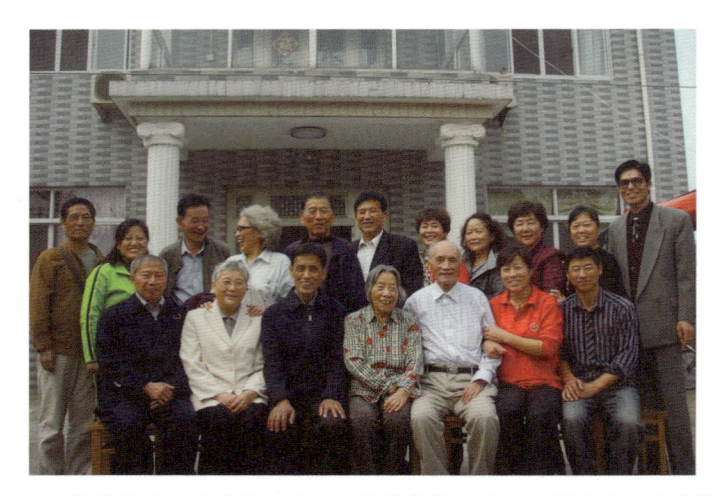

图 3-27　徐荷芬及家人（第一排右三为徐荷芬丈夫）与部分癌症患者的合影

3. 徐老与家人

徐老在繁忙的工作之外，也十分珍惜与家人的时光（图 3-28～图 3-31）。尽管临床工作繁忙，但她仍坚持做好儿媳、妻子、妈妈的角色，尤其是徐老夫妇不仅在生活上相亲相爱，在工作上也相互帮助、共同进步。

第三章　徐老医事活动图集

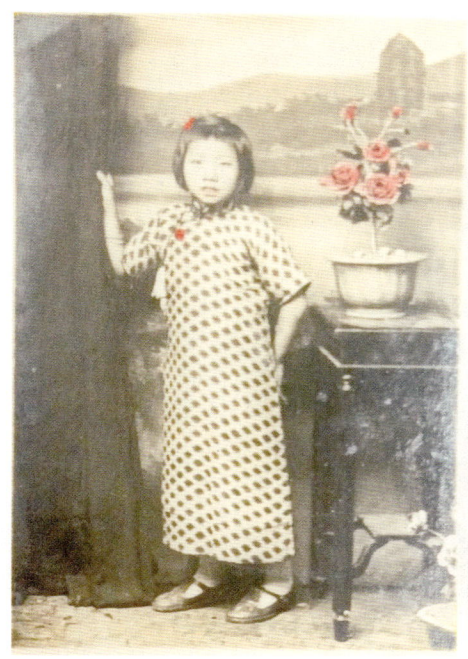

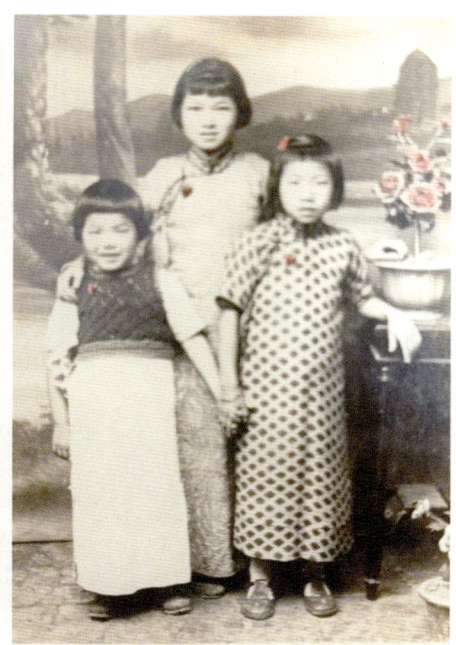

图 3-28　年幼的徐荷芬及姐妹们

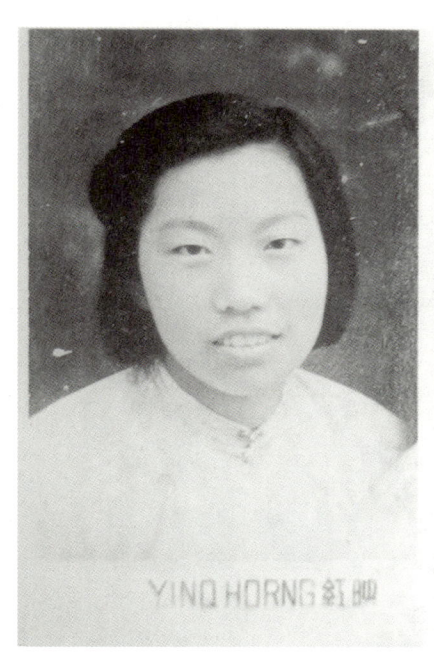

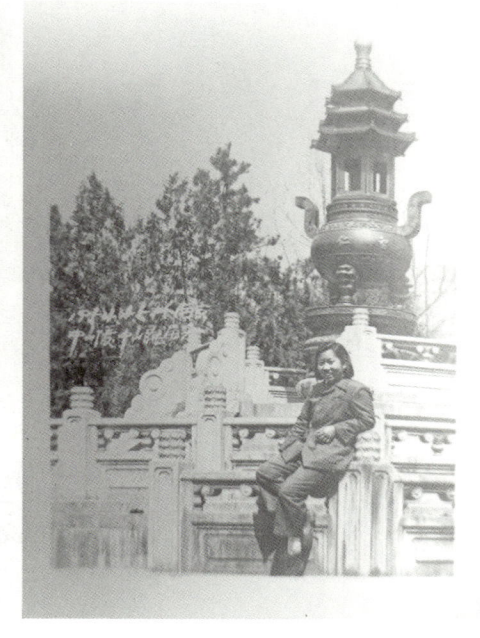

图 3-29　青年徐荷芬

177

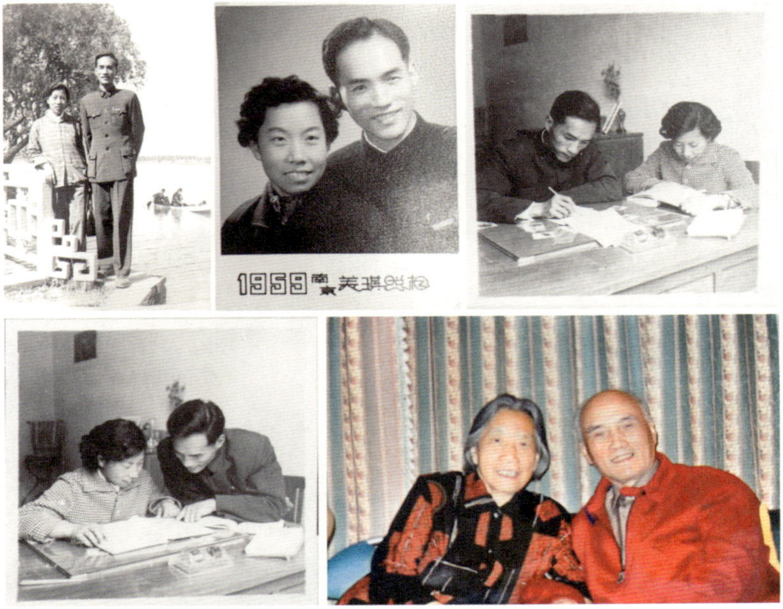

和调平衡：中医肿瘤辨治心法与案例赏析

图 3-30　夫妻相识、相爱、相守

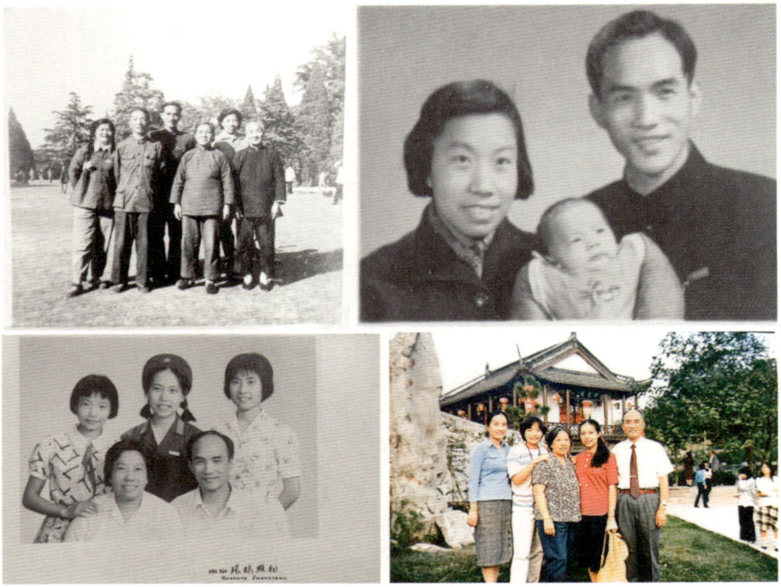

图 3-31　徐荷芬家人合照

（整理者：魏国利　邵向群　陈　曦）